孤独症 谱系障碍
——临床表现、病因及干预措施

AUTISM SPECTRUM DISORDERS
——Characteristics, Causes and Practical Issues

· 第 3 版 ·

原 著　〔英〕吉尔·鲍彻（Jill Boucher）
主 译　杨　光　曹爱华　周辉霞

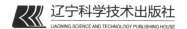
辽宁科学技术出版社
LIAONING SCIENCE AND TECHNOLOGY PUBLISHING HOUSE

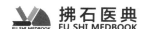
拂石医典
FU SHI MEDBOOK

图书在版编目（CIP）数据

孤独症谱系障碍：临床表现、病因及干预措施：第三版 /（英）吉尔·鲍彻（Jill Boucher）
著；杨光，曹爱华，周辉霞主译. -- 沈阳：辽宁科学技术出版社，2024. 10
　　ISBN 978-7-5591-3884-2

　　Ⅰ. R749.940.9

中国国家版本馆CIP数据核字第2024RG3052号

著作权号：06-2024-88

版权所有　侵权必究

出版发行：辽宁科学技术出版社
　　　　　北京拂石医典图书有限公司
地　　址：北京海淀区车公庄西路华通大厦B座15层
联系电话：010-57252361/024-23284376
E - mail：fushimedbook@163.com
印 刷 者：天津淘质印艺科技发展有限公司
经 销 者：各地新华书店

幅面尺寸：185mm×260mm
字　　数：436千字
出版时间：2024 年 10 月第 1 版

印　　张：19
印刷时间：2024 年 10 月第 1 次印刷

责任编辑：李俊卿　陈　颖
封面设计：咏　潇
版式设计：咏　潇

责任校对：梁晓洁
封面制作：咏　潇
责任印制：丁　艾

如有质量问题，请速与印务部联系　联系电话：010-57262361

定　　价：128.00 元

翻译委员会名单

主　译　杨　光　　曹爱华　　周辉霞
副主译　石秀玉　　王三梅　　马秀伟
译　者（按姓氏笔画排序）

万　林　解放军总医院第一医学中心
马秀伟　解放军总医院第七医学中心
王三梅　解放军总医院第七医学中心
王　静　解放军总医院第一医学中心
石秀玉　解放军总医院第一医学中心
刘欣婷　解放军总医院第一医学中心
杨　光　解放军总医院第一医学中心
冷　静　美国宾州 Shillington 健康医疗中心
张佳琪　解放军总医院第一医学中心
张惠玲　解放军总医院第一医学中心
张　璟　解放军总医院第一医学中心
邵建忠　浙江聚疗医院管理有限公司
周辉霞　解放军总医院第七医学中心
胡琳燕　解放军总医院第一医学中心
翁星河　浙江聚疗医院管理有限公司
曹爱华　山东大学齐鲁医院
梁　妍　解放军总医院第一医学中心

作者简介

　　吉尔·鲍彻是一名心理学家，目前已退休。退休前她曾是伦敦城市大学的发展心理学教授。

　　职业生涯介绍：最初吉尔·鲍彻是一名言语治疗师。然而，在工作期间，为了更好地理解大脑，以及那些导致沟通和语言障碍的大脑问题，她开始学习神经心理学专业，并接受了相应的专业培训，自此开始了她的神经心理学家的学术生涯。在华威大学做了几年的教学和研究之后，她搬到谢菲尔德大学，负责督导言语治疗师的职业课程。随后，她在谢菲尔德大学的人类沟通学系的多学科发展方面发挥了关键作用。得益于她倡导的理念，在那里，教学研究和实践得到了同等的重视，并且可以相互支持。吉尔·鲍彻认为，临床从业者必须与研究人员紧密合作，这样才能改善孤独症患者的生活质量，并帮助孤独症家庭以及为他们提供支持的人，这一理念在本书中所采取的方法已得到了淋漓尽致的展现。

原著前言

我之所以撰写本书，主要是为了提供一个关于孤独症的全面客观的描述，本书不仅可以为专业的读者提供现有知识的清晰总结以及更详细的参考阅读指南，还可以方便那些没有或仅有很少的孤独症专业知识的人阅读和理解。

我认为，涉及为孤独症谱系障碍（ASD）患者和 / 或其家庭提供服务的从业人员，无论是护理人员或课堂助理、教师、治疗师、心理学家、社会工作者、护士或医生，还有本科生和研究生在开始写他们的毕业论文之前，都需要一份更详细的关于孤独症的专业图书和相关资料。另外，那些孩子刚刚被诊断为孤独症的父母可能也会发现，这本书详实地回答了他们目前遇到的一些问题。

目前市面上关于孤独症谱系障碍的图书很多，其中有些书的作者提出了自己对孤独症的独特"看法"，确实有助于对孤独症的本质、原因、治疗等的深入探讨。然而，这些书并不适合作为读者全面了解孤独症的起点，而且如果读者对孤独症并不是很了解，读这些书可能会给他们留下一个不完整或有偏见的理解。

本书的基本原则或主题很多也是与众不同的。特别是，我试图从持续寻找答案的角度来阐述当前的观点，这样读者可以从过去的研究中学到很多知识，也会对未来的学习有更多自己独到的见解。我一直在倡导让研究和实践并驾齐驱，这样有助于改善孤独症患者、他们的家庭和其他照顾者的生活质量，同时也能正确理解和接受自己的孩子在干预目标和优先事项上的一些差异。作为一名从业者和研究人员，我深刻领会到，合作对所有方面都是有益的。同样地，在存在争议时，我认为公正地提出相反的证据和论点，而不是站在任何一方，是最明智的选择。本书中的大部分说明性材料是由孤独症患者自己提供的，有些资料我使用了虚构的人名，有些经与他们自己或他们的家人协商后用了真实的署名。我真心感谢所有那些提供故事、绘画以及经历的个人和家庭。

本书与众不同的两个方面：首先，涵盖了孤独症研究和实践的尽可能多的文献资料，讲师 / 导师可以根据他们的学生群体有选择地使用本书中的内容。例如，对于那些临床专业的学生，第二部分中的部分或全部章节可以省略； 而对于非专业心理学课程或从事学术研究的学生，第三部分可以选修阅读。其次，孤独症领域的术语是一个敏感问题，本书首选的术语反映了当前的社会趋势，我在书中尽量避免使用医学术语（例如，"智力迟钝"、"症状"）。我一直建议学生对他们咨询的对象交谈时慎重选择所使用的术语，避免一些敏感词汇。尽管这样，我也不能保证书中使用的术语让所有读者满意。

本书第三版的修订是在参考了大量的参考文献的基础上进行的，以尽可能包括对孤独症谱系障碍的特征和理解方面的最新进展（第一部分和第二部分）；另外，还参考了与诊断、干预和护理的实际问题有关的当今的变化（第三部分）。此外，用来充实正文内容的"方框"的数量也增加了，主要是引入了孤独症谱系障碍人群的一些轶事，所有这些轶事在很大程度上是虚构的叙述，但它们都是基于现实生活中的例子，并被选择用来说明可能被这样描述的真实人物的多样性和个体特征。

译者序

　　孤独症谱系障碍（ASD）是一个复杂而多维的研究领域，虽然 ASD 研究和治疗领域已取得了一定的进展，但仍面临诸多难题。在研究方面，科学家已发现多种与 ASD 相关的风险基因，并构建了神经发育障碍研究模型，为深入理解 ASD 的发病机制提供了有力支持。然而，ASD 的确切病因和病理机制仍不明确，导致治疗手段有限。目前，ASD 的治疗主要依赖行为干预和对症治疗，尚无特效药物能直接改善其核心症状。此外，ASD 的诊断也缺乏客观准确的生物学标志物，主要依赖行为评估，存在主观性和误诊风险。在治疗方面，早期干预和终身照护被认为是有效的治疗原则。虽然有些干预方法如强化行为干预、家长培训等显示出一定的疗效，但仍缺乏高质量的随机对照研究来证实。因此，寻找适合 ASD 患者的个体化综合干预方案，并适时调整，以最大限度地改善预后，是当前面临的重要课题。同时，提高公众对 ASD 的认识和理解，加强社会保障和支持，也是改善 ASD 患者生活质量的关键。

　　本书为孤独症谱系障碍提供了一个全面、客观且深入的描述，它不仅是一座知识的宝库，更是连接专业与非专业读者的桥梁。

　　作者以深厚的专业素养和人文关怀，精心编写了这部既严谨又易读的佳作。对于专业人士而言，本书无疑是一个宝贵的资源库，它不仅系统地总结了当前关于孤独症的知识，还提供了详尽的参考文献指南，有助于研究者在浩瀚的学术海洋中精准导航。而对于那些初涉孤独症世界的家庭，这本书则如同一盏温暖的灯塔，用通俗易懂的语言，解答了他们心中的种种疑惑，引导他们以更加理解和接纳的心态，面对生活中的挑战。

　　市面上的孤独症相关书籍虽然很多，但往往各执一词，有的侧重于个人见解，有的则缺乏全面性和客观性。本书则独树一帜，它不仅仅是对现有知识的简单罗列，而是从持续探索的视角出发，引导读者在回顾历史研究的同时，展望未来的发展方向。作者强调研究与实践并重，倡导在改善孤独症患者及其家庭生活质量的同时，尊重个体差异，理解并接受干预目标和优先事项上的多样性。这种开放而包容的态度，无疑为孤独症领域的交流与合作树立了典范。

　　尤为值得一提的是，本书在内容编排上充分考虑了不同读者的需求。无论是临床专业的学生，还是非专业心理学课程的学生，或是从事学术研究的研究者，都能在其中找到适合自己的阅读路径。此外，作者对于术语的选择也颇为考究，力求反映当前社会趋势，避免使用可能引起不适的医学术语，这一细节处理，体现了对孤独症群体及其家庭的深切关怀。

在第三版的修订中，作者更是倾注了大量心血，广泛参考最新研究成果和实践经验，确保本书内容紧跟时代步伐。新增的"方框"内容，通过引入基于现实生活的虚构叙述，生动展现了孤独症谱系障碍人群的多样性和个体特征，进一步增强了本书的可读性和感染力。

综上所述，本书不仅是一部关于孤独症的学术著作，更是一本充满温度的人文读本。它以其独特的视角、丰富的内容和细腻的笔触，为我们打开了一扇通往孤独症世界的大门，让我们得以更加深入地理解这一群体，也更加坚定地相信：在爱与理解的光芒照耀下，每一个孤独的灵魂都能找到属于自己的光芒。

杨光

2024 年 6 月

目　录

作者简介
原著前言
译者序

第一部分：孤独症的定义

第二部分：孤独症的发病原因

附录

第一部分
孤独症的定义

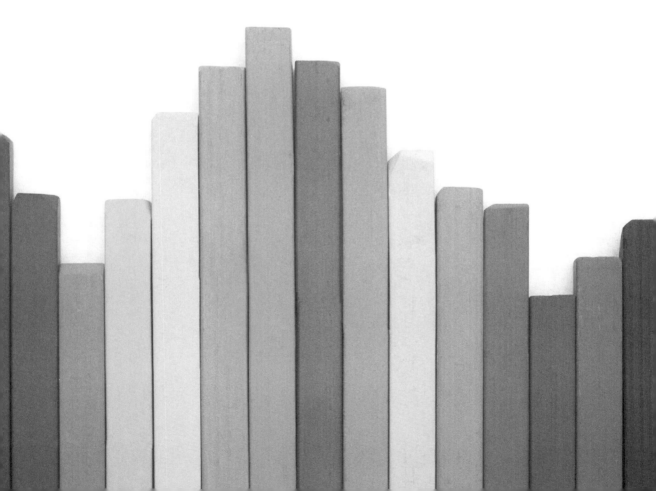

第 **1** 章　　**历史背景**

【摘要】　　本章的主要目的是为回答"什么是孤独症？"这个问题提供背景知识。基本目标是：首先，通过展示早期对孤独症的定义和描述来逐步说明今天所使用的定义的由来，以摒弃过去似乎人们对孤独症一无所知的观点；其次，由于我们目前对孤独症的认识和理解并不完整，今天关于孤独症发表和阅读的内容也许在未来也会被修订。

一、早期病例报告

几乎可以肯定地说，"孤独症"在人类群体中一直存在，但是直到 20 世纪中叶人们才认识到这种疾病是一种独特的精神健康状况。在此之前，表现出孤独症相关行为的能力较低的人被归类为一个未区分的群体中，被描述为"愚钝"、"低能"或"智力低下"（当时人们对带有污名性语言并不敏感）。

早在 18 世纪，就有一些我们现在可能认为患有"低功能孤独症谱系障碍"的轶事报道流传下来，比较引人注目的是关于被父母遗弃但设法在野外生存下来的儿童的报道。最早有据可查的是一个"阿韦龙的野孩子"，他在 1780 年代末被发现，当时年仅 12 岁，他独自一人像野兽一样生活在森林中。这个男孩被救出后人们给他起了个名字叫"维克多"，他不会说话，也不与人互动。值得注意的是，尽管维克多从获救到中年去世一直受到善意的照顾，而且人们也在努力教育他，但他从未对其他人有任何反应（Frith，1989）。其他关于可能被诊断为孤独症谱系障碍（autism spectrum disorders，ASD）的儿童的详细报道可以追溯到 19 世纪（Waltz & Shattuck，2004）。

能力相对较强的患有孤独症的人——那些能使用语言沟通并取得了较高成就的人——可能被简单地视为孤独的人和古怪的人。人们甚至推测很多古怪且取得了巨大成就的历史人物也符合孤独症的诊断，其中有些是著名的哲学家、科学家和数学家，包括苏格拉底、维特根斯坦、尼采、达尔文、牛顿、爱因斯坦和狄拉克。一些艺术界的天才创意人物，包括米开朗基罗、莫扎特、简·奥斯汀和安迪·沃霍尔，也出现在了一些孤独症的推测名单中。

二、首次尝试将孤独症确定为一种独特的疾病

（一）坎纳和阿斯伯格的经典著作

孤独症的概念最早是由一位名叫莱奥·坎纳（Leo Kanner）的美国精神病学家在 1943 年发表的一篇题为"孤独症情感接触障碍"的论文中被定义的。一年后，一位名叫汉斯·阿斯伯格（Hans Asperger）的奥地利医学生发表了一篇题为"儿童期孤独症精神病"（Die Autistischen Psychopathen im Kindesalter）的论文（Asperger, 1944/1991）。坎纳和阿斯伯格在他们各自的论文中描述的孤独症个体在某些方面存在差异，然而，正如表 1.1 所示，他们的描述也有相当多的重合之处。

表 1.1　坎纳和阿斯伯格的早期描述

坎纳 "早发性婴儿孤独症"	阿斯伯格 "儿童期孤独症精神病"
极度缺乏与他人的情感接触。	社会交往能力欠佳，表现出古怪、不恰当的行为，而不是冷漠无情。
强烈抵制常规的改变。迷恋摆弄特定物品，但不能正确使用它们。	孤僻，兴趣狭窄，往往排斥其他活动。
语言迟钝或异常。	存在刻板行为。
超强的背诵记忆和视觉空间技能。	语法和词汇良好，但用词不当。
	过于专注特别的兴趣。
	非语言沟通能力有限或不恰当。
	动作笨拙。
	表现不适合场景（"调皮"行为）。

坎纳的论文发表之后立即在英语国家产生了影响。然而，阿斯伯格的论文在近 40 年后才引起英语国家研究人员的注意（Wing，1981a），直到 1991 年才有了英文版。因此，40 年来，英语国家对"什么是孤独症"这一问题的回答主要是基于坎纳的原始描述来确定的，尽管当时阿斯伯格的论文在欧洲部分地区的精神病学界也很有影响力。

（二）两条曾经的诊断误区

从 1950 年代开始，越来越多的孩子因其社交行为孤僻、抗拒改变以及语言延迟或缺失而引起精神病学界的关注。当时坎纳提出的"早发性婴儿孤独症"的概念尚未被广泛了解和接受，还有另外两组精神病学专业人士试图描述这些孩子的疾病状况，并将他们纳入现有的儿童障碍类别中，但均未能成功。以下是当时的两种比较有代表性的观点。

1. 孤独症是一种神经症

当时的心理分析师和心理治疗师告知那些有孤独症表现的孩子的父母，孤独症是一种神经症[注1]，是由母子关系紊乱引起的（Mahler，1952; Bettelheim，1967）。带有污名和无法辩解的术语"冰箱妈妈"提示了这种受损关系的所谓起源。

到了 20 世纪 70 年代，研究显示患有孤独症的人存在显著的大脑结构和功能异常（Hutt，Hutt 等，1965; Rutter, Greenfield & Lockyer，1967），从而推翻了这一理论。人们也意识到，患有孤独症的婴儿很难被正常抚养，因为他们在社交方面缺乏回应。毕竟，要与一个不看你、不微笑或伸出手臂要求被抱起、不喜欢被拥抱的孩子建立亲子关系并不容易。因此，任何早期母子关系的紊乱都是源于孤独症婴儿奇怪且无趣的行为，而不是母亲的"冷漠"。

2. 孤独症是一种精神疾病

还有一些具有医学背景的精神病学家将孤独症看作是精神疾病，认为其病因与身体和大脑有关（例如，Bender，1956）。他们错误地认为患有孤独症的幼儿的奇怪行为是精神分裂症的早期表现，因此他们将孤独症儿童诊断为**儿童精神分裂症**或**儿童精神病**。这些具有医学背景的从业者非常关注定义和诊断问题，英国的米尔德雷德·克里克博士专门成立了委员会，旨在为"儿童精神分裂症"建立一套诊断标准，他们提出的诊断标准后来被称为"克里克的九个诊断要点"，列在了方框 1.1 中。

方框 1.1 克里克的"九个诊断要点"

1. 情感关系的严重和持久受损。

2. 严重的智力发育迟滞，但有正常或特殊智力功能的小片区。

3. 明显不了解个人身份。

4. 对特定物体的病态偏执。

5. 对变化的持续抵抗。

注 1：首次出现的粗体字或短语可在术语表中找到。

6. 对感觉刺激的异常反应。

7. 急性和不合逻辑的焦虑。

8. 言语缺失或发育不良。

9. 运动方式别扭，动作笨拙。

Creak (1961: 501 - 504)

值得注意的是，克里克提出的九个诊断要点中，除了第 8 点仅适用于一部分 ASD 患者外，其他几点在今天看来都是对 ASD 相关问题的描述。此外，"九个诊断要点"中提出的所有问题至今仍然在被精神病学从业者和研究人员讨论，并将在本书的不同章节中作为主题出现。这表明早期的精神病学家试图定义和描述的孤独症与当今的研究有连续性。

然而，对大样本儿童进行的研究推翻了孤独症儿童患有儿童精神分裂症的说法，这些儿童之前都被诊断为患有"儿童期精神分裂症 / 精神病"（Kolvin，1971）。科尔文发现，只有那些在学龄前发育基本正常的儿童才会出现与精神分裂症相关的幻觉、妄想和其他行为异常。相比之下，那些在 3 岁前就有明显异常行为的儿童则符合坎纳（1943）对"早期婴儿孤独症"的描述。此外，晚发型孤独症儿童的父母患**精神分裂症**或**分裂型人格障碍**的比例异常高，而早发型孤独症儿童的父母却没有这种情况。科尔文称早发组患儿为"婴儿精神病"，而不是"晚发精神病"。因此，从 20 世纪 70 年代初开始，将孤独症与儿童精神分裂症混为一谈的说法就停止了。尽管如此，孤独症与精神分裂症 / 类精神分裂症之间的关系仍然是一个值得关注的话题（King & Lord, 2011）。

（三）重新回到坎纳的标准进行研究

1. 儿童疾病专业领域的发展

这些早期的对孤独症的描述和定义的关注并非孤立发生的。其实，这些尝试部分代表了 20 世纪 50—70 年代期间人们对儿童心理健康和教育需求的日益关注。随着人们对儿童可能出现的心理[注 2]和行为问题类型的了解增加，更容易认清孤独症的本质。

特别是到了 20 世纪 70 年代中期，人们不仅清楚地认识到孤独症不是一种神经症或精神病，还认识到孤独症不仅仅是一种智力残疾，例如**唐氏综合征**[注 3]；它也不是由于不适当的学习的结果（曾经有人提出过——参见 Ferster，1961）；也不是由于异常严重的语言学习问题而导致的（也曾有人提出过——参见 Rutter, Bartak & Newman, 1971；Churchill, 1972）。

注 2：在本书中，"心理"一词是指从感觉、知觉和情绪体验到注意、学习和记忆、思维和推理、语言和读写能力、决策和行动等所有心理能力。而"认知"一词则专指那些辅助学习、思考、推理等活动的心理能力。

注 3：与"唐综合征"相比，"唐氏综合征"一词已被更多人使用，在此更倾向于使用"唐氏综合征"。

2. 与孤独症有关的研究发展

与此同时，关于孤独症本身的研究也在蓬勃发展，因为越来越多的儿童被转介到儿童发育障碍诊所，并出现了坎纳所描述的各种行为。1971 年，第一本专门研究该领域的学术期刊问世，名为《孤独症与儿童精神分裂症杂志》，不久后更名为《孤独症与发育障碍杂志》。专业期刊的出版反映了坎纳关于孤独症本身就是一种疾病的说法被越来越多的人所接受，孤独症的一系列诊断标准也开始出现在英语文献中。最有影响力的是英国的 Rutter（1968）、Wing 和 Gould（1979），以及美国全国孤独症儿童协会的 Ritvo 和 Freeman（1977）的诊断标准。

在坎纳首次描述孤独症近 40 年后，上述所有进展为首次正式承认孤独症是一种独特的疾病铺平了道路——下文将对此进行概述。

三、首次官方定义

美国精神病学协会的《精神疾病诊断与统计手册（DSM）》和世界卫生组织的《国际疾病分类（ICD）》的历次版本都是国际公认的最权威的疾病分类方案和诊断标准。《精神疾病诊断与统计手册》仅涵盖精神障碍，在美国使用最为广泛。不过，如果其他英语国家的研究人员希望在美国期刊上发表文章，也通常使用该手册。《国际疾病分类》涵盖所有形式的疾病，在全世界范围内为医学专业人员和卫生政策专业人员所使用，它是包括英国在内的欧洲国家的首选。

在这两本具有影响力的出版物中，孤独症的分类方案和诊断标准的相似之处多于不同之处。不过，《精神疾病诊断与统计手册》（DSM）比《国际疾病分类》（ICD）更早给出了"孤独症"的官方定义。由于"孤独症"在英语国家被广泛使用，下文概述的"孤独症"正式定义的历史发展是基于 DSM 历次版本中的定义。在对 DSM 的"孤独症"的历次定义的描述之后，再简要介绍 ICD 的定义。

（一）DSM 的定义

1. DSM-III［美国精神病学协会 (APA)，1980］

1980 年，DSM 第三版首次正式确认"早发性婴儿孤独症"是一种独特的疾病。该病症根据四项诊断标准进行定义：

- 缺乏对他人的回应。
- 语言和沟通能力缺陷。
- 对环境各方面的怪异反应。
- 早期发病（30 个月之前）。

2. DSM-Ⅲ-R（美国心理学会，1987）

就在孤独症的第一个官方定义在 DSM-Ⅲ 中公布 1 年后，Wing（1981a）发表了一篇关于"阿斯伯格综合征"的论文，这使得阿斯伯格对患有"孤独症精神病"的儿童的描述首次被英语读者接触到。Wing 的论文非常具有影响力，不仅因为 Wing 本人是该领域备受尊敬的临床医生和学者，还因为她在那篇论文中所写的内容立即被许多临床医生和其他人认可为符合他们自己的经验。在她的论文中，她描述了她所知道的那些具有被称为"Wing 三联症"的与孤独症相关的损害的个体，即社交互动、沟通和想象/创造力受损（Wing, 1981b），但他们并没有显著的语言或学习障碍。事实上，一些人在很小的时候就掌握了大词汇量并且非常聪明。Wing 建议将这些有才能的人描述为患有"阿斯伯格综合征"。

当 DSM-Ⅲ-R（APA，1987）的修订版问世时，Wing 的建议未被采纳。然而，对于现在被称为"孤独症障碍"的疾病，语言障碍作为一个必要标准的重要性有所降低。缺乏或延迟的语言发展被列入可能与孤独症有关的沟通障碍类型之一，但不再被视为一个必不可少的诊断孤独症的特征。因此，在近 50 年后，具有社交障碍和兴趣狭窄的特征，但语言和学习能力正常的人也可以被诊断为患有"孤独症障碍"。然而，**阿斯伯格障碍**的诊断直到 DSM 的下一个版本才正式获得认可，如下所述。

3. DSM-Ⅳ（美国心理学会，1994）

DSM-Ⅳ 摒弃了将孤独症障碍分类为典型与不典型的心理健康状况的做法，尽管在 DSM-Ⅲ-R 中，这一概念包括了一个极其广泛定义和多样化的个体群体。DSM-Ⅳ 确定了一组广泛性发育障碍（PDDs），并对每一亚型的描述更为详尽，且提供了可操作的诊断标准。这些包括：

- 孤独症。
- 阿斯伯格障碍。
- 未特殊说明的广泛性发育障碍（PDD-NOS）。
- 儿童崩解症。
- Rett 综合征。

Rett 综合征和儿童崩解症可能会有一些类似孤独症的行为。然而，根据定义，这两种疾病都是**预后**不良的退化性疾病。尽管在具有 PDD 的其他三种形式中个别情况下可能发生一定程度的退化（请参阅第 5 章），但持续的恶化并不常见。在 DSM-Ⅳ 出版后的几年里，人们习惯于将孤独症、阿斯伯格障碍和**未特殊说明的广泛性发育障碍**（PDD-NOS）归为孤独症的亚型，而对 Rett 综合征和儿童崩解症与孤独症之间的关系产生了疑问。所有三种孤独症亚型的诊断标准都包括社交互动障碍和刻板的重复行为。孤独症障碍与阿斯伯格障碍的区别在于，前者存在语言障碍而后者不存在语言障碍。而 PDD-NOS 的特征是社交互动障碍和刻板的重复行为比较轻微或不太典型。

4. DSM-Ⅳ-TR（美国心理学会，2000）

DSM-Ⅳ 于 2000 年更新为"文本修订版"（TR）。在 DSM-Ⅳ-TR 中，三种孤独症亚型的诊断标准基本没有变化，但增加了一些有助于识别 PDD-NOS 或阿斯伯格障碍病例的行为细节。

（二）国际疾病分类 (ICD) 的定义

世界卫生组织（WHO）1992 年出版的第 10 版《国际疾病分类》（ICD-10）提供了供临床医生使用的诊断标准，1993 年出版的版本提供了供研究人员使用的诊断标准。供研究用的标准比供临床用的标准略微详细和精确一些，这反映出研究人员需要尽可能确定诊断确实是适当的，而临床医生可能需要采取更具包容性且务实的诊断标准。

ICD-10 与 DSM-IV 一样，将孤独症分类为 PDDs 大标题下的一系列亚型。亚型的建议名称与 DSM-IV 中的不同，分别为**儿童孤独症**（而非"孤独症障碍"）、**阿斯伯格综合征**（而非"阿斯伯格障碍"）和**非典型孤独症**（而非"PDD-NOS"）。不过，这三个亚型的诊断标准与 DSM-IV 中的诊断标准基本相同，只是对可能与"阿斯伯格综合征"[注4]相关的行为进行了更全面的描述。

2018 年，世界卫生组织向各成员国颁发了 ICD-11 精神疾病的诊断标准和描述的扩展和更新版草案。目前正在进行长时间的磋商和重新起草工作，ICD-11 的最终版本已于 2022 年出版。负责重新起草工作的人员表示，他们的目标是尽可能使 ICD-11 与第五版的《精神疾病诊断与统计》（"DSM-5"将在下一章介绍）保持一致。

四、小结

自从 18 世纪早期就有被描述为孤独症的病例。然而，真正基于临床观察的第一份关于孤独症的详细描述是由坎纳（1943）和阿斯伯格（1944/1991）所写的论文。由于阿斯伯格的著作是用德语写成的，在英语国家直到 20 世纪 80 年代初才为人所熟知；而长达 40 年的时间里，坎纳所描述的孤独症总是伴随着语言和学习障碍的观点被普遍接受。

最初，孤独症被认为是一种与不当母爱有关的神经症，或者被视为与童年精神分裂症同义的一种精神病。到了 20 世纪 70 年代，这两种观点由于证据不足而被抛弃了。随后人们重新回到坎纳最初的观点，即孤独症是一种基于大脑、神经发育异常的状况，其特点是一系列独特的行为异常。这一观点在 1980 年出版的 DSM 第三版中正式得到认可，其中包括了"婴儿期孤独症"。不久之后，阿斯伯格的著作开始为人所知，人们意识到与孤独症相关的疾病也可以包括具有正常语言和智力的人。然而，作为孤独症的一个亚型，"阿斯伯格障碍"直到 1990 年左右才被 DSM 所承认。

注4：　"阿斯伯格障碍"一词实际上已被"阿斯伯格综合征"取代，而在日常用语中，常用"阿斯伯格"
　　　　表示阿斯伯格综合征。

第 2 章　目前的概念和定义

【摘要】 本章的主要内容是：①介绍为目前官方为定义和描述"孤独症谱系障碍"的一系列相关行为所做的最新尝试；②概述对"孤独症"的名称以及定义和描述及其他重大更改的一些原因；③列出了不同人群对这些条目变化的反应，主要是积极反应，但也有一些消极反应；④概述了DSM-5的诊断标准和分级（对严重程度的描述）如何在实际应用中适用于一个非常多样化的群体。本章重点强调了，由于我们对孤独症的了解还不够深入，因此在未来几年中，孤独症的概念和定义无疑会再次发生变化。

一、概述

给任何事物命名，比如给一种树、一种情感、一种颜色、一种精神健康状况命名，都需要就被命名的事物是什么达成一致。尽管我们需要或想要就某一事物进行交流的原因很多，但为某一事物命名是出于交流的需要。就精神健康状况而言，沟通的压力首先是因为需要识别对特定人群产生不利影响的一系列独特的异常行为，从而制定预防、克服或减轻他们异常行为的方法（有关这些原因的详细阐述，请参见第11章，尤其是"为什么要诊断？"的章节）。

有时我们需要先暂时为某个事物命名，然后才能明确地说出它是什么，这可能需要在很长一段时间内逐步提高我们对这一事物的理解力。此外，理解能力的提高可能会导致对一个事物重新命名，以便更好地代表被命名事物的最新概念。例如，天文学家过去把太空中的东西称为"以太"，而现在的天体物理学家可能会更具体地称为"暗物质"（尽管他们仍然无法准确说出"暗物质"到底是什么）。本书中用来指代"孤独症"的术语也属于此类：从"儿童精神分裂症/精神病"到"儿童早发性/婴儿期孤独症"，再到包括阿斯伯格综合征、孤独症和PDD-NOS在内的"广泛发育障碍"（PDDs），这些术语都已相继被取代。

对孤独症这一个疾病的诊断术语的不确定性主要是由于孤独症本身是一种复杂的行为疾病，尽管从首次被提出以来已经取得了相当大的进展，但我们仍无法完全理解或解释这种疾病。尽管如此，我们已在描述临床医生和其他人眼中的"孤独症"患者必然或经常出现的行为特征方面取得了进步。这一进展体现在我们最新的尝试中，即确定孤独症的特征，并为可能被诊断为孤独症的人制定治疗方案。

下一节将首先介绍这些指导方针，然后将概述孤独症诊断术语和标准最新变化的理由。此外，还将简要讨论人们对其中一些变化的积极和消极反应。本章最后简短描述了三个患者的具体情况，他们都可能被诊断为"孤独症谱系障碍"，但他们的临床表现之间却存在较大的差异。

二、DSM-5 的概念和定义

（一）孤独症谱系障碍诊断标准

经过心理健康专家长达 14 年的广泛咨询和讨论，美国精神病学协会于 2013 年出版了《精神疾病诊断与统计手册》第五版（DSM-5，注意使用阿拉伯数字）。在 DSM-5 中，"孤独症"的概念从 DSM-IV（1994 年）和 DSM-IV-TR（2000 年）中阐述的亚型模式（见第 1 章）回归到孤独症相关行为谱系这一早期概念。DSM-5 孤独症谱系障碍诊断标准见方框 2.1。

方框 2.1　DSM-5 孤独症谱系障碍的诊断标准和症状分级

诊断标准：必须符合所有四项标准（A、B、C 和 D），才能诊断为 ASD。

A. 在很多场景下，在社会沟通和社会交往方面存在持续性缺陷，表现为过去或现在表现出以下三种情况（注：例子仅供参考，并非详细说明）。

1. 社交与情感的交互性的缺陷，例如，异常的社交距离和无法进行正常的对话，无法与他人分享兴趣、情感或**感受**，无法发起或回应社交互动。

2. 用于社会交往的非语言交流行为存在缺陷，例如，语言和非语言交流结合不佳，眼神交流和肢体语言异常，对手势的理解和使用存在缺陷，完全缺乏面部表情和非语言交流。

3. 在发展、维持和理解人际关系方面存在缺陷，例如，难以根据不同的社交场合调整行为；难以一起玩富有想象力的游戏或交朋友；对同伴缺乏兴趣。

B. 局限的、重复的行为、兴趣或活动，至少表现为以下两种情况：

1. 刻板重复的言语、动作或物品使用（如简单的运动、回声、重复使用物品或特殊短语）。

2. 过度循规蹈矩、语言或非语言行为的仪式化模式，或过分抗拒改变（如固定的打招呼方式、坚持相同的路线或食物、重复询问或对微小的变化感到极度不安）。

3. 高度受限、单一的兴趣，并且强度或专注对象异乎寻常（如强烈依恋或专注于不寻常的物体，过度局限或固执的兴趣）。

4. 对感官刺激的反应过强或过弱，或对环境中的感官方面有异常的兴趣（如对疼痛/冷/热明显无动于衷，对特定的声音或质地有异常反应，过度嗅闻或触摸物体，迷恋灯光或旋转的物体）。

C. 症状必须在儿童发育早期就已出现（但可能直到其社会需求超过了其有限的社交能力时才能完全显现出来）。

D. 这些症状给日常的社交、职业或其他功能带来了障碍。

社会交流障碍的严重程度分级

第 1 级：“需要支持”：如果没有适当的支持，社交沟通方面的缺陷会存在明显的障碍。难以主动进行社交互动，对他人的社交示好作出不寻常或不成功的反应。可能会表现出对社交互动的兴趣有所下降。

第 2 级：“需要大量支持”：言语和非言语社交沟通能力明显不足；即使有适当的支持，社交障碍也很明显；社交互动的主动性有限，对他人社交示好的反应减少或异常。

第 3 级：“需要非常实质性支持”：言语和非言语社交沟通能力严重不足，导致严重的功能障碍；主动发起的社交互动非常有限，对他人社交示好的反应微乎其微。

有局限性的重复模式的行为、兴趣或活动 (RRB) 的严重程度分级

第 1 级：“需要支持”：RRB 严重干扰了他们在一种或多种情况下的功能。拒绝他人打断 RRB 的尝试，或拒绝他人重新纠正其固定的兴趣。

第 2 级：“需要大量支持”：经常出现 RRB 和 / 或固定的兴趣，影响在任何情况下的功能，其他人很容易发现。当 RRB 被打断时，会明显感到苦恼或沮丧；很难从固定的兴趣中转移出来。

第 3 级：“需要非常实质性支持”：专注、固定的仪式感和 / 或重复的行为明显干扰了各方面的功能。当仪式或常规被打断时，会明显感到痛苦；很难从固定的兴趣中转移出来，或很快又回到固定的兴趣中。

症状：
- 伴有或不伴有智力障碍
- 伴有或不伴有语言障碍
- 与已知的医疗或遗传条件或环境因素有关
- 伴有其他神经发育、精神或行为障碍
- 伴有焦虑症状
- 应说明发病情况（如出现倒退）

（二）DSM-IV、DSM-IV-TR 与 DSM-5 的不同之处

DSM-5 作出了七项重大改变，概述如下：

1. DSM-IV 的两个版本都将孤独症定义为“广泛性发育障碍”（PDDs）的一系列相关但在诊断上截然不同的亚型，而 DSM-5 则放弃了亚型概念，回到了早先的概念——从 20 世纪 80 年代末开始广泛流行的概念——即孤独症是一种特征行为谱系。

2. 要诊断为 ASD，必须有两大类核心症状（原来是三个）。具体来说，是将在 DSM–IV 中描述的"社会交往障碍"和"沟通障碍"两个症状，合并为"社会交流和社会交往障碍"（见方框 2.1 中"诊断标准"下的 A 部分）。

3. 局限的兴趣和重复行为仍然是 ASD 诊断标准的基本要素（见方框 2.1"诊断标准"下的 B. 部分）。然而，**感官**反应异常现在被列为最常见的局限的兴趣和重复行为（RRBs）之一（见方框 2.1"诊断标准"下的 B.4）。感官反应异常在 DSM–IV 中并未提及，尽管在早期的定义中有所提及（见第 1 章）。

4. 对 ASD 的严重程度进行评估。这些**描述符**涉及：①标准症状或异常的严重程度；②个人诊断概况的复杂程度，即是否存在任何其他可诊断的情况或**特殊情况**，这些情况被称为**具体情况**。

5. 语言迟缓或语言障碍被列为一种可能的具体表现，而不是作为"沟通障碍"的一种可能表现。

6. 该指南明确指出，虽然孤独症诊断所必需的行为从幼儿时期就已存在，而且可以通过回顾进行识别，但在"社会需求超过了患儿有限的社交能力"之前，这些行为可能不会"完全显现"并引起关注。

7. 设立了一个新的诊断条目：**社交（社会）沟通障碍**。该诊断适用于具有 ASD 典型的社会情感交流障碍（SEC）和异常的个体，但不适用于 RRB 的个体。

三、为什么要发布 DSM 的新版本？

接下来，我们将逐一讨论上述七项主要变化的理由。接下来还有一小部分内容将总结在 DSM–5 ASD 概念和标准公布后人们的一些反应，既有积极的，也有消极的。

（一）为什么放弃"亚型"分类而选择"谱系"？

1. 边界模糊

亚型概念的主要问题是，在实践中很难明确区分孤独症的三个假定亚型（"阿斯伯格障碍"、"孤独症障碍"和"未特殊说明的广泛性发育障碍"）。因此，诊断标准的应用并不一致（Happé，2011）。"孤独症"和"阿斯伯格障碍"（"阿斯伯格综合征"，Asperger Syndrome，AS）之间的区别在实践中是一个犹为明显的问题。根据 DSM–IV，是否存在语言能力障碍是区分的关键（见第 1 章）。然而，目前没有证据表明孤独症障碍和 AS 在语言能力方面有明确的区分点。另外，人与人之间的语言能力存在着一个很宽泛的差别，有些人的语言能力很强，有些人的语言能力一般，有些人的语言能力很弱，有些人的语言能力轻度障碍，有些人的语言能力中度障碍，有些人的语言能力严重障碍，还有一些人的语言能力极度障碍。智力，或者本书通常所说的"学习能力"也被视为区分孤独症和阿斯伯格障碍的关键，但同样人与人的智力之间也存在着很宽泛的差别。

孤独症和 AS 之间缺乏明确的界限，这意味着在实践中诊断标准的使用缺乏严谨性，这会导致有些人不适当地被贴上了阿斯伯格标签。这种不恰当使用阿斯伯格标签的现象是可以理解的，因为 AS 的诊断比孤独症的诊断更具有积极意义。被诊断为 AS 的孩子父母、老师和其他人对其可能在学校表现、就业和独立生活的能力抱有很高的期望。期望之所以重要，是因为在某种程度上它们是自我价值的体现。将阿斯伯格标签扩大到完全符合"孤独症障碍"标准的人，降低了其意义和作用，这是可以理解的。"阿斯伯格综合征"这一标签也被过度使用，可能被称为"高功能"，即孤独症与正常之间没有明确的界限。此外，"阿斯伯格综合征"这个词还从以下方面获得了一定的知名度。

在一些热门电影和书籍中，AS 患者被描绘成具有惊人才能的古怪人物。有观点认为，爱因斯坦或达尔文等成就卓著的人可能就是 AS 患者（见第 1 章），这进一步加深了阿斯伯格标签在大众心目中的地位。因此，"阿斯伯格"标签有可能成为 Skuse（2011）所说的"中产阶级的孤独症"。

过度强调那些被 DSM-IV 诊断为 AS 的人所具备的能力，同时又不太重视他们的天生缺陷和不善社交的情况（例如在学校容易受到欺凌，成年后容易感到孤独、性挫折、焦虑和抑郁），这无疑会导致在日常言语中过度使用这一标签。下面"肖恩"的故事就是不谨慎使用"AS"标签而可能导致伤害的一个例子。

方框 2.2 肖恩不是孤独症——他只是不快乐

肖恩 4 岁时，父母因感情不和而分手。肖恩和母亲住在一起，他的父亲在接受精神疾病评估时被禁止与肖恩和他的妹妹见面。因为肖恩太小，没有人告诉他为什么不能见父亲，但他在床边放了一张照片，并经常问为什么不能见爸爸。

不久之后，肖恩开始上小学，他的母亲提到她和肖恩的父亲分居了，但没有透露任何细节。她知道肖恩有些孤僻，总是花很多时间玩电脑游戏或画想象中的怪物。放学后，他也不会带朋友来家里玩。但他和母亲以及妹妹的关系很亲密。

因此，在参加第一次家长会时，当老师说肖恩可能患有"阿斯伯格综合征"，并建议他去看教育心理专家时，肖恩的母亲感到非常震惊和不安。幸运的是，心理学家的建议让肖恩的母亲放心了。她建议肖恩的母亲应该就最近的家庭问题与肖恩的老师进行更坦诚的交流，并请老师帮助肖恩走出在学校的阴影。这个建议取得了非常好的效果。随着家里的情况逐渐稳定下来，肖恩也能经常见到他的父亲，他在学校也变得更加外向，有了自己的朋友圈——而且很快乐！

为什么这位老师怀疑肖恩可能患有"阿斯伯格综合征"，她这样做错了吗？也许是的，因为肖恩刚入学，这位老师对他的家庭背景知之甚少。如果她能鼓励肖恩的母亲谈谈她认为肖恩在学校退缩行为的原因，并建议需要"密切关注他"，谨慎地为日后可能进行的心理评估做准备，可能会更好。给人贴标签太容易了，以后再

> 想撕掉就难多了。另一方面，及早认识到可能存在的某些问题，及早但谨慎地进行干预，对长期的结果是至关重要的。

2. 诊断的不稳定性

在应用亚型标签时，还要关注一个非常重要的问题，那就是个体会发生变化。有些人会有显著的进步，有些人则会退步（Seltzer，Krauss 等，2003）。我认识的一个人，我叫他马特，他从童年早期开始就被权威的 DSM-IV 诊断为"孤独症障碍"，到童年晚期时被诊断为"阿斯伯格综合征"，而且现在，他已成长为一个正常的成年人——不再符合任何与 ASD 相关的诊断条件（见方框 2.3）。这是怎么发生的？我不得不说，一切都得益于马特那了不起的父母：很早的诊断；父母有能力负担各种可能的治疗；支持马特的大家庭；父母本身都是教师，他们在理解孤独症行为方面比专家更专业，并致力于帮助马特成长（参见 Orinstein，Helt 等，2014）。其他同样获得了**最佳结局**的案例虽然罕见，但现在也有了充分的记录（Fein，Barton 等，2013）。从马特的病例资料来看，ASD 的残留痕迹依然存在，但已经减弱到不能诊断为 ASD 的程度（Tyson，Kelley 等，2014）。

方框 2.3 "马特"：从早期孤独症到"最佳结果"

我和马特的父母是朋友，当他们的儿子马特出生时，我为他们感到高兴。在马特出生后的头几年里，我很少见到他们一家，因为我们住在不同的地方，都在忙于照顾孩子和工作。不过，当马特的父母搬到我工作的大学城教书时，我们又见面了。马特的妈妈珍妮见面后立刻就告诉我，她很担心马特，因为他虽然活泼好动，而且显然很聪明（他很早就能用乐高玩具制作飞机和怪兽），但不爱说话。珍妮告诉我，"如果他想要什么，他会拉着我的手，朝他想要的东西移动。他生活在一个泡泡里，就好像其他人不存在一样。他被诊断为'孤独症/严重语言障碍'，目前正在等待参加游戏治疗小组。但是马特的爸爸和我想现在就在家里帮助他。你能给我们一些建议吗？"随后，我定期去看望马特一家，花时间和马特在一起，并逐渐让他参与那种可能对患有孤独症的年幼儿童有帮助的游戏（如方框 12.3 所述）。马特的父母很快就接替了我的工作，把马特从他的泡泡里哄出来。他们还支付了语言治疗的费用，马特在 3 岁生日后的某个时间，他开始用句子说话。然而，他仍然不善交际，对事物的兴趣大于对人的兴趣，进入学校后被再次诊断为"阿斯伯格综合征"。现在，马特已经 20 多岁了，虽然他的父母说他仍然"有点沉默"，但他已经不再需要任何形式的孤独症诊断了。他拥有计算机科学学位、一份收入颇丰的工作和一个乐队。目前还没有女朋友（不过明年也许会有……）。

---

3. 谱系概念的优势

如方框 2.4 所述，早在 1979 年就有人提出了孤独症是一个谱系的概念，由具有某些异常或受损的行为组成，但在许多关键方面存在很大差异。

方框 2.4 坎伯韦尔研究

1979 年，Wing 和 Gould 发表了一份大规模研究报告，研究对象是在伦敦坎伯韦尔地区学校就读的有特殊教育需求的儿童（又称"特殊儿童"）。在这项研究中，临床研究人员发现一些儿童具有 Kanner（1943）最初描述的所有行为障碍，包括语言障碍和学习能力低下；另一些儿童在语言和学习能力方面能力较强，但他们也是"孤独症"儿童，因为他们具有 Wing 和 Gould 所说的"影响社交、沟通和想象行为的三重障碍"；还有一些孩子有一些但不是全部的孤独症特有的行为障碍。Wing 和 Gould 并不认为这些可大致区分的群体是孤独症的明确亚型。相反，他们首先列出了一系列与孤独症相关的问题，后来更倾向于用"孤独症谱系"一词来指代孤独症的各种表现形式。

在坎伯韦尔研究报告中，Wing 和 Gould（1979）强调，必须明确认识到孤独症相关行为的严重程度有一个很宽泛的范围；语言能力和学习能力也各不相同，涵盖了从优异到严重障碍的所有范围。最后，Wing 和 Gould 指出，有些儿童（但不是所有儿童）有额外的肢体残疾、医疗问题或发育障碍，这些问题也可能或多或少存在。

总之，Wing 和 Gould 的报告不仅预示了 DSM-5 孤独症谱系的概念，而且还提供了对每种孤独症的问题和需求的完整描述。

"谱系"一词表明，行为符合阿斯伯格障碍的描述的人显然与符合 Kanner 描述的孤独症的人截然不同——就像可见光光谱两端的颜色一样。同时，这个谱系还可以像紫色会变成蓝色，然后变成绿色、黄色、橙色，最后变成红色一样，"谱系"一词也反映了孤独症的不同表现形式之间没有明显界限这一事实。

事实上，从 20 世纪 90 年代起，"孤独症谱系"一词的使用就已经越来越普遍。一些临床医生和研究人员倾向于使用"孤独症谱系障碍"（复数）这一术语，以便将来有可能识别出不同的亚型。另一些人则使用单数形式的术语，以适应 DSM-5 的用法。

（二）为什么只有两种核心障碍？

社会交往与交流密不可分：所有成功的交流都涉及社会交往，无论是直接的还是间接的；所有真正的社会交往都涉及某种形式的交流。当然，交流也可能不成功，达不到预期的互动效果。例如，众所周知,向太空发送关于人类的信息尚未实现与外星人进行社会接触。

同样，并非人与人之间的所有互动都是社交性的，因此也不是交流性的。例如，两个人可能会在拥挤的街道上不小心相撞，从而发生身体上的互动，但并没有交流。然而，社会交往和沟通之间的重叠和相互依赖远比它们之间的差异更有说服力。这就是为什么"社会交往障碍"和"沟通障碍"需要合并的原因。

（三）为什么包括感官反应异常？

对知觉刺激的异常反应被列为"克里克九个诊断要点"之一（见方框 1.1 ）。同样，Ritvo 和 Freeman（1977）为美国国家孤独症儿童协会制定的孤独症定义包括"对视觉、听觉、触觉、痛觉、平衡觉、嗅觉、味觉中的任何一种或多种感觉有异常的反应"。同样，1980年作为 DSM-III 出版的第一份孤独症官方诊断标准也包括"对环境各方面的怪异反应"。此外，孤独症患者的第一手描述总是强调感官体验的特殊性（见下一章方框 3.4）。因此，很难理解为什么感觉反应异常在 DSM-IV 中没有被提及，将其重新纳入 DSM-5 是合乎逻辑的，也是值得称赞的。

（四）为什么引入"分级"？

DSM-5 中列出的大多数心理健康障碍都引入了提示任何一个人病情严重程度和复杂性的分级。就孤独症而言，诊断标准加上这两套症状分级的组合设计已足够宽泛，足以涵盖所有孤独症相关行为患者的多样性——以抵消任何**同质性**的错觉，例如将所有形式的孤独症归入"孤独症谱系障碍"这一单一标题下可能会造成的错觉。症状分级的引入还专门用于为个性化治疗计划的制定提供诊断资料的细节。

（五）为什么语言障碍的地位发生了变化？

在 DSM-5 出版之前，语言延迟或障碍一直被作为沟通障碍的一个必要组成部分（如 Kanner 的早期表述）或作为沟通障碍的一个可能组成部分（在阿斯伯格的描述广为人知之后）而被提及。然而，因为孤独症谱系障碍患者并不总是存在语言障碍，所以将其列为一个单独的而不是"社会交往障碍"的特指项之中是有道理的。

在做出这一改变时，制定 DSM-5 的专家们还赞同采用在实践中已被广泛接受的改变。例如，人们经常把具有孤独症特征行为但语言和智力能力良好的人称为"纯粹的"孤独症患者。言下之意，那些有额外有语言（和学习）障碍的人被视为"孤独症 + 额外问题"。

我们可能不会马上明白，为什么"交流"和"语言"被认为是可以分开的，或者用更专业的术语来说，是"可以分离的"。毕竟，人类是通过语言进行交流的，尤其是使用单词和句子进行交流。然而，我们在交流的过程中使用口头和书面文字是肯定的，但也可以通过手势、面部表情、肢体动作、挥舞旗帜、烟雾信号、图像符号……另一方面，语言是人类所拥有的东西：一系列词语（或符号）及其含义；我们的语法知识。阿斯伯格（Asperger，1944/1991）完美地捕捉到了这一区别，他指出，他在诊所里经常看到的一些人的"语法和词汇都很好，但言语使用不当"。第 4 章将详细介绍这一重要区别。

（六）为什么允许晚期诊断？

近几十年来，在童年的晚期或成年时期才被诊断为 ASD 的情况越来越常见。DSM-5 诊断标准明确可以进行晚期诊断（见方框 2.1 中"诊断标准"下的 C.），来接纳那些在早期没有被发现的孤独症。然而，请注意，孤独症谱系障碍的诊断仍然要求孤独症的症状在儿童早期就已经存在，即使只是在事后才被发现。

晚期诊断率的上升无疑在很大程度上反映了人们对轻度孤独症的认识有所提高，这些轻度孤独症患者有很好的代偿能力，在社交方面"还过得去"——至少在某些生活事件使他们与孤独症有关的问题成为焦点之前是这样。方框 2.5 中描述的"乔治"的故事就是一个通过晚期诊断挽救婚姻的案例。方框 2.5 中描述了"乔治"的故事，方框 2.6 中描述了另一个晚期诊断的案例，以及晚期诊断给当事人带来的解脱。

方框 2.5　60 多岁的乔治被诊断患有孤独症

艾米在 50 多岁时丧偶，她非常理智，认为坐在家里闷闷不乐肯定是不行的。于是，她参加了一个唱诗班，以此走出家门，结识新朋友。她非常想找到一个新的伴侣来分享她的生活，当她遇到唱诗班成员乔治时，她觉得他们"一拍即合"。他和她一样，都是独来独往；他们都喜欢创作和聆听音乐……然而，与艾米不同的是，乔治乐于独来独往。他刚退休不久，因为在过去的 40 年里，他一直从事会计工作。他有两个成年子女，他早已离婚，但他时常与孩子们见面。他热爱自然，喜欢独自在乡间散步。他喜欢巴洛克音乐（艾米更喜欢"浪漫主义"音乐），收藏了大量黑胶唱片中的经典曲目，每天晚上都要听上几遍。长话短说，艾米搬到了乔治家，不久后两人就结婚了。然而，他们很快就出现了不和，主要原因是乔治固执地维持着他习惯的生活方式，拒绝艾米提出的多出去走走、多见见朋友的建议。在艾米的提议下，他们参加了婚姻指导课程，一位颇具洞察力的咨询师认为乔治可能有"轻微孤独症"。随后，一位同样具有洞察力的精神科医生证实了这一诊断，并意识到艾米需要这个诊断标签来解释乔治的行为，以便能够对朋友说"嗯，他有点自闭"。艾米和乔治现在分居两地，但住在同一个城市。他们保持着密切的联系：每周"约会"一次，享受彼此的陪伴，一起度假，在一方或另一方不舒服时互相帮助。

四、社交（语用）沟通障碍

（一）它是什么，为什么被提及？

根据 DSM-5，社交沟通障碍 (SCD) 的特征是"在社交中使用语言和非语言交流方面存在持续性困难，其严重程度足以干扰社交关系、学业成绩和职业表现"［美国精神病学协会（以下简称 APA），2013］。要确诊为 SCD，这些沟通障碍必须在儿童很小的时候就已经存在，尽管通常在孩子入学前才会被注意到。最后，只有当一个人的交流障碍无法用**学习障碍**、耳聋、孤独症或特定的言语或语言障碍来解释时，才应诊断 SCD。然而，SCD 的**鉴别诊断**在实践中被证明是非常困难的（Bishop，2014；Brukner-Wertman, Laor & Golan，2016）。虽然 SCD 在以前版本的 DSM 中没有定义，但言语／语言病理学家和治疗师早已认识到有些人虽然没有语言障碍但也会存在交流问题（Rapin & Allen, 1983; Botting & Conti-Ramsden, 2003）。在早期文献中，这些儿童被描述为有"对话障碍"，或者用更专业的术语来说，存在**"语用学障碍"**（见方框 4.2）。事实上，"语用障碍（PLI）"一词早在 20 世纪初就已被言语病理学家普遍使用。此外，新引入的术语"SCD"与行之有效的术语"PLI"之间的重叠也日益得到认可，两者合并为"社交语用沟通障碍"（Socio-Pragmatic Communication Disorder，SPCD）（Norbury，2014）。有关 SPCD 与其他语言和交流问题（包括孤独症）之间的关系的讨论，请参见 Swineford, Thurm 等（2014）的报告。

五、对术语变化的反应

（一）被诊断为孤独症亚型的人及其家人对孤独症障碍术语变化的反应

1. 孤独症障碍

那些已经被诊断为"孤独症障碍"的患者及其家人和照顾者认为，术语变化对他们没有任何影响。

2. 阿斯伯格综合征

一些已有"阿斯伯格综合征"亚型诊断的人对术语的改变表示欢迎。例如，米歇尔 - 道森（Michelle Dawson）是一位著名的孤独症研究者，她为自己被称为"孤独症患者"而感到高兴，认为正是孤独症让她成为了现在的自己。同样，一位患有 AS 的博主写道：

> 我个人认为"术语的改变"是件好事……Aspergers 和高功能孤独症之间的区别并不存在（www.alexlowery.co.uk/）。

然而，其他一些已被诊断为"阿斯伯格综合征"的人则对自己失去了身份标签感到失望和沮丧。其中一个人在博客中写道：

DSM-5 告诉我,我是孤独症患者,但在我心里,我永远都是阿斯伯格综合征患者。阿斯伯格症患者被归入一种新的病症——"孤独症谱系障碍",这将我们与孤独症患者混为一谈,在某些情况下,他们缺乏语言能力 ……(Vaillancourt,2015)。

还有一些被诊断为 AS 的高功能成年人利用社交媒体组成了一个"Aspies"社区,组织他们自己的沟通网络和聚会,对彼此在社交、交流和感官方面的弱点给予专业的"内部"关注。"Aspies"还组成了一个强大的游说团体,他们极力主张自己"与众不同",但并非"失常"。具有某些类似孤独症行为的高功能者群体不可能因为 AS 诊断标签的消失而解体。因此,他们希望像马修·瓦兰古(Matthieu Vaillancourt)这样的人能够及时认同这一群体,并停止哀悼。

3. PDD-NOS

对于以前被归类为"PDD-NOS"这一亚型的人来说,信息量更大的诊断术语"孤独症谱系障碍"(及其"严重性"和"复杂性"描述)和"社交语用交流障碍"普遍收到欢迎。Kenny 和 Hattersley 等(2016)对孤独症患者本人及其家人偏好的孤独症相关术语进行了有趣的讨论。

(二)专业人员

1. 临床医生

从亚型模式到谱系模式的转变在很大程度上受到了孤独症相关诊断医生的欢迎。有一些观点认为,DSM-5 标准的诊断敏感性略低于 DSM-IV 或 DSM-IV-TR 标准,可能会造成对较轻的孤独症的诊断不足(Mayes 和 Calhoun 等,2014;Peters 和 Matson,2020),尤其是在婴幼儿中(de Bildt,Sytema 等,2015;Sung,Goh 等,2018)。然而,诊断不足的证据尚存争议(Mazurek,Lu 等,2017)。第 11 章将介绍如何改进评估工具,以提高其对 DSM-5 标准的诊断敏感性,尤其是对幼儿的敏感性。

2. 研究人员

一些研究人员,例如 Tsai 和 Ghaziuddin(2014),强烈支持 DSM-IV 中的 ASD 亚型模式,并列举了大量研究结果,其中发现了被诊断为 AS 的群体与孤独症群体之间的差异。此外,如果不再对 ASD 的亚型进行诊断,那么有关这些假定亚型的存在和有效性的争议将越来越难以解决。

六、在实践中的应用标准

(一)一般行为与明显行为

　　诊断手册中对行为诊断标准特征的描述是高度概括性的。因此，DSM-5 的 A.1. 中指出，要诊断为 ASD，就必须有"社交情感互动方面的缺陷，包括异常的社交方式和无法进行正常的对话，无法与他人分享兴趣、情感或感受，无法发起或回应社交互动"。但是，这些描述并没有确定任何可能构成"异常社交方式"或"情感交流减少"的实际、具体实例。这是无法避免的，因为诊断标准的设计是为了同样适用于儿童和成人；适用于智力高、语言能力强的人，也适用于有严重语言和学习障碍的人，每个人都有自己独特的个性，还需要从一个人在过去的经历的所有不同环境中的表现去观察他们——在家中、学校、工作、度假、健康、生病的时候等。然而，需要概括的是，诊断手册中使用的短语无法表达可能有助于诊断 ASD 的实际的、明显的行为多样性。以下是三个人的"故事"，他们的行为表现差异很大，但都符合 ASD 诊断标准。

　　曼迪，8 岁，在特殊学校的操场上被动地坐在她喜欢的秋千上。当另一个孩子走近时，她并不看那个孩子，而是从秋千上下来，背对着其他孩子走到操场的一角。她僵硬地摇晃着双脚。有一次，她莫名其妙地发出一声怪叫，并兴奋地拍打着双手。然后，她开始用手敲自己的头。操场上值班的大人走过来，握住曼迪的手，阻止她打自己，然后说："曼迪，你想要荡秋千吗？看，现在有一个秋千空着。"曼迪把手从大人手里抽出来，说着"现在有空了"就转身离开了。但她并没有走向空着的秋千。相反，她迈着笨拙的步子跑开了，撞到了一个更小的孩子，小孩摔倒在地，开始哭泣。曼迪停止了奔跑，双手捂住耳朵，站在一旁看着哭泣的孩子，脸上露出难以理解的痛苦表情。

　　16 岁的达米安正坐在餐桌前，极其认真地在描制新西兰地图。他告诉他的新任家庭教师，他正在学习四门"A-Level"课程，希望能以优异的成绩考上大学，学习地质学。家庭教师回答说，很巧，她自己的儿子已经在大学学习地质学了。达米安并没有接老师的话茬，相反，他问道："你知道新西兰的面积是 26.8 万平方公里，是加利福尼亚州面积的三分之二吗？"达米安的母亲端着一个托盘进来，里面放着餐具、玻璃杯等餐具，要放在桌子上，并让达米安挪一下他杂乱的东西，并在喝茶前喂狗。达米安答应了，磨磨蹭蹭地把铅笔、尺子、画板等小心翼翼地放在抽屉的不同格子里，而他的母亲则在一旁端着托盘等着。然后，达米安把一些食物倒进小狗的碗里，但没有把小狗从花园里叫进来。到了家庭教师离开的时间，达米安的母亲说："送这位女士到门口"，达米恩不情愿地站了起来，跟在家庭教师身后，一直走到前门，立即转身，并没有回应老师的挥手再见。

40多岁的阿奇，有点胖，步态有点不协调，其他方面看起来很普通。他和患有关节炎的老母亲一起在当地超市购物，他们之间是一种相互扶持的关系：他们拥有共同的房子，共同支付账单，老母亲安排阿奇的生活，也安排自己的生活。阿奇帮助做家务，热"即食饭菜"，并协助购物。阿奇的母亲推着手推车，不时停下来靠在手推车上查看购物清单，而阿奇则在一旁等待老妈发出的拿东西的指示。他知道所有东西都在哪里，或者说曾经在哪里；但超市已经改头换面，东西都被挪了位置。这些变化让阿奇很不高兴，他看不懂过道上方的告示，当东西不在原来的位置时，他就会感到困惑和沮丧。当他找不到自己喜欢吃的饼干时，就会站在原来的过道上，强迫性地搓着手，发出痛苦的呜呜声。一位店员问他是否需要帮助，但阿奇已经无法回答，只好推开店员回到妈妈身边。购物最终还是完成了。在接下来的几个星期里，妈妈和阿奇一起在过道上来来回回多次走动，让阿奇来学习新的布局，几个星期后他们才恢复了以前的购物方式——直到圣诞节前，哎，事情又会发生变化。

如上所述，孤独症谱系障碍的定义必然是对孤独症行为主要方面的高度概括性描述。人们曾多次尝试扩展这些描述，以涵盖属于这些描述范围内的各种表现行为。例如，Wing（1996）在"社会交往异常"一语中确定了四种不同的行为亚型，见方框2.6。

方框2.6 Wing描述的四种孤独症相关社交行为

第一种：这个冷漠的群体表现得就像其他人不存在一样。例如，他们可能会无意中撞上一个端着饮料盘进门的人。他们不回应或不愿意接受他人的社交接触。例如，如果把一个"冷漠"的4岁小孩抱起来让他坐在大人的膝盖上，他就会拼命挣脱。一个"冷漠"的成年人，如果别人坐在他旁边的座位上，他可能会起身走开。

第二种：这一被动群体并不完全与他人隔绝。他们接受社交方式，但不会主动与人交往。例如，如果把一个4岁的"被动"的儿童抱起来让他坐在大人的膝盖上，他不会从大人的腿上挣扎下来，而是宁愿面朝前坐，避免目光接触或面对面的交流。"被动"的成人会容忍别人坐到自己身边，但不会主动与人交谈。

第三种：活跃但古怪的群体会与他人进行社交接触，但以一种特殊的片面方式进行。重复发问是这类人的一个特点，他们有进行社交接触的动机，但没有实现这一目的的各种手段。例如，一个"活泼但古怪"的青少年或成年人可能会走近学校或学院的来访者，反复询问"你叫什么名字……你叫什么名字"……一个能力较强的人可能会独白自己的特殊兴趣，不管对方是试图加入或改变话题。

第四种：这一过于正式、呆板的群体是能力很强的青少年或成年人，他们过分礼貌和拘谨。他们极力表现得很好，并通过坚持严格的纪律来应对。

Wing 并不认为她所描述的"冷漠"、"被动"、"积极但古怪"和"呆板"是在识别有些差别的亚群，而是在社会交往异常/缺陷的一系列群体的特点。此外，她还强调，如果有适当的**干预**和支持，个人的行为往往会随着时间的推移而改变。例如"冷漠"的孩子会把头埋在臂弯里以躲避其他人（如上文所述的曼迪），而"被动"的孩子则可能会容忍别人抚摸自己，会拉着老师的手，尽管自己从不主动与人接触。而那些"积极但笨拙"的青少年，即使笨拙地主动与人交流（例如达米安），也可能在一段时间内学会了可接受的社会交往行为的"规则"，并实现了不那么以自我为中心的互动，尽管有些"呆板"。

同样，限制性和重复性行为也可以被描述为一系列的群体，从刻板的动作，通常被称为**刺激行为**（如摇晃、拍手、咬手背）；到专注于摆弄物体或材料（如打开电灯开关或水龙头、让沙子从手指间滑过、捻动非常靠近眼睛的吸管）；再到坚持常规行为（如吃饭、穿衣、走的路线）和保持一成不变（例如，房间里家具的摆放）；重复性言语——特异的或表面上有意义但使用不当的言语；狭窄的兴趣和强烈偏好的谈话话题（如恐龙、铁路时刻表、军事装备）；适应性行为（即有建设性的有用行为），如积累与某一合法研究领域相关的事实知识，或追求某一特定爱好或活动的"单向思维"。

七、小结

DSM-5 中孤独症的概念和诊断标准与 DSM-IV-TR 中的概念和诊断标准相比有了很大的变化，包括以下几个方面：首先，摒弃了广泛性发育障碍亚型的概念，转而将孤独症视为不可分割的相关疾病谱系。其次，孤独症谱系障碍的诊断要求存在两种而非三种主要行为异常，即社会交流和社会交往障碍（SEC），以及局限的兴趣和重复行为（RRB）。第三，RRB 范畴的行为包括对感官刺激的敏感度过高和过低。第四，符合 ASD 两项基本标准的个体可通过两组"决定因素"加以区分：SEC 障碍和 RRB 的严重程度，以及是否存在其他特定因素。最常见的决定因素是学习障碍和语言障碍。其他指标包括各种合并症。最后，一种被称为"社交沟通障碍（SCD）"的病症首次在 DSM-5 中得到认可，并与 ASD 区分开来。

这些变化得到了该领域经验丰富的临床医生的认可，他们在很长一段时间内广泛咨询了其他"利益相关者"，但反响不一。不可避免的是，在 DSM-5 出版后的最初几年里，那些有负面反应的人呼声最高，特别是一些已经确诊为阿斯伯格综合征的人，或者一生致力于与阿斯伯格综合征患者合作和为他们服务的人。还有一些证据表明，DSM-5 的标准可能过于严格，有可能导致一些本应被诊断为 ASD 的人无法通过现有的评估方法被识别出来。为了说明在制定诊断指南时遇到的困难，该指南应具有足够的普遍性，从上到下识别谱系障碍，本章中还用案例的方式描述了三个极其不同的 ASD 个体的案例，他们都有应该被诊断为"ASD"行为。

第 **3** 章　孤独症的共同特征

【摘要】　本章的主要目的是更详细地阐述孤独症谱系人群的共同特征，尽管这些特征的实际表现因人而异、因时而异。次要目的是：①确保能识别诊断为 ASD 的个体可能出现的行为、身体和医学特征的复杂性；②在阐述"障碍"或"异常"的同时也强调优势。

一、概述

第 2 章介绍并讨论了识别 ASD 患者共同特征行为的最新尝试，这些行为可以说是 ASD 的**病理特征**[注1]。虽然 DSM-5 承认了 ASD 这些病理特征行为的严重程度存在差异，以及其他附加条件中也存在有关的差异，但对"什么是孤独症"这一问题给出了一个"基本"答案。在本书第二部分关于孤独症病因"必须要解释什么"的论述中提供一个更全面的全景图非常重要。在第三部分讨论 ASD 人群的实际需求时，准确恰当地识别和应对 ASD 个体需求同样重要。因此，本章将对障碍诊断标准的基本内容进行详细阐述。此外，还将介绍 ASD 患者几乎肯定具有但在 DSM-5 中并未提及的一些其他行为特征。

二、扩展诊断描述

（一）社交、情感和沟通障碍

1. 社会交往障碍

与 ASD 相关的常见的异常社会交往现象在以下子标题中概述：二元互动、三元互动[注2]和涉及心智理论的互动。

（1）二元互动：涉及两个人的互动情况被称为"**二元**"。正常发育的婴儿最早的社会互动都是这种一对一互动。例如在生后前两个月的正常婴儿会对他人微笑做出回应，并会凝视对方的脸，仿佛着了迷。他们还不由自主模仿他人面部动作，如张开嘴或伸出舌头。在前 6 个月内会进行面对面膝上游戏，在模仿对话或躲猫猫等游戏中轮流开始和结束，无意识地将自己的声音和动作与对方的声音和动作同步（Trevarthen 和 Aitken，2001；Sigman，Dijamco 等）。二元社会互动会贯穿人的一生，通常发生在亲密关系中。

前瞻性研究和**回顾性研究**表明，后来被诊断为 ASD 的婴儿在最初几个月与主要照护

注 1：首次出现的粗体或短句可在术语表中找到。
注 2：指婴儿期一对一社会互动的另一个术语是**一级主体间性**，在本章中使用"二元互动"一词。同样"三元互动"次词也比另一个词"**二级主体间性**"更受欢迎。

者进行一对一互动的情况相对正常，但在第一年下半年到第二年末之间的某个时间点上他们会失去这种互动（Zwaigenbaum,Bryyson 和 Garon,2013；Jones,Gliga 等，2014）。这一年龄范围与家长报告的 ASD 发病年龄范围一致（见第 5 章）。虽然有针对性的干预可以改善 ASD 患者的障碍，但他们的二元互动永远不会完全恢复正常。

（2）三元互动：三元互动指的是两个人关注同一件事，"你、我和 X"。在出生后的前 6 个月内，发育正常的婴儿会转过头看别人看的地方，这种反应称为**目光跟随**。

到第一年末他们会回头看看对方在看什么，这表明他们隐约地意识（潜意识）到环境中某些东西可以成为**共有**或**共同注意**的对象——"我看到的你也会看到"，或"我发现有趣、好玩、可怕的东西，你也可能会发现是有趣、好玩、可怕的"，到了第二年的上半年他们开始使用**原始陈述性指向**来吸引别人注意他们感兴趣的东西，例如图 3.1 所示。

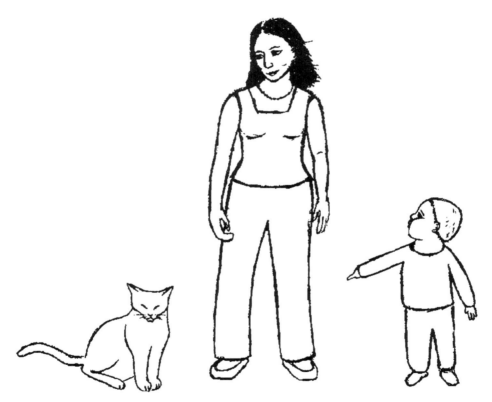

图 3.1　原始陈述性指向和共同注意。

众所周知，所有 ASD 儿童长期以来一致缺乏这些早期的思维分享行为（Curcio，1978；Loveland 和 Landry，1986）。缺乏共同注意行为，特别是缺乏原始陈述性指向是幼儿患有孤独症最可靠的早期迹象之一（见第 11 章）。

（3）涉及心智理论的互动：**心智理论**（ToM)是指有意识地对他人的信念、知识、情感、愿望等进行推理，并据此预测其行为的能力。检验一个人是否具有心智理论公认的方法是

错误信念测试（见方框 3.1）。大多数心智理论发育正常的儿童四岁左右可以通过错误信念测试。

方框 3.1　常用于评估心智理论的错误信念测试示例

　　房间里放着一个带盖子的盒子和一个带盖子的篮子，相隔一小段距离并排放在一起。

　　一个叫 Sally 的娃娃走进来手里拿着一个弹珠。

　　Sally 把弹珠放进篮子里，盖上盖子然后离开。

　　第二个娃娃 Ann 进来走到篮子前，把篮子里的弹珠拿出来并放进盒子里，盖上两个盖子然后离开。

　　Sally 回来了。

　　测试者会问被测试者："Sally 会去哪里找她的弹珠？"

　　要给出正确答案，被测试者必须有意识地（即"明确地"）知道 Sally 有一个错误信念，即弹珠就在她放置弹珠的篮子里，因此她会在篮子里找弹珠。被测试者还必须有足够的语言能力来理解和回答测试问题。

　　在这一年龄段前，**正常（典型）发育**（TD）的儿童已被证明有时具有被称为"隐含的"或"无意识"ToM。在"外显"有意识的 ToM 测试中，测试者会要求儿童对测试问题做出口头或指向性回答（如方框 3.1 所示），而在"隐性 ToM"的测试中，**预期性注视**构成了关键方法（关于此方法的讨论见 Kulke,ReiB 等，2018）。具体来说，被测试者是否会看向篮子，因为他们知道 Sally 会错误地认为她的弹珠仍然在那里？还是会看向盒子，因为他们自己知道弹珠在那里，但 Sally 不知道？

　　众所周知，患有 ASD 的学龄期儿童和成人很难在**显性 ToM 测试**（有意识、有理由）中取得成功（Baron-Cohen,Leslie 和 Frith,1985；Yirmiya,Erel 等，1998）。最近前瞻性观察研究表明，所有诊断为 ASD 的个体都缺乏隐性（自动、无意识）ToM：即使是能够通过努力推理顺利通过显性错误信念测试的高智商成年 ASD 患者（Happe,1994），也无法不由自主地预期性注视他人会错误地寻找隐藏物品的位置（Senju,Southgate 等，2009；Schneider,Slaughter 等，2013）。

　　2. 情绪处理能力障碍

　　要了解 ASD 患者情绪处理能力和障碍有必要明确一些关键的术语和概念。方框 3.2 介绍了这些术语和概念。

方框 3.2 心理学术语

1. 感受：是心理学家用来指代情绪的一个术语。

2. 基本情绪：是指人类普遍存在的情绪：快乐、悲伤、愤怒、恐惧和厌恶（有时也包括惊讶）。

3. 复杂情绪：是指那些基于理解他人如何看待我们的情绪，例如自豪、内疚、尴尬。

4. 情绪传染：又称**传染性/情感共情**，指的是最原始的情绪处理或情感处理方式，包括不由自主地分享他人的基本情绪。情绪传染会产生心跳加快或出汗等生理变化，并可能伴随着不自主的行为，如随着他人的笑声或眼泪而大笑或哭泣。这种传染性是可能在不知道对方在笑或在哭什么的情况下发生的。

5. 认知共情：是一个术语，用来描述对一种体验过情绪的原因或"内容"的直觉认识：知道这种情绪是关于什么的。事实上体验情绪与了解情绪的内容是有区别的，这一点从以下常见的经历中可以得以证明：早上醒来时，有一种沉甸甸的感觉，但一时又不知道这种感觉的原因（例如要参加的考试、前一天收到的坏消息）。

6. 述情障碍：是一种临床症状，其特点是缺乏对自身情绪内容的直观认识，无法识别和描述自己的情绪。

7. 同理心：有时被用来指代人们想要采取行动来回应他人的情绪，例如减轻他们的痛苦或平息他们的愤怒。

8. 共情系统：是 Baron-Cohen（2005）提出的一个术语，指识别他人的情感和想法并以适当的情感做出回应的能力。因此移情系统包括上述定义的情绪传染、认知同理心和同理心。

★ 在日常生活中，"移情"和"同情"经常被宽泛地交替使用。此外，这些术语在其他专业文献中可能有不同的定义。这里给出的定义是孤独症相关文献中最常应用的。

ASD 患者体验基本情绪的能力是完好的：他们会高兴时微笑，悲伤时哭泣，愤怒时怒视和大喊——即使他们发出的实际声音、面部表情和身体动作并不总是很像其他人那样（Yirmiya,Kasari 等，1989）。相比之下，他们体验复杂情绪的能力比如骄傲或尴尬，涉及到"将自己看做他人眼中的自己"，即心智理论会不可避免受损。举例来说，许多正常的青少年和成年人不希望自己在公共场合衣衫不整而让他人难堪。

ASD 患者从他人的面部表情或声音表达中识别基本或复杂情感的能力普遍存在问题（Golan,Sinai-Gavrilov 和 Baron-Cohen，2015；Webb,Neuhaus 和 Faja，2017）。另外，如果一个人可以正确识别他人的面部表情要表达什么，通常被认为是**神经生物学正常**的一种表现（Harm,Martin 和 Wallace，2010）。

研究表明 ASD 个体情绪传染 / 感染性移情并未受损。孤独症儿童不会对他人的情绪视而不见，在一个有很多孤独症儿童的房间里，一个尖叫的孩子会让其他孩子产生亢奋甚至痛苦的表情。另一方面，孤独症儿童认知同理心会受损。例如第 2 章缩略图中描述的其中一名儿童似乎并不理解他撞倒的孩子为什么哭。

ASD 患者经常会出现述情障碍。这也许可以解释为什么 ASD 儿童会问"我去充气城堡的时候喜欢吗？"或"我坐飞机的时候害怕吗？"他们可能记得自己去了充气城堡或坐了飞机，但却无法确定或说出当时的感受。述情障碍"是自我意识受损"的一个方面（见下文）。

ASD 患者的同理心也通常不可避免的受损。因为他们无法理解和感受他人的情绪，所以通常不会有做出适当反应的冲动。高功能的 ASD 患者可能会有意识地分析他人的情感表达，并有意识地做出适当反应——例如看到别人手指流血了，主动去找创可贴。然而这一过程缺乏直觉同情的即时性和亲密感。

ASD 患者的**情绪调节能力**（ER）也会受损，在面对挫折、过度刺激或其他无法调节或控制的情绪压力时，可能会出现过度的情绪反应，包括发脾气和自残行为。

有关 ASD 患者情绪处理能力的更详细论述可以在 Hobson（2014）找到。

3. 沟通障碍

顾名思义，孤独症谱系患者沟通能力总是会存在问题，包括那些能力较强的人。正如第二章所述，社会交往障碍是孤独症的核心，而沟通和社会交往是密不可分的。

重要的是，要认识到，孤独症患者的交流手段和进行交流的规则都会存在障碍。人类的沟通手段包括语言沟通（无论是口语、书面语、手语还是其他方式）和非语言沟通，包括面部表情、身体方向、运动、姿势、声音（包括大笑和哭）。韵律包括音调、节奏等有助于表达含义的声音模式也被认为是一种交流方式（见方框 4.2）。孤独症谱系中有些人的语言有时会出现障碍，但并非全部如此。相比之下，他们对**非语言沟通信号**的理解和运用（较小程度上）基本都存在问题（Peppe，Cleland 等，2011；Watson，Crais 等 2013），韵律也是如此（McCann 和 Peppe，2003）。

使用语言和非语言交流信号进行交流的规则和惯例属于**语用学**范畴（Perkins，2007）。孤独症谱系障碍人群的语用学毫无例外会存在问题（简短回顾见 Kim, Paul 等，2014 年，"语言使用"部分）。方框 3.3 举例说明了 ASD 患者中常见的语用障碍类型。

方框 3.3　ASD 患者的语用性障碍举例

1.　不恰当话题的引入和话题维持：例如在谈话中毫无征兆地引入一个新的话题；即使对方不感兴趣，也重复谈论自己喜欢的话题；不回答对方的问题；重复已经得到回答的问题。

2.　对话缺乏"连贯性"，例如无法确定大家在谈论什么或谈论谁；叙述事件的顺

序互不关联；发表与正在进行的对话无关的言论。

3. 没有考虑到"其他人的感受"：例如明知道那些人已经看过电影，但还在讲述电影故事；与老师而不是同学交谈时，不能改变谈话方式，而是发表一些不得体的个人言论。

4. 糟糕的"交谈共鸣"：如忽视他人的谈话方式；别人与自己交谈时不注意倾听；讲话时不与对方进行目光接触。

5. 重复性：比如使用"最喜欢"的词汇、短语或句子，而不管是否恰当；将谈话转向自己偏爱的话题，并重复自己以前多次表达过的信息和观点。

（1）缄默症：除了 ASD 患者普遍存在的沟通障碍外，有时还会存在一种称为选择性缄默症的沟通障碍，可以与孤独症同时存在。但并不是说选择性缄默症患者一定就是孤独症，有些选择性缄默症患者至少能听懂一些口语，他们可能会在某些环境和某种情况下会说话，但在其他环境和情况下则不会。例如一个孩子可能在家里说话，但在学校不说；或者与成人说话，但与其他儿童不讲话。选择性缄默通常与焦虑和恐惧有关。极少部分的 ASD 患者存在某种形式的缄默症，可能是由于在启动和 / 或协调语言输出所需动作方面存在生理困难，无论使用的是语言、书写、手势还是打字。患有这种**持续性缄默症**的人至少能理解一些口语（可能还有书面语），但只能用非语言方式表达自己。

（二）刻板、重复行为和感知觉异常

1. 刻板、重复行为

刻板重复行为（RRBs）一般分两大类：**重复性感觉 – 运动刻板行为（RSMs）**和"坚持同一性"（IS）。DSM–5 中提到的 RSMs 可能会影响运动（如拍手），物品使用（如排列玩具），或语言（如**模仿语言**）。DSM–5 中未提及的一种重要的 RSM 形式是**自残行为**（SIBs），例如撞头、戳眼、咬手。DSM–5 中确定的 IS 形式涵盖了广泛的行为，所有这些行为是为了有效减少新奇感，提高个体对周围环境和经历的可预测性。

DSM–5 中提到 RRB 往往会随着时间推移而改变，例如拍手或自残行为等 RSM 在 ASD 幼儿中很常见，但在成人中较少见，功能极为低下者除外。同样，模仿语言在幼儿中很常见，但在成人中较少见，除非是那些语言能力很差或没有语言能力的人。年龄较大和能力较强的 ASD 患者更有可能存在针对个人有适应价值的 IS 行为。例如，排列玩具的习惯可能会被诸如总是按同一顺序穿衣服或以完全同样方式摆放家具、餐桌等日常习惯所取代。同样，随着理解能力的提高，模仿语言可能会被特定话题的**套话式语言**和独白（IS 的形式）所取代。因此，重复性依然存在，只是表现方式不同而已。

2. 感觉 – 知觉异常

感觉信息可以理解为来自感官的未加工的原始数据，而知觉则不同，它涉及对感觉数

据的加工和解释，即对数据进行理解。然而，感觉和知觉是紧密联系和相互作用的，包括从知觉到感觉的自上而下的影响，以及从感觉到知觉自下而上的输入，因此目前我们将不再对二者进行区分。关于孤独症患者的第一手资料无一例外地强调了在处理感觉知觉信息方面的异常（见方框3.4）。以下是对各种感觉的观察结果的总结。

方框 3.4　有关高功能孤独症个体感知觉体验的第一手资料

Darren White 说（引自 White 和 White，1987:224）："我很少能听清完整句子，因为我的听力扭曲了它们。有时我刚一开始能听到并听懂一两个单词，但接下来许多单词就会相互融合，我根本无法理解……。有时其他孩子和我说话，我却几乎听不到他们的声音，有时听起来像子弹一样。我觉得自己快要聋了。我还害怕吸尘器、食品搅拌器和榨汁机，因为它们的声音听起来比实际声音大五倍。生活令人恐惧……"

John van Dalen 说："我感知事物的方式与他人不同。例如当我面对一把锤子的时候，我最初根本没意识到那是一把锤子，而只是看到一些毫不相干的部件，我看到的是一块接近立方体的铁块和一根偶然与之相连的木棒。之后我被铁块和木块的巧合性所震撼，从而产生了锤子状构造的统一感知。锤子这个名字不是立即想到的，而是在这个构型经过一段时间充分稳定后才出现的。当我意识到这个被称为锤子的感觉构型可以用来做木工时工具的作用就很明显了。"

Temple Grandin 说："我不能忍受穿羊毛衣服……我不喜欢睡袍，因为双腿相碰的感觉很不舒服。"

Jim Sinclair 说："有时频道会混淆，比如声音会变成颜色。有时我知道有东西从某个地方传过来，但我不知道是什么感觉。"

Donna Williams 说："在我黑暗的橱柜里……明亮的光线和刺眼的色彩、运动和嘈杂声、无法预知的噪音和其他人无法控制的触碰等轰炸全部消失了。在这里，没有最后一根稻草能将我从超负荷状态推入无尽的关闭状态。"

（1）听力：ASD 患者听力障碍的患病率尚不确定，一些研究显示发生率很高，另一些则显示了相反的结果。智力障碍患者无论是否伴随孤独症，其听力损伤情况均高于正常人群，这可能有助于解释 ASD 患者听力受损的不同研究结果。

除了听力障碍的发生率增加（至少在功能低下的 ASD 患者中）外，也会出现某些听力异常，相关报道可见于第一手资料（见方框3.4）。特别是孤独症患者经常出现听觉敏感度增加或者**听觉过敏**。特定的声音可能会成为 ASD 患者对某些地方或状况恐惧感的焦点，例如乘坐地铁或参加燃放烟花的活动。然而严格来说，听觉过敏是否属于听力问题仍值得商榷。同样据报道，ASD 患者在辨别语言和背景噪音方面的困难可能是因为注意力异常，而非听力异常。ASD 患者对声音感知的某些方面可能优于同龄的普通人群，比如常常对音乐音调的感觉有明显优势。

（2）视觉：在 ASD 患者中视敏度下降在视觉障碍中比较常见（Dakin 和 Frith，2005）。与听力一样，视觉和视觉感知也会出现某些异常。特别是**周边视觉**可能会被过度利用。对视觉刺激过度敏感也经常会出现，比如有些 ASD 患者喜欢把电视亮度调低。有几项研究报告了 ASD 患者视觉运动处理能力受损的情况。正如 John van Dalen 在方框 3.4 中描述的那样，视觉细节可能会代替整个物体或场景被感知，从而使感知整个物体变得费力而缓慢。然而对细节的良好感知也存在一些优势，例如 ASD 患者可以注意到熟悉环境中的微小变化，并在某些心理测试中表现优于非孤独症患者。第 9 章将介绍和讨论细节处理相对于整体处理的更多证据。

（3）味觉、嗅觉和触觉：根据家长报告的第一手资料，ASD 患者对味觉、嗅觉和 / 或触觉高度敏感并不少见。一名患有孤独症的女孩说几乎每个人都有口臭。我曾接触过的一个孩子有一个习惯，就是走进陌生人时把脸凑近并去闻他们的气味。

（4）疼痛：另一方面，人们普遍认为 ASD 患者对疼痛的敏感度较低，因此很容易受到伤害，也有学者认为自伤行为是一种愉悦的自我刺激，而非疼痛。但也有报道 ASD 敏感度增加而不是过低的案例。

（5）联觉、混合模式和超负荷：来自各种感官的信息可能会被混淆，例如在联觉的情况下，声音可能会被感知为颜色，或颜色可能会被感知为味道和气味。或者进入的感官刺激可能被体验为无模式的，即个体知道自己在经历某种事情，但不清楚自己经历的感官模态是什么（见方框 3.4 中引用的 Jim Sinclair 的话）。来自不同感官的信息也可能让人感到混乱不堪，甚至不堪重负，正如 Donna Williams 在方框 3.4 中描述的那样。

（6）过度集中注意：Wendy Lawson 是一位高功能 ASD 患者，她认为 ASD 患者有"单向"注意，即在同一时间只能注意有限范围的感觉输入。这一观点与早期研究报告的 ASD 患者过度选择性注意相一致，也与上文提到的一些卓越能力相一致，如对音乐音调和视觉细节的异常敏感。这可能也有助于解释为什么复杂或多种的感官输入会让人感到困惑和不知所措，从而导致 Donna Williams（方框 3.4）提到的"关闭"防御反应，并在许多其他 ASD 患者的亲身经历的描述中得到认可。然而对与 ASD 注意力相关的过程的确切性质的理解却是难以捉摸的。

Baranek,Little 等（2014）和 Robertson 和 Baron-Cohen（2017）对 ASD 患者的感觉知觉处理证据进行了全面的综述。

3. 感觉知觉异常与重复刻板行为之间的联系

DSM-5 将感觉异常纳入 RRBs 范畴，是基于研究表明 ASD 中重复行为和感觉异常是相关的。事实上这种关系在几十年前就已经被注意到并进行了讨论，但直到 21 世纪初才被大多数研究人员 / 理论家所关注。当时 ONeil 和 Jones（1997）对 ASD 感觉异常的综述以及 Gal,Dyke 和 Passmore（2022）等的实证研究使这一关系重新成为人们关注的焦点。

这些研究人员得出结论,经常重复刻板行为(RSMs)的人可能是为了减轻过度刺激——**"感觉抚慰"**，或者为了补偿刺激不足——**"感觉寻求"**。随后的研究证实 RSM 与对感觉刺激过度敏感之间的关系。其他研究也证实了过度敏感和焦虑之间的关系，以及焦虑与坚持同一性（IS）之间的关系。

三、一些其他的共同特征

（一）想象力和创造力：优势与劣势

颇具影响力的"坎伯韦尔研究"（见方框2.4）的数据显示，所有的孤独症谱系儿童都有社交沟通和想象力受损。想象力受损被推测意味着"创造力受损"，最终导致孤独症儿童的行为异常重复且具有局限性。因此，RRB和创造力受损被认为是一枚硬币的两面。尽管人们越来越重视RRB，而不是想象力和创造力的问题，但实际上两者不能截然分开。因此下文将简要介绍一些想象力和创造力受损的例子。

1. 装扮游戏

一般认为，儿童的装扮游戏有两种不同类型。较简单、较早出现的一种装扮是玩真实物体的微缩版（如把小汽车当做汽车在地板上行驶，用玩具梳子给洋娃娃梳头），这种游戏一般称为**功能性扮装游戏 / 假装**。后来出现的更富有想象力的扮装游戏则是把物品当做其他东西来使用（如把棍子当做枪，把扫帚当做骑的马），或表现得好像有什么东西存在或正在发生，当想象中的事物或事件不存在时（如假装用想象中的杯子喝水；假装自己是狮子），这有时被称为**象征性扮装游戏 / 假装**。

对孤独症儿童的早期临床观察表明他们的象征性游戏能力受损，这一观察随后在许多实验研究中得到证实。因此举例来说，正常的发育期儿童拿到一辆玩具车和一个纸板箱或一根火柴棒，家长问"告诉我你能用这些东西做什么"时，他们往往会"把车开进车库"或"把车停在加油泵旁"去"加油"。而患有ASD的儿童更有可能把汽车放到盒子里或把汽车和火柴棒并排放在一起。1994年DSM-Ⅳ出版时象征性游戏障碍已经被列为ASD的一种异常行为。

一般来说，功能性装扮游戏能力与**智力年龄**（MA）相符。此外，Lewis和Boucher（1988年）在他们的假装游戏测试中发现如果要求ASD儿童"把汽车开进车库"，他们会把盒子侧过来，然后把汽车沿着地面移向盒子并开进盒子——就像要求没有ASD的儿童"告诉我你能用这些东西做什么"时自发做的那样。同样如果要求他们"让汽车加油"，ASD儿童则会握住火柴棒放在汽车一端，然后把汽车"停靠"在火柴棒旁边。第9章将再次提到关于RRB章节。

2. 想象力

"**想象力**"最基本的含义是"能够思考或设想不真实或不可能的事物"，已证明ASD儿童想象力是受损的。例如一个著名的**能力测试**要求被测试者改变一副房屋图片的某些细节，使图片变得"不真实"或"不可能"（例如把正门放在二层或展示烟囱从房屋侧面水平延伸）。Scott和Baron-Cohen(1996)及Low,Goddard和Melser（2009）的研究表明，孤独症儿童在这项任务上存在障碍。

3. 创造力

心理学家使用的"**创造力**"一词指的是从头脑中产生无数不同的独创的词语、图画、想法等的能力。创造力通常通过**流畅性测试**来评估。这些测试包括要求一个人闭上眼睛，在规定时间内尽可能多地说出单个单词——这是对**语言流畅性**的测试；或要求他尽可能多地画出不同的东西，这是对**设计流畅性**的测试；或要求他说出一块砖或一根线的尽可能多的用途，这是对**构思流畅性**的测试。在使用上述开放式或无提示的指令时，ASD 患者的创造力会受到影响，但是如果提供以"f"开头的单词或动物名称等提示时，他们的创造力则不会受到影响。同样如果画图画的指令没有强调每个新的画要与之前的截然不同，ASD 儿童和非 ASD 一样可以绘画出分类相关（如不同的车辆或不同水果）或知觉相关（如圆形物体，如人脸、棒棒糖、太阳、球...）的图画。见图 3.2。

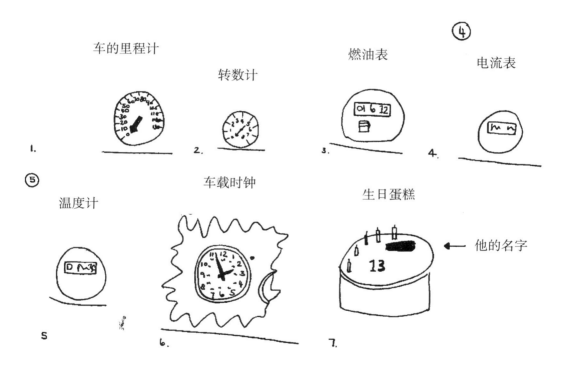

图 3.2 一名患有孤独症的男孩在被要求"画一些与你之前所画的不同的东西"时所画的一系列画作，显示了产生一系列相关图片的倾向。你可以发现，图片的类别和形状都是相关的。

创造力与创新力密切相关，尽管有实验证据表明 ASD 患者创造力受损，但也有一些令人震惊的例子表明他们保留的创造力 / 创新力。例如，Hermelin 及其同事报告了功能较低的孤独症患者可以即兴弹钢琴的能力。Hermann 和 Haser 等（2013）以及 Kasirer 和 Mashal（2014）的研究表明，患有"阿斯伯格综合征"（现称为"高功能 ASD"）的成年人比神经发育正常的同龄人更能说出新颖的比喻。包括将成功的感觉比作"从山顶俯瞰风景"，将悲伤的感觉比作"向来自南美洲的人提供沙拉！"。一位患有高功能孤独症的成年人写的一首诗转载于方框 3.5，一部分是为了展示他们非凡的语言创造能力，同时也因为这首诗本身就非常感人。这首诗也因此被广为人知，并在互联网上被频繁转载。

方框 3.5　　"桥"

　　　　　　作者：Jim Sinclair

我建了一座桥
从无到有，穿过虚无
我想知道桥的另一边有什么。
我建了一座桥
走出迷雾，穿越黑暗
希望桥的另一边会有光明。
我建了一座桥
走出绝望，穿越遗忘
我知道在桥那边会有希望。
我建了一座桥
走出无奈，跨越混乱
我相信在桥那边会有力量。
我建了一座桥
走出地狱，穿越恐怖
这是一座非常好的桥，一座坚固的桥，一座美丽的桥
用我的双手做工具，我的倔强做支撑，
我的信仰做跨度，我的鲜血做铆钉。
我建了一座桥并跨了过去，
但是，在桥的那边并无人等候。

摘自 Cesaroni & Garber (1991)

对缺乏创造力和想象力的概括还必须考虑这样一个事实，即世界上一些最具创造力的名人——包括科学家、音乐家、哲学家和数学家——都具有孤独症相关的行为特征，据推

测部分可能符合 DSM-IV 中"阿斯伯格综合征"的诊断标准。诺贝尔物理学奖获得者保罗·狄拉克就是如此（见方框 3.6）。正如 Lyons 和 Fitzgerald（2013）在一篇关于孤独症患者"特殊天赋和才能"的扩展评论中指出的：对 …… 人们认为的缺乏创造力的一个重大挑战是，一些孤独症患者在创造性和科学领域取得了巨大成就。

方框 3.6 保罗·狄拉克：杰出的物理学家——边缘孤独症患者?

保罗·狄拉克（Paul Dirac，1902-1984 年）因其在量子力学方面的开创性工作而闻名于世，毫无疑问，他是一位超高功能的边缘孤独症患者［参见格雷厄姆·法梅洛（Graham Farmelo）于 2009 年出版的传记《最奇怪的人》，本文中的信息即来自该传记］。法梅洛将狄拉克描述为"爱德华时代的怪才"，他曾在英国剑桥大学学习，后来成为一名学者。在这里，他一心扑在工作上，沉默寡言，同事们都称他为"狄拉克"。他在社交场合使用的语言不仅惜字如金，而且字斟句酌。例如，在他刚刚结束的一次演讲中，一位听众举手说："我不明白黑板右上角的方程式"。会场陷入了长时间令人尴尬的沉默，直到主持人问狄拉克是否想回答这个问题时，狄拉克说"这不是一个问题，而是一个点评"。还有一次，他在介绍自己的妻子时说"我同事的妹妹"，而不是"我的妻子"。

接下来我们将讨论一些在孤独症谱系中普遍存在或仅在极少数、极为特殊的个体中存在的特殊能力的例子。

（二）能力之岛

1.整个谱系中相对保留的能力

能力不均衡是所有孤独症谱系患者的特征。即使是功能非常低下的孤独症患者也有一些"碎片技能"，或岛状才能——即他们所做的事情即使不是完全正常，但比整体功能水平预测要好的多。

在孤独症相关文献中，对成对密切相关的保留能力和受损能力称为**"精细分割"**。精细切割在理论上非常重要，因为可以提供孤独症病因信息：如果技能 A 受损，但与之密切相关的技能 B 却未受损，这就缩小了技能 A 受损的所致的可能性。在接下来的内容中，我们将识别在社会交往、沟通和**认知**领域的精细切割。

（1）保留的社会交往能力（依恋）：依恋是社会交往能力的一个重要方面。在心理学上**"依恋"**指的是两个人之间的情感纽带，尤其是幼儿与其主要照护者之间的依恋。一些研究表明，孤独症幼儿一般都会对主要照护者形成依恋，尽管依恋的表达方式存在一些差异，能力较弱的 ASD 儿童比能力强的 ASD 儿童更缺乏安全感。与神经发育正常的成人相比，ASD 成人更不容易形成安全的依恋关系，仅有少数人形成了这种关系。此外，ASD

成人形成依恋关系的可能性不低于其他精神病成人。通常 ASD 人群至少在儿童时期依恋关系通常是保留的，与他们广泛的社会交往功能障碍形成了鲜明对比。

（2）保留的沟通能力（原始命令）：大多数 ASD 患者（不包括智力严重受损者）都会有意识表达自己的愿望和要求，无论是通过语言还是手势语（指向自己想要的东西），或者通过操纵他人的手指向想要的物体或执行想要的动作（如开门）。指向或以其他方式表达想要的物体或动作被称为原动指向，因为它构成了一种要求。原动性交流或要求交流与陈述性交流不同，目的是分享感兴趣的东西，如图 3.1 所示。

（3）保留的认知能力：包括有学习和语言障碍的大多数 ASD 个体会有保留或相对保留很多的认知能力，下面将对这些保留的能力进行介绍。

与**陈述性（或显性）学习 / 记忆**相比，ASD 个体的**非陈述性（或内隐性）记忆 / 学习**通常不会受到影响，或者受到的影响要小得多。最值得注意的是，隐性程序化学习涵盖了所谓的**系统化**，可能会形成能力的一个相对高峰。机械记忆可能会保留或相对保留，所以一些 ASD 儿童能记住曲调或广告词，但不一定能理解。

方框 3.7　"系统化"和"程序性"记忆（非陈述性记忆）

根据 Baron-Cohen 的定义，"系统化"是指分析和建立基于规则的系统，从而预测"非敏感事件"。"超系统化"倾向于对非个人的主题和活动感兴趣，如机器或技术设备如何工作，物体——无论是建筑物还是家具的构造如何，计算机编程、地图、路线和旅行网络、天气预报，以及从博彩系统到高等数学的各种数字系统。低功能 ASD 患者异常强烈的系统化倾向被认为会导致重复行为和无法应对变化。然而，在高功能 ASD "超系统化"倾向可以被利用来取得学术和专业上的成功，从而在数学、物理和计算机编程等领域取得杰出成就。

除了 Baron-Cohen 及其合作者的定义外，"系统化"并不是一个被心理学家或神经心理学家广泛使用的概念。诸如"模式感知"和"规则提取"等短语更常用于指代"系统化"的功能类型。心理学和神经心理学中的新概念如果被认为具有有效性和实用性，就会受到欢迎并迅速得到应用——（心智化概念的采用速度就说明了这一点）。值得注意的是，"系统化"这一概念并未得到广泛采用，尽管在少数关于神经发育正常人群的性别差异的研究中已得到使用，可能是因为赋予系统化的功能一般都归因于**程序性记忆**的功能（见方框 10.2）。

（4）视觉空间推理和构建能力（有时也称为安装和组装任务）：有些重度学习障碍和 ASD 患者总会保留或相对保留视觉空间推理和构建能力。

（5）"机械阅读"和**超读能力**：是另一种众所周知的峰值能力（尽管部分孤独症患者有诵读困难——见第 4 章）。低功能 ASD 患者超读的典型表现是能够准确读出单个单词但不理解其含义；而高功能 ASD 患者超读能力表现为机械性的阅读能力，这种阅读能力优于理解能力。在 Jones 和 Happe 等的一项研究报告中也报道了超读和超算能力。

2. 罕见、特殊个体的天赋能力

孤独症谱系中一小部分人群的一些能力不仅明显超越他们自己的整体水平，而且明显优于普通人群的能力。这些罕见的个体被称为"天才"，他们特殊的才能被称为"天赋能力"。多数情况下天才能力涉及视觉或音乐感知，以及对所见所闻的精确复制；或涉及估算（数字、大小、重量等）或数字计算。但是偶尔也会有一些不寻常的天赋能力，如方框3.8 中描述的"格瑞丝"。

方框 3.8 格瑞丝——一位有特殊幽默天赋的年轻女性

格瑞丝是我认识的一位年轻女性，她患有孤独症和中度学习障碍，但她却有惊人的语言幽默天赋。幽默通常不被认为是孤独症患者的特征，更不用说基于文字游戏的笑话了，这使得格瑞丝显得尤为与众不同。她的一些笑话示例如下。

双关语

这里的织布厂"若隐若现"（在她带游客参观她居住的村庄，然后走进织布中心时）。

杂碎窗户（当被要求在当地教堂的"访客名单"上登记时）。

谜语

问：蚂蚁的触角叫什么名字？回答：天线。

问：如果一条蟒蛇和另一条蟒蛇争吵会发生什么？回答：蟒蛇大战。

无意识的评论

（在火车上，两位在坐着，而格瑞丝不得不站着，这让她感到不满）她用了这样的描述：有一个男人一边吃着汉堡，一边和一个嘴唇微薄、屁股翘得老高的女孩聊天，天哪，我还以为他会把裤子扣子撑破呢。

摘自 Werth，Perkin 和 Boucher（2001）

---

3. 评论

高功能 ASD 患者保留的能力甚至超常的能力有可能大大超过了行为障碍，这些都是独立生活和谋生能力的基础，有时在某一特殊领域还会取得突出成就。在低功能 ASD 个体中，能力小岛不管是相对保留的能力还是**天赋能力**都为补偿机制提供了可能性，并可能被最大限度发挥，以使 ASD 个体能够成功地完成他们可能难以完成的任务。任何形式的保留能力都会增强个人认同感（这是我能做到的）；有时天才能力可能会被利用（通常由父母或其他家庭成员）来赚钱甚至成名。

（三）运动技能：优势与劣势

运动技能指的是身体运动。运动技能属于涵盖的能力范围很广，不仅涉及神经和肌肉，还包括从**本体感觉**和**运动感觉**意识中产生的内化自我形象或**身体模式**，以及计划、时间组织和控制等复杂的心理过程。精细运动技能比如按键、打字或跳踢踏舞时所涉及的技能，与走路、爬楼梯等粗大运动技能涉及的一系列能力是不同的。对于某些运动技能来说，平衡非常重要；而对于另外一些技能来说，手眼协调非常重要。如按按钮或爬楼梯等无意识的动作，与新颖的有意识的动作如捏泥人或障碍赛跑等所需的能力是有部分不同的。

存在一种或几种运动技能异常可能是 ASD 的普遍现象。Gowen 和 Hamilton（2013）报告了以下常见的障碍和异常：

- 肌肉张力减低，专业上称为**肌张力低下**。
- 粗大运动技能受损或异常，包括平衡能力差、步态笨拙和踮脚步态（脚跟抬起，用脚掌行走）。
- 运动技能协调性差（如跑步接球）。
- 重复性手部动作慢于平均水平（如鼓掌）。
- 动作交替速度较慢，准确性低于正常水平（如交替弯曲和伸展手臂，或快速连续发音 b 和 k）。

除上述情况外（或与之重叠），还有 ASD 个体存在的多种形式的运动协调障碍已被报道，功能低下者发病率（高达 75%）高于功能正常者。运动协调障碍是指在没有肌张力低下情况下出现的自主运动障碍，可能会对四肢、手、口腔等部位造成不同程度的影响。一些肢体运动协调障碍或**失用症**患者可能会在脖子痒时不假思索地搔抓后颈部，但在整理头发时却很难将刷子或梳子接触到后脑勺。同样，一些口腔失用的患者可能能够不假思索地吹灭火柴或舔冰淇淋，但要求模仿别人发出"oo"的声音或在做伸舌头动作时会很费力。肢体障碍可能会导致本章前面提出的笨拙，口腔和手部障碍会导致一些患者语言输出问题（语言或手语）。

ASD 患者的模仿动作能力经常受到质疑，然而，Vanvuchelen,Roeyers 和 De Weerdt（2011 年）在对证据进行回顾后得出结论，普遍存在的模仿障碍并不是 ASD 患者的共同特征，即使出现了模仿障碍，也不是 ASD 患者特有的模仿障碍（即在其他情况下也可能出现）。不过有一种特定的模仿障碍是孤独症患者普遍存在的，也是他们所特有的。因此，一项针对孤独症患者模仿研究的**荟萃分析**表明，虽然 ASD 患者面向物体的动作（如指图片或拿起勺子）一般不会受到影响，但不面对物体的身体动作模仿（如用手指触摸鼻子或做鬼脸）却受到严重影响。涉及物体的与身体关系的动作（如将音乐盒贴近一只耳朵）也会受到影响。Steward,Macintosh 和 Williams（2013）认为这种模仿障碍源于**自我与他人等效映射**的缺陷（你对你的鼻子做了什么，我就必须对我的鼻子做什么；我必须拿着音乐盒贴近我的耳朵，像你把它放在耳朵边一样）。因此，严格来说，任何单一的 ASD 存在的模仿障碍都不应该被视为动作问题，而应被视为与自我意识有关的问题，或许是理解自我和他人之间的等同性问题（见下文）。

尽管孤独症患者普遍存在这样或那样的运动异常，但大多数患者的某些运动功能相对不受影响，偶尔也会出现运动技能的峰值。例如 Wing（1996）报道一些孤独症幼儿，包括一些能力不是太强的幼儿，可能会敏捷地攀爬，具有极好的平衡能力，而且没有明显的恐高症（这对家长和照护者可能是令人恐惧的暗示）。事实上 Kanner（1943）的原始论文中就有关于个别孤独症儿童熟练地旋转物体和"优雅"地攀爬的报道。同一个孤独症儿童的运动能力受损和保留常常共存。例如，Leary 和 Hil（1996）指出，孤独症个体通常在做最简单的动作时都会存在严重困难，但他们可能会突然做出复杂娴熟的动作。同样，Rinehart 和 Bellgrove 等（2006）也报道了即使是诊断了阿斯伯格综合征的参与者，完成要求较低的运动任务的能力也会比要求较高的运动任务的能力要差。

（四）自我意识受损

在最早试图确定孤独症行为的基本特征的尝试中就列出了"对个人身份明显无意识"（Creak，1961——见方框 1.1）。然而，人们对自我概念或自我意识受损的关注在近三十年间逐渐消失，这可能是因为自我意识受损表面上看起来与"孤独症"这一名称暗示的自我为中心和自我沉溺相矛盾。此外，早期研究表明，如果考虑到整体能力，孤独症儿童在镜子中认出自己的年龄和非孤独症儿童相同，这再次被误认为是自我意识完整的证据。

然而，Hobson 和他的同事在 20 世纪 90 年代进行的研究表明，尽管中低功能孤独症儿童能够回答关于自身身体特征、活动和能力的问题，但在回答有关自己作为社会人的问题时却出现了障碍，而作为社会人，了解他人如何看待我们是非常重要的。Hobson 及其同事用"人际自我"受损来解释他们的研究结果。同样是在 20 世纪 90 年代，Powell 和 Jordon（1993）认为，ASD 患者**"自我体验"**缺失，也就是那种为正在发生的事件提供一个个人维度的感觉——"我正在做这件事"或"我当时就在那里"。Frith（2003）在她的"缺失自我"理论中也指出了体验自我的缺失或受损。

越来越多的证据表明，ASD 人群包括能力最强的患者对自身的认识是贫乏的，这些证据来自于上文提到的 ASD 表现，也来自于**自传体记忆**受损报告，以及 ASD 患者自我词汇显著性降低的报告。有关 ASD 患者自我意识及与他人自我意识之间关系的复杂领域深入研究请参阅 Gallagher（2004）和 Uddin（2011）。

四、小结

ASD 的诊断标准对"基本要素"进行了描述，即诊断 ASD 所必需的核心行为（社会交往功能障碍和重复刻板行为）。人们对这些核心行为的各自组成部分、早期表现和后来的轨迹的了解远远超过了诊断手册的描述。

　　在社会交往障碍中，往往首先表现为二元互动障碍，然后是**三元社会互动**的早期形式，如原始陈述性指向和共同注意也受到影响，俗称**"读心能力"**的隐性和显性形式也受到影响。在情绪处理方面，ASD 个人基本情绪的体验和表达不会受到影响，情感或传染性移情也不会受到影响，而复杂情绪的体验和表达以及认知移情和同情则会受到损害。在交流方面，交流方式尤其是口头交流和交流规则语用学都会受到影响。

　　在 RRBs 群体中，重复性感觉运动刻板行为（RSMs）通常出现在年龄较小或能力较弱的 ASD 患者中，而坚持同一性（IS）则更常见于年龄较大和能力较弱的个体。感觉异常包括对声音、味道和气味的敏感性增强，但对疼痛的敏感性降低。知觉异常可能包括联觉和单向注意。有人认为 RSM 可能是对过度刺激或刺激不足的反应。IS 与高度焦虑有关，而高度焦虑又可能是对过敏和过度刺激的反应。

　　ASD 患者的某些其他行为方面几乎肯定会受到普遍影响，从而增加了整个谱系中共同特征的范围和复杂性。特别是想象力和创造力、运动技能和自我意识都会在某些方面或某些情况下受到影响，但在其他方面则不会。除了这些典型的不均衡能力和特征外，还会出现一些能力小岛，有时以"精细切割"形式出现，或表现为在其他方面有严重学习障碍个体却保留了相对未受影响的技能，或极少情况下表现为真正的"天才"能力。

第 **4** 章 孤独症谱系障碍的多样性及其原因

【摘要】 本章的目的首先是使人们理解一个事实，即孤独症谱系障碍彼此间的个体差异明显大于他们的相似之处；其次是要充分认识到存在这些差异的原因。

一、概述

了解《精神障碍诊断与统计手册》第五版（The Diagnostic and Statistical Manual of Mental Disorders 5th，DSM-5）中的决定因素（参见第 2 章）对于理解谱系中不同人群之间的差异至关重要。第一个决定因素是与患者社交功能损害（social communication, SEC）和重复刻板行为（restricted and repetitive behaviors， RRBs）的严重程度相关。在方框 2.1 所示的 DSM-5 标准中，清晰地描述了孤独症谱系中不同严重程度分级的内容。此外，在第 2 章的末尾，我们还提供了一些实际行为的病例，这些实例可能有助于对重度孤独症儿童与轻度孤独症儿童进行诊断。关于严重程度的差异，本章将不再赘述。然而，这些差异对于理解谱系障碍者彼此之间的差异至关重要。即使本章没有进一步讨论，我们也不应忽视这种差异。

DSM-5 中第二个决定因素可能是一组特征，最常见的特征是：

- 学习障碍
- 语言障碍

DSM-5 列出了这些指标，但没有详细描述。因此，本章将介绍这些"主要特征"。

此外，还有许多其他的特征表现。它们可能不表现，或表现的严重程度不同，导致谱系中个体之间出现多样性。这些额外的特征大多属于以下一种或多种类型：

- 与身体疾病共存
- 心理健康问题
- 神经发育状况
- 行为问题

在这些小标题下包含了几个次要特征。

最后，还有一个简短的部分强调了个体差异对孤独症谱系患者的多样性和个性化的重要性。

二、主要特征

在英国，一半以上被诊断为孤独症的患者存在学习障碍和语言障碍。对于患者本人以及照顾者来说，这些障碍可能比交流障碍和刻板行为更具致残性，也更令人担忧。因此，我们首先对这些障碍进行详细描述。在"已知医疗或遗传条件或环境因素"标题下的特征表现对患者及其家庭可能具有重大意义。然而，这些情况多种多样，个别情况也很罕见，我们将在次要特征章节下进行更详细的描述。

（一）学习障碍

学习能力可以用"智力"来分析和描述。尽管当我们说某人"聪明"或"不太聪明"时，我们都能大致理解意思，但对"智力"下定义并明确指出什么使人更"聪明"或更"不聪明"时，却是复杂和有争议的。就目前而言，我们可以参考 Gottfredson（1997）关于智力的定义，即"逻辑推理、制定计划、解决问题、抽象思维、理解复杂思想、快速学习和从经验中学习等能力"。

与这一定义相符的，许多智力测验对晶体智力[注1]（crystallised intelligence）和流体智力[注2]（general/ fluid intelligence）进行了广泛区分。广义认为，**晶体智力**是在后天的生活环境和教育条件下形成，指后天学会的技能、语言文字能力等。因此，**语言能力**经常用来代表晶体智力。而**流体智力**（通常被称为"g"）则是一种以生理为基础的认知功能，如知觉、识别图形、推理能力等，是与生俱来的能力。

最广泛应用的智力测试是韦氏量表，包括韦氏成人智力量表（WAIS）和韦氏儿童智力量表（WISC）。这些量表于 20 世纪中期首次在美国出版，经历了多个版本的修订和改进，以适应不同时期和文化的需要。如方框 4.1 所示，在最新版的儿童智力测试量表中，包含五个认知领域的测验，每个领域由 1 个（在某些情况下用 2 个）子测验来评估。

方框 4.1　韦氏儿童智力量表第五版（The Wechsler Intelligence Test for Children，WISC-V）

语言理解子测验

1. 词汇测试：给图片命名或定义的能力。
2. 相似性测试：对两个事物相似之处的认知能力。

视觉空间子测验

1. 积木组合测试：将一组红白积木方块组合成指定图案的能力。

注 1：首次出现字体加粗的单词或短语可在术语表中找到。
注 2：关于智力的术语和缩略词因不同智力理论而略有差异。本文使用的术语，虽然并非所有研究者们都采纳，但被广泛接受。

流体推理子测验

1. 矩阵推理测试：完成一组抽象图案的能力。
2. 砝码测试：在天平上平衡砝码的能力。

工作记忆子测验

1. 数字跨度测试：按正确顺序或相反顺序复述一串数字的能力。
2. 图片跨度测试（可选）：评估记忆一连串无关图片的能力。

加工速度子测验

1. 编码评估测试：在给定时间内转录数字编码的能力。
2. 符号搜索测试（可选）：在给定时间内从随机分布的目标符号和非目标符号中找出目标符号。

选定的子测验分数用于计算智力五个组成领域的指数，如下所示：

- 言语理解指数（verbal concepts index, VCI）
- 视觉空间指数（visual-spatial index, VSI）
- 流体推理指数（fluid reasoning index, FRI）
- 工作记忆指数（working memory index, WMI）
- 加工速度指数（processing speed index, PSI）

（二）孤独症患者的智力测验概况

韦氏量表多年来一直被用于评估孤独症患者的学习能力。两份早期研究的综述表明，对低功能患者（不包括能力最低的个体，因为该测试不适合他们）来说，非言语智力（Non-verbal Intelligence，NVQ，有时被称为"操作智商"）和言语智力（verbal Intelligence，VQ）之间存在差异，并且非言语智力差异更大（Lincoln 等，1995;Siegel 等，1996）。此外，与总智商在低平均值范围内的群体相比，学习障碍更严重群体的 NVQ>VQ 差异更大。

自这些综述发表以来，越来越多的高功能孤独症谱系患者被诊断出来；受测人群的年龄范围有所增加，出现了更多针对成年人的研究；韦氏测验测试本身也得到了更新。由 Mayes 和 Calhoun(2003) 进行的一项混合年龄、混合能力的研究表明，年龄和综合能力在决定韦氏测验结果的模式方面都很重要。同样，Oliveras 及其同事（2012;另见 Barbeau 等，2013）的研究表明，由于评估"智力"的测试不同，会导致测试结果的显著差异。尽管如此，还是大致可得出以下结论：

- 孤独症患者的智力测试成绩明显参差不齐。然而，与低功能孤独症患者相比，高功能孤独症患者的不平衡模式有所不同。具体来说：

- 低功能 ASD 患者的操作技能通常高于语言能力，尽管这种差异随着年龄的增长而减小。
- 与非语言能力相比，高功能孤独症患者的语言能力更为均衡，但个体差异较大。

大多数低功能 ASD 患者的非语言子测试（在旧版本的 WISC 中被称为"表现"子测试）的得分始终高于语言子测试得分。这一事实表明，一些 ASD 患者比其他人"能力差"的主要原因是晶体智力受损，而流体智力受到的影响较小。事实上，能力较差的 ASD 患者可能在注意细节方面有异于常人的优势，但这通常是以忽视整体作为代价的，如前一章所述。中低功能 ASD 患者的视觉空间推理能力通常在峰值水平，他们在 WISC 该部分子测验（如积木设计和矩阵推理）中的表现也在正常范围内（Dawson 等，2007）。他们在给定时间内的加工速度子测试评估中加工速度能力也在峰值水平（Scheuffgen 等，2000）。视觉空间推理和加工速度的测试表现通常被认为用来评估流体智力。因此，这些发现强化了以下结论：相对而言，低功能孤独症患者的流体智力没有受到影响，但晶体智力（依赖于语言和后天学习）则低于平均水平，有时甚至非常差。

（三）语言障碍

1. 术语

为了清楚地了解 ASD 患者哪些是受损的，哪些是未受损的，必须明确语言的含义，而不是沟通的含义；同时也必须明确语言和语音的区别。在上一章中已经提到了这些区别，方框 4.2 对此作了更全面的解释。

方框 4.2 沟通、语言和语音各自的定义

1. 沟通：是人类和动物都会做的事情。通过沟通来传达、接受和分享情感、思想、信息等，或者只是为了社交活动或打发时间。沟通可以是无意的非言语方式（比如在无聊的谈话中打哈欠），也可以是有意的言语方式（比如找借口逃避无聊的谈话）。
   - 沟通方式：人类的沟通方式包括语言和非语言信号，如语气、面部表情、身体姿势和手势。
   - 语用学：是指使用语言和非语言沟通信号进行交流的规则和惯例。
2. 语言：是人类所拥有的技能。语言包括一系列符号（单词或者信号）以及将符号按照规则有意义地组合起来。语言知识可以存储在大脑中，也可以在字典和语法书中描述。
   - 词汇语义学：指特定语言中单词或符号的含义。
   - 语法：指将单个符号有意义地组合起来的语法规则。

- 构词学：指语言中最基本的有意义成分，包括"语义词素"（例如"和"、"但是"、"或"），以及"语法词素"（如 /–ing/、/un–/、/'s/、/–ed/）。
- 形态句法学：指语素组合的规则和惯例。
- 音韵学：指口语发音系统的知识，包括对单个音位的知识，如 'b'、't'、'th'、'sh'、'ee'、'ah'；还包括音位结构学的知识——将音素组合成有意义的单词和短语的规则和惯例，如（使用上述音素）：bath sheet（浴巾）。

3. 语音：是口语的输出渠道，就像书写是书面语言的输出渠道，手势和动作是手语的主要输出渠道。语音是一种涉及发音的运动活动：它不属于语言系统本身的一部分，但就像听觉（口语的输入系统）一样，都属于语言系统的一部分。然而，任何语音障碍都会表现为语言障碍。因此，语言障碍和语音障碍很难区分开来。

- 韵律：指语音在音高、响度、节奏和韵律方面的声学模式。

沟通障碍是诊断孤独症社会交往障碍的一个关键组成部分，在上一章中已经进行了较详细的讨论。因此，这里将不再进一步讨论沟通障碍，本节的重点首先讨论 ASD 的语音障碍，然后是语言障碍。

2. ASD 患者的语音障碍

大多数高功能 ASD 患者的语音的"临床表现正常"，即不需要转诊给言语和语言治疗师。然而，轻微的发音错误很常见，如 /s/ 轻微不发音或 /r/ 不完全卷舌。此外，大约10% 的高功能患者存在持续的、具有临床意义的语音 / 发音错误。

在低功能 ASD 患者中，**音韵 / 发音**总存在一定程度上的障碍。人们曾一度认为，这种障碍仅反映了智力障碍，可以解释为与心理年龄（mental age, MA）相关。然而，最新研究结果表明，ASD 患者的发音不仅有延迟，而且还存在微妙的偏差。

（四）ASD 患者的语言障碍

本节简要介绍人们对语言和 ASD 语言障碍的了解情况。在 Boucher（2012）、Kim、Paul 等（2014）以及 Naigles 和 Tek（2017）的作品中可以找到完整的描述。

1. 高功能 ASD 患者

在高功能 ASD 青少年和成人中，临床上语言表现基本是正常的，即使在某些情况下语言出现延迟。尽管如此，某些语言异常现象还是很常见的。最值得注意的是，正如阿斯伯格最初指出的那样，处于谱系顶端的患者使用的语言有点愚钝和独特。例如，几年前与我共事的一位能干的人，几乎像抽搐发作一样，在谈话中反复使用"从某种意义上说（in a manner of speaking）"这个短语。这句话在语法表面上是正确的，但经过仔细分析，还是发现了一些异常 (见 2018 年 6 月的《Frontiers in Psychology》特刊)。还有证据表明，ASD 患者语言意义的基础概念网络在内容和组织上存在差异，这可能有助于解释他们为什么在使用单词和短语时具有狭义或特殊的含义，也有助于解释即使是高功能的 ASD 患者在理解习惯用语 （图 4.1 ），以及在理解隐喻或讽刺方面也存在困难。

你说到点子上了

你在故意惹我生气

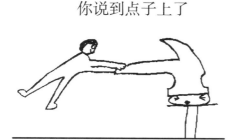
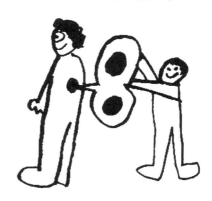

图 4.1　来自 Michael Barton 的《It's Raining Cats and Dogs (外面下着倾盆大雨)》漫画 (Jessica Kingsley Publishers)，经作者和出版商许可。

2. 低功能 ASD 患者

有严重智力障碍的人不可能有意进行交流，更不用说理解他人的语言或手势。但照顾严重语言障碍者（无论是否患有孤独症）的人通常能很好地理解被照顾人的动作和声音，并善于使用非语言信号，如触摸和发声（见方框 4.3 ）。

方框 4.3　卡莉——一位身患多种残疾的年轻女性

我是在访问当地一所特殊学校时遇见的卡莉，当时她已经十几岁了。她有严重的学习障碍和肌张力低下，既不能走路，不能说话，也不能自己吃饭、穿衣或上厕所。她在家里和在寄宿学校里对照顾她的人的反应没有什么不同，除非他们或多或少适当地满足了她的需求。我不知道她是否被正式诊断为孤独症。不过我认为没有，而且再增加一个诊断标签也不会对她的生活质量产生任何影响。

尽管卡莉身患多种残疾，但她性格开朗，对于自己想去的地方、想吃的东西、想喝的饮料以及想获得的娱乐方式，她都有自己的想法。她喜欢别人抚摸她；她会在轮椅上左右摇晃，跟随着音乐低声哼唱。她会通过或多或少的合作，以及发出各

种声音来表达这些喜好，从满足的咕咕声或咯咯笑声，到不满的咆哮声，以及当愤怒或沮丧时发出的尖叫和拍打声。学校的教职员工非常擅长解读这些信号，以此来推断卡莉是否需要上厕所或者调整椅子的位置（他们可以满足这些需求）。但在一些情况下，比如说痛经（他们对此无能为力），他们只能通过抚摸来安抚她，有时一边抚摸一边轻声唱歌，或者他们玩"绕着花园转圈"来分散她的注意力，最后以挠痒痒结束，她很喜欢这样！

3. 中度低功能 ASD 患者

中度低功能 ASD 患者一般都能使用一些有用但有限的语言。这个群体的语言状况千差万别。这可能是因为非语言（流体）智力的差异，也可能是因为听力障碍、癫痫或综合征等疾病的原因，包括其自身独特的语音和语言问题。尽管孤独症患者的语言状况千差万别，但我在其他地方提到的"孤独症特定语言特征"可归纳为以下几个要点[注3]。

- 语言障碍（如果存在）是**多模式**的：换句话说，它影响语言的所有形式，无论是口语、手势、手语、书面语还是其他方式的表达。
- 语言障碍的首要特征是表达含义出现了问题，**即语义障碍**。
- 语法障碍（**形态句法学**和**语法**）在学龄前时期可能与整体发育迟缓相关，但不像语义障碍那样持久和普遍。
- 他们的表达性语言（语言输出）可能优于理解性语言，因为表达性语言倾向于逐字复制重复或死记硬背的语言片段。例如，当下午放学铃声响起时可能会说"该回家了"，或者当喝饮料时说"你想要果汁吗？"，这与经常对患者说的句子相对应。真正富有成效的语言输出并不比理解性语言更好。因此，使用上述例子中的句子的儿童，不太可能自发地说出将这些句子部分内容重新组合的话语，例如："时间"/"要果汁"或"你想要吗"（表达"我想要"）/"回家"。
- 他们的表达性语言也有一些独特的特点。包括年龄较小或能力较弱人群的模仿言语问题；使用特殊单词或短语，或**新词**（捏造词）；以及**指示词/指示性术语**的问题。这些词语的含义取决于说话者以及说话者在空间和时间中的位置，例如"你/我"、"这里/那里"、"现在/那时"。此外，他们使用与情绪有关的词语和代表**心理状态**的词语的频率较低。

注 3：需要注意的是，只有在大规模群体研究中，个体间的多样性被所有个体的共同特征所抵消时，才会出现这种情况。

三、次要特征

（一）共病的身体状况和医疗条件

"共病"是一个医学术语，指的是两种或两种以上可识别的疾病同时出现，但其中一种并不是另一种疾病的组成部分。同时有几种共病存在似乎与孤独症谱系障碍有关，因为它们与孤独症合并发生的频率高于普通人群，同时该频率也比能用正常变异来解释的范围高。但需要注意的是，这并不意味着这些共病同时出现孤独症谱系障碍的发生率会很高。例如，下文将介绍的**结节性硬化症**，在普通人群中发病率为 0.01%，但在孤独症患者中发病率约为 2%。因此，本节中描述的共病中并不都是与 ASD 普遍相关；少部分像智力障碍或语言障碍这样的共病与 ASD 普遍相关；还有一些是罕见的共病。Levy 等 (2010) 报告的一项人口研究结果表明，ASD 患者不伴有其他诊断疾病的情况实际上相对较少。这篇论文还表明，所报道的共病种类非常广泛，下文仅提及了其中的一部分。

前几章已经提到了一些与 ASD 同时发生的身体和疾病状况，这些情况往往无法用偶然性来解释。特别是在第 3 章中提到了的听力障碍、视力障碍、肌张力低下和踮脚走路，它们的发生率高于偶然情况。在第 7 章的"孤独症症候群"中，也提到了其他一些与 ASD 有因果关系的综合征，尽管这些疾病很少见。这些综合征包括结节性硬化症、唐氏综合征、**脆性 X 染色体（FRA-X）综合征、特纳综合征**和**普拉德 - 威利综合征**等。在下文中，我们只概述一些在本书其他部分未提及的一些常见疾病。

1. 癫痫

大约 30% 的孤独症患者合并患有癫痫，癫痫发作通常发生在幼儿期或青春期。癫痫通常与 ASD 患者的智力障碍有关 (Berg 等, 2012)。

2. 自身免疫性疾病

当机体免疫系统把自身正常的细胞和组织成分当作外来入侵者进行攻击时，就会发生免疫应答产生抗体，导致组织的损害和器官功能障碍，发生自身免疫性疾病。相对常见的自身免疫性疾病包括类风湿关节炎、1 型糖尿病、红斑狼疮、多发性硬化症和刺激性 / 炎症性肠病（IBD）。以往的研究有许多关于孤独症患者自身免疫性疾病发病率升高的报道（相关综述见 Krause 等，2002；以及 Ashwood 等，2004）。但最近的研究表明，孤独症患者中只有胃肠道疾病（可能包括炎性肠病）的发病率高于普通人，如下所述。

3. 胃肠道疾病

大便异常[注4]、便秘、腹泻、厌食和过度口渴（医学术语为"**烦渴症**"）是常见的发生于 ASD 患者的疾病，所有这些都可能与消化问题有关。此外，一项针对孤独症患者

注4：我曾参加过一次有关孤独症的会议，在会上，研究领域的专家们向包括孤独症患者家长在内的听众们报告了他们的最新研究成果。会议结束时，组织了一个开放式问答环节，一位家长问"为什么我孩子的大便会浮起来？"，这一问题让那些专家们不知所措。

胃肠道功能紊乱研究的荟萃分析证实，此类紊乱的发生率异常高 (McElhanon 等，2014)。

上述所有病症，以及可能与孤独症同时发生的许多其他病症，都以其独特的身体 (有时是行为) 异常和缺陷为特征，从而增加了 ASD 患者之间的差异。在某些 ASD 患者身上，共病的特征可能占主导地位，以至于掩盖了孤独症的存在，如方框 4.4 中描述的儿童。

方框 4.4　康纳——一个同时患有 Williams 综合征和非典型孤独症的儿童

康纳最初被诊断为患有 Williams 综合征，这是一种罕见的遗传疾病，通常表现为整体智力障碍，同时伴有超强的社交能力和良好的语言表达能力。与唐氏综合征类似，Williams 综合征在婴儿早期很容易被发现，因为它具有独特的面部特征，并且可以通过早期照顾者发现一些医疗健康问题。像唐氏综合征一样，Williams 综合征也可以通过身体检查来诊断。

我第一次见到他时他才八岁，从他的外表和一些健康问题以及明显的智力障碍等方面来看，康纳明显是一个患有 Williams 综合征的孩子。然而，他没有任何语言交流，既不会说话，也不会手语；事实上，他甚至不能用图片进行交流——比如，指着饼干的图片要饼干，或者如果他想出去，就指着自己外套。在患有 Williams 综合征的儿童中，无法掌握语言是非常罕见的。康纳上初中的时候被发现符合 DSM-IV 的 "非典型孤独症" 标准，但这并不意味着他被错误地诊断为 Williams 综合征。相反，这表明他同时患有 Williams 综合征和 ASD 的某些症状。几年前，我最后一次见到 15 岁的康纳时，他终于学会了使用图片沟通。他对父母的感情也一如既往，这可能是他的 ASD 长期以来被掩盖的原因。

感谢康纳的父母允许我们发表这段描述。

（二）共病精神健康问题

不同研究对孤独症患者的共病精神健康障碍患病率的估计各不相同，这取决于确定孤独症患者共病精神健康问题的方法、确定研究对象的标准、研究群体的年龄以及研究对象是高功能还是低功能 ASD。然而，一项对谱系个体（无论年龄和能力）进行的大量研究的荟萃分析毫无疑问地表明，所有主要精神健康障碍亚型的发生率在孤独症患者中都高于普通人群，有些甚至高得惊人。Lai 等的研究结果总结于表 4.1。

表 4.1　与 ASD 共病的精神健康问题（Lai 等，2019）

	焦虑症	睡眠障碍	问题行为[注5]	强迫症	躁郁症	精神分裂症
患有 ASD 人数的百分比（%）	20	13	12	9	5	4
占总人口的百分比（%）	7.3	3.7	8.9	0.7	0.7	0.5

尽管由于研究方法的不同，研究结果可能会有很大差异，但各项研究结果（如下所列的例子）与这一总体结论是完全一致的。

1. 对儿童和青少年的研究

一项研究询问了年龄在 6 ～ 16 岁之间的 ASD 儿童的母亲，其中 54% 的高功能儿童和 42% 低功能儿童被认定为"情绪低落"；79% 的高功能儿童和 67% 低功能儿童被认定为"焦虑"（Mayes 等，2011）。

然而，在一项由临床医生对一群 8 岁 ASD 患儿（包括高功能和低功能儿童）的正式评估研究中，仅有 9.2% 的患者被发现有焦虑和抑郁等情绪相关的症状。4% 的儿童被诊断患有**对立违抗性障碍**（oppositional defiant disorder，ODD），2% 的儿童被诊断患有**强迫症**（obsessive-compulsive disorder，OCD）。包括精神病在内的其他精神健康障碍是罕见的，在所研究的儿童中，发病率均未超过 1%（Levy 等，2010）。

在儿童时代后期，共病性精神健康障碍的患病率增加。据报道，在一项针对 10 ～ 14 岁兼有高功能和低功能 ASD 儿童的临床研究中，70% 的参与者至少有一种共病，41% 有两种或两种以上。最常见的精神疾病诊断是社交焦虑症和对立违抗性障碍，在被研究儿童中分别占 29.2% 和 28.1%（Simonoff 等，2018）。

对 ASD 儿童的一系列强迫症和强迫行为的研究表明，尽管这些类型的行为很常见，但它们与最典型的强迫症有所不同，可能更适合被视为是 RRBs 的形式（Zandt 等，2007；Ruta 等，2010）。如下所述，自残行为有时可能是强迫症的一种表现形式，但并非总是如此。

2. 对成年人的研究

一项临床医生进行的对低功能成人 ASD 患者的评估发现，抑郁和焦虑的比率相对较低（分别为 5% 和 4%），共病精神病的发病率也较低。然而，他们发现低功能 ASD 患者的"问题行为"（挑战性、攻击性或破坏性行为）的比例很高，达到 38%（Melville 等，2008）。下文将详细介绍此类行为。

除问题行为外，低功能 ASD 成人患者出现心理健康问题的比例相对较低，与之相对的是，对高功能 ASD 成人患者的研究始终显示他们有惊人的高比例的心理健康问题。表 4.2 总结了 Hofvander 等（2009）的研究结果。同样，Maddox 和 White（2015）发现，50% 的

注 5：包括行为障碍、冲动、破坏性行为。

高功能 ASD 的年轻成年人符合**社交焦虑症**的诊断标准。Kato 等（2013）的报告称，在自杀未遂入院的患者中，有 7.3% 的人被诊断为 ASD——考虑到 ASD 仅占总人口的 1% 左右，这一比例极高。Richa 和 Fahed 等（2014）回顾了有关 ASD 患者自杀的已知情况。

表 4.2　高功能成人 ASD 患者的心理健康状况（Hofvander 等，2009）

诊断障碍	≥1个人格障碍	情绪障碍	焦虑	强迫症	药物滥用	精神障碍	冲动控制障碍	饮食问题
患有人数	117	122	119	122	122	122	122	119
患病比例（%）	62	53	50	29	16	12	9	5

高功能 ASD 患者焦虑和抑郁的发病率极高，这反映了一个事实，即高功能 ASD 患者有可能更需要应对正常世界的不可预测性和社会需求。高功能成年 ASD 患者可能会意识到，他们在很多方面是"不同的"，这会给他们带来许多困难和挫折。因此，高功能 ASD 患者在自我意识和自我认知方面的优异能力在某些方面是非常有益的，但同时也会给高功能 ASD 患者带来巨大的不快乐。而低功能成年 ASD 患者由于自我意识和自我认知相对迟钝，他们的不快乐可能更少些。方框 4.5 中的例子说明了这种不快乐是多么令人绝望——尤其是在没有确诊的情况下。"A 先生"的病例（见方框 4.5 中的概述）说明了这样一个事实，即一个人如果存在精神疾病和心理健康疾病等共病，会掩盖潜在的 ASD，使鉴别诊断变得困难（Mazzone 等，2012）。

方框 4.5　A 先生——一位有能力的男性，但他患有严重的焦虑、抑郁和 ASD

"A 先生"，44 岁，已婚，专业人士，自杀未遂后被紧急送到美国一家医院的精神科。他自称"极度沮丧"，在接受临床医生询问时，A 先生回答问题的方式"几乎是照本宣科"，说话的节奏几乎没有变化。他几乎没有能力讨论自己和他人的感受，只是实事求是地叙述情绪激动的事件，不恰当地微笑，眼睛盯着对方的嘴而不是眼睛。对 A 先生早年经历的调查显示，他在社交方面一直很笨拙，不善于顾及他人的感受，而且总是墨守成规。在婴儿时期，他对母亲的关爱和溺爱置若罔闻。蹒跚学步时，他喜欢独立或平行但不与其他孩子互动玩耍的游戏，经常专注地玩玩具卡车。在学龄儿童时期，他独来独往，因为"与众不同"而常被其他同学欺负。在上大学期间，A 先生患上了抑郁症和焦虑症，并伴有酗酒和吸毒，最后还企图自杀，但没有成功。最近，由于无法应对反对意见或挫折，他在工作中袭击了一名同事，而他最近自杀未遂的直接导火索是在他无法处理的情况下爆发了类似的暴力行为，导致他被解雇。

随后，A 先生被诊断出患有 ASD，并接受了与其病症相关的各种治疗。A 先生非常感谢医生诊断出了他患有 ASD，他说："至少我知道了为什么我看到或体验到的世界与其他人似乎不同，这对我来说很有帮助。"

——摘自 Spencer 等的文献（2011），感谢作者允许将这一论述纳入其中，同时也感谢 A 先生同意分享这些个人信息。

与已知的孤独症与情感障碍（如抑郁和焦虑）的共病相比，人们对精神障碍与 ASD 同时发生的频率知之甚少。然而，De Giorgi 等（2019）的一项综述得到一个结论，即 ASD 儿童和成人的共病性精神障碍发生率高于普通人群（另见表 4.1 和表 4.2）。

最近，有报道称女性性别认知障碍与孤独症之间存在关联（Glidden 等，2016；Van der Miesen 等，2016），尽管这种关联存在争议（详见 Turban，2018；Warrier 等，2020）。方框 4.6 描述了一个与孤独症倾向相关的性别焦虑症病例。

方框 4.6 艾米丽——快乐的"性别认知障碍"者

我第一次见到艾米丽是在她 5 岁的时候。她是我一个不太熟悉的人的女儿，那个人很担心，因为艾米丽很快就要上学了，但却很少说话（而等待语言治疗的孩子的名单一如既往很长）。在我现在模糊的记忆中，那个年龄的艾米丽是一个非常爱动的孩子，她似乎对疼痛不敏感（多次从沙发上翻下来，还大笑），我使用了各种示好方式也无法吸引她过来看一本图画书！事实上，她明显是个"难对付的孩子"，表现出当时被称为"病态需求回避综合征"的迹象。我判断她的语言理解能力相当不错，她只是大多数时候不选择使用语言。长话短说，艾米丽最终被诊断为"非典型孤独症"，并迅速接受治疗，成功地突破了"语言障碍"。她最初在一所特殊学校接受教育，但在中学阶段又回到了普通学校，并在数学方面取得了优异成绩，后面还攻读了人工智能学位。她在大学时交了男朋友（可以带他去参加聚会）。然而大学毕业后，她搬去和一个女性朋友住在一起，并和她发生了肉体关系。现在她 30 多岁了，她和另一个女性异地恋，生活过得很满足。她们有一个男性朋友，时不时来串门，有时还在一起过夜……如果被要求在问卷上填写性别，艾米丽会写"AFAB"（assigned female at birth），代表"出生时被指定为女性"（她对自己被称为"A fab...."感到非常有趣）。

（三）神经发育问题

1. 紧张症

高达 15% 的年轻 ASD 患者患有紧张症（Kakooza-Mwesige 等， 2008），在 DSM-5 的 ASD 诊断标准中也提到了紧张症（见方框 2.1）。有关 ASD 患者的紧张性抽搐状态的描述和讨论，请参见 Hare 和 Malone（2004）以及 Mazzone、Posterino 等（2014）的文献。

2. 多动、冲动和注意力分散

针对高至低功能的 ASD 儿童群体（Mayes 等，2012）以及 ASD 成人的研究（Mazzone 等，2012）发现，ASD 与**注意力缺陷和多动障碍**（attention deficit and hyperactivity disorder, ADHD）的共病率很高。Lai 等（2019）开展的研究（表 4.1 摘录了其中部分数据）报道，在所有年龄和能力的 ASD 患者中，共病 ADHD 的比例为 28%，而在普通人群的比例为 7.2%。关于 ASD 和 ADHD 之间关系的研究综述和讨论，见 Antshel（2014）。

3. 阅读障碍

ASD 患者阅读理解能力普遍较差，尽管如上一章中"能力之岛"一节所述，有超高比例的 ASD 个体有惊人的阅读能力，但也有很高比例的 ASD 患者机械阅读能力较差，理解能力也比较差（Nation 等，2006; Jones 等，2009）。据 Hofvander 等（2009）的研究报道（表 4.2 摘录了部分数据），高功能成人 ASD 患者中临床诊断为阅读障碍的比例为 14%。虽然这个比例看起来很高，但很可能与普通人群中的阅读障碍比例相当。然而，"阅读障碍"的定义各不相同，因此很难确定其普遍程度。

（四）行为问题

1. 自残行为和其他适应不良行为

自残行为（self-injurious behaviours，SIBs），如撞头、戳眼睛或咬手等，通常发生在学习障碍人群中，但在低功能 ASD 人群中也很常见（Richards 等，2012；另见 Soke 等，2017）。自残行为可能是对缺乏外部刺激和 / 或高痛阈的反应，或者相反，是个体对无法处理的过度刺激的反应。一些 SIBs 可能是由内在原因引起的，比如强迫症。无论原因如何，这些行为始终是一个值得高度关注的问题，尤其是因为它们可能导致瘀伤、出血和感染等继发性问题，从而造成额外的痛苦。**异食癖**或**拔毛癖**等习惯性强迫行为也可能引发健康问题。

2. 挑战性行为

像 SIBs 这样具有**挑战性行为**，可能是对过度刺激的反应，也可能是愤怒或沮丧的表达方式。一些孤独症患者可能会将自己的愤怒或沮丧发泄在他人身上，但这种情况很少见。更常见的挑战性行为包括发脾气、主动拒绝遵守合理的要求或反社会行为，如吐痰或尖叫。我们可能认为这样的行为是**不适应性行为**、"不受欢迎的"或"反社会的"，然而，当这些行为发生在对自己的生活几乎没有或根本无法有效控制的严重智力障碍者身上时，我们应该将这些行为理解为表达和交流行为更为恰当，因为他们几乎或根本没有办法表达自己的欲望和偏好。比如打人，可能表达的是"走开，别来烦我"；随地吐痰可能表达"我很害怕，让我离开这里"。当然，这种行为方式并不是有意为之或自愿做出的，更谈不上是"淘气"或"恶意"的（淘气或恶意行为需要一定程度的洞察力，虽然高功能的孤独症儿童有时会做出明知会伤害或惹恼他人的行为，但这种情况并不常见）。孤独症患者可能出现的许多怪异或不受欢迎的行为，应被视为孤独症患者的反应，他们容易受到压力影响且无能为力，另外对于年幼儿童或低功能 ASD 成年人来说，他们的沟通能力也有限（Jordan 等，1995）。

3. 睡眠障碍

睡眠障碍在 ASD 患者中很常见，尤其是在那些低功能 ASD 患者中（Mannion & Leader, 2014）。他们可能无法在适当的时间入睡，也可能在夜间醒来。对父母和其他亲密照顾者来说，睡眠障碍是非常难以承受的，对家庭造成的问题可能比孤独症孩子的其他方面带来的问题还要多。

四、个体差异

对孤独症患者的一种常见的刻板印象是，他们从不与你的眼睛对视，他们会摇头晃脑或用头撞墙，一般都"疯疯癫癫"的，以至于他们在公共场所难以控制，令人尴尬。另一种刻板印象主要来自电影《雨人》和小说《夜犬奇遇记》中对 ASD 的描述，认为孤独症患者是一个略显古板和古怪的人物，具有一些惊人的（学者）能力（见第 2 章）。现实中也存在符合这两种刻板印象的人。从这一点说明了符合"孤独症谱系"这个总称下的人群范围非常广，也说明了任何一种对 ASD 患者的刻板印象都可能是错误的。

事实上，每个孤独症患者的特点不会遵从任何刻板印象。想象一下，一个房间里坐满了听力障碍或身材矮小的人，由于他们都有听力障碍或生长缺陷，因此他们会有一些共同点。然而，在其他方面，他们却彼此不同：例如他们各自有自己的身体特征，在气质和性格、能力、学历和兴趣、好恶方面各不相同。他们都有各自不同的生活经历。孤独症患者的情况也是如此：他们或多或少有一些特定的缺陷，也有一些明显的能力缺陷，因此他们会有一些共同点。一些 ASD 患者可能有某些共同的特征，而有些患者则没有。例如，语言障碍、与唐氏综合征相关的身体特征或抑郁倾向。但在更重要的方面，ASD 患者都是独一无二的个体。引用 Stephen Shore 博士的话说："当你认识了一个孤独症的人，你只认识了一个孤独症的人"。关于孤独症谱系障碍患者**异质性**的特征和原因，请参阅 Waterhouse（2013）的《重新思考孤独症：变异与复杂性》（Rethinking Autism: Variation and Complexity）一书。

五、小结

DSM-5 中确定的"诊断决定因素"是社交功能障碍（social communication, SEC）和重复刻板行为的严重程度，以及是否存在被称为特定因素的其他问题。这些诊断决定因素是根据 ASD 个体之间的多样性而作出的，所有这些都是 ASD 诊断的依据。

DSM-5 标准中明确描述了严重程度的差异。在所列的具体标准中，半数以上的 ASD 患者存在一定程度的具有临床意义的明显的学习障碍和语言障碍。在这一群体中，最常见的是语言障碍而非语音障碍，同时他们的言语智力或晶体智力水平也低于平均水平。然而，ASD 患者的非语言智力或流体智力受到的影响通常较小，在那些可能被称为"中等功能孤独症"的人中，流体智力可能在正常范围内。ASD 患者的语言障碍通常是模式性的，他们的理解力和语义障碍可能比语音或句法障碍更严重、更持久。ASD 患者的语用学总是存在障碍，因为语用学主要与语言的使用有关，也就是说与交流有关，而不是与语言系统本身有关。

孤独症患者在各种疾病、精神健康、神经发育和行为方面的症状发生率明显高于一般人群。其中一些情况非常普遍，例如焦虑和抑郁，尤其是高功能 ASD 成年人，其他一些常见疾病更有可能发生在低功能 ASD 患者身上，例如癫痫、行为问题或睡眠障碍。ASD 患者的其他一些共病比较少见，但发生率仍然高于一般人群。大多数这些罕见的共病更有可能发生在低功能孤独症患者中，也有可能会出现低功能孤独症同时合并各种遗传综合征。一些孤独症患者在其生活中可能存在多种困难，在考虑其需求时，ASD 有时可能并不是最重要的困难。

尽管孤独症谱系障碍具有复杂性和多样性，但与所有人类群体或亚群体一样，每个 ASD 患者也有其个体差异，这些取决于他们各自的气质和个性、教育机会和生活经历。

第 **5** 章　ASD 流行病学和患者的一生展望：基于事实与数据

【摘要】 本章的主要目的是提供孤独症的一般事实信息，而不是孤独症患者的具体特征。本章的另一个目的是在前几章的基础上增加一个纵向视角，介绍孤独症患者从婴儿到老年一生展望的事实和数据。

一、流行病学

"**流行病学**"[注1]的字面意思是"流行病的研究"，指某种疾病或失调在特定人群中的发生频率和分布情况。我们将首先探讨孤独症的发病频率，然后介绍孤独症病例在不同性别、种族和社会阶层中的分布情况。

（一）ASD 发生频率

发生频率可以用"**发病率**"或"**患病率**"来计算。流行病学家在使用这两个词时含义略有不同。发病率是指在一定时期内报告的某种疾病或紊乱的新病例数。患病率是指特定时间点特定人群中某种疾病或紊乱的病例总数。记住这一区别的简单方法是将发病率视为"事件"或"发生情况"，即新病例；而患病率则指"普遍"或持续的情况。

在计算孤独症的发病率和患病率方面存在一些问题。由于孤独症很少有明确的发病日期，识别和诊断的过程可能需要很长时间，抑或者发生在生命的晚期。因此，计算任何一年甚至五年内"新"病例的发病率都是毫无意义的。因此，"发病率"很少被用来衡量 ASD 的发病频率，在此不再赘述。

计算患病率的主要问题是可能会低估 ASD 患者的"实际"或"真实"人数。造成低估的原因中最显然的就是缺少专科诊断诊所和合格的临床医生，从而漏诊了许多潜在病患，这种漏诊情况在中低收入国家中情况尤其常见。

此外，在诊断设施完善的国家，幼儿孤独症也可能会被忽视（家长可能会以为，"他长大就好了"；"她只是有点害羞"）。成绩优异者的轻度孤独症也可能得不到诊断，除非他的应对行为在成年后崩溃。尤其是能力强的女孩，她们的孤独症症状常常被忽视，这个情况后面会具体讨论。此外，有些人的问题非常复杂，ASD 并非其最严重的致残性问题，他们可能因此从未被正式诊断过 ASD——如上一章方框 4.3 中描述的"卡莉"的情况。尽管对患病率的估计在方法上存在困难，但可以通过对某一年龄段大量未被选中的个体的筛查进行估算。利用这种方法的权威调查表明，目前在发达国家，约有 1.5% 的人口患有孤独症（Christensen 和 Braun 等，2018）。

注 1：首次出现字体加粗的单词或短语可在术语表中找到。

1. 患病率上升还是诊断率提高了？

近几十年来，关于孤独症是否越来越普遍的讨论相当多。事实上，社交媒体和坊间流传着许多关于孤独症的夸张说法，其中之一就是目前孤独症正在"流行"。这完全不符合事实，严格来说没有确凿的证据表明孤独症的发病率正在上升，而孤独症确诊病例的数量近几十年来有所增加却是事实。详情如下：

20 世纪 80 年代以前，所谓"坎纳氏孤独症"也就是"典型孤独症"的患病率一直很稳定，美国与英国的研究表明，大约有 0.05% 的儿童受到影响。80 年代以后，孤独症的患病率开始上升，因为那时候人们认识到孤独症并不一定就意味着学习能力低下、语言障碍等。因此以前因为语言和智力能力正常而未被纳入其中的人，现在开始被诊断出来，并被纳入患病率估计中。

但令人吃惊的是，这种上升是持续的。21 世纪初有三篇权威研究，包括 Baird 及其同事（Baird 和 Charman 等）的论文，得出英国的孤独症患病率为 0.6%。六年后，Baird 及其同事的另一篇论文中得到的估计患病率接近 1%（Baird, Simonoff 等，2006）。十年后，如上所述，美国权威的疾病控制和预防中心估计 ASD 的患病率略低于人口的 1.5%。

关于这些数字背后的原因，人们进行了大量的讨论。有两种可能性：首先最有可能的情况是，患病率实际上并没有改变。相应的，以下几种情况可能导致疾病的诊断率有所上升：

- 电影、电视节目和报刊文章提高了公众对孤独症的认识，减少了孤独症病例未被发现的可能性。
- 社会上更多与健康相关的服务，会鼓励家庭带自己的孩子去看临床医生，或鼓励成人自我转诊。
- 流行病学研究方法的改进，包括更仔细的筛选和确定程序促进了孤独症的确诊。

另一种可能是，孤独症的患病率确实在上升。但要确定这一点得先排除上述因素的可能影响。一些更为细致的研究结果表明，患病率的上升只是表面现象，而非实际情况（Elsabbagh, Divan 等，2012；Hansen, Schendel & Palmer, 2015；另见 Fombonne, 2018 年的批判性讨论）。

（二）ASD 病例的人群分布

1. 性别分布

多年来，人们一直认为孤独症谱系障碍在男性中的发病率高于女性，比例约为 4∶1（Kanner, 1943; Fombonne, 2002）。最近，这一比例估计接近 3∶1（Loomes, Hull & Mandy, 2017）。然而这是整个谱系的平均值，事实上在高功能孤独症患者中，男性人数大大超过了女性，但在低功能孤独症患者群体中，男性比例却远远低于女性（Wing, 1981c）。

造成这些差异的原因尚不十分清楚。不过，越来越多的人认为，可能有许多尤其是能力较强的女孩和妇女目前尚未得到诊断，其需求也未得到满足（Gould & Ashton-Smith，2011；Green、Travers 等，2019）。高功能孤独症女孩和妇女无法被诊断的原因，可能是其孤独症样行为比男性要更轻微些，也可能是她们更能代偿或"伪装"孤独症相关行为。

2. 地域和种族差异

目前还没有足够的证据来明确孤独症病例的分布是否存在地域差异。这主要是因为非西方国家的大规模患病率研究至今还较少。不过情况正在变化。例如最近至少发表了两篇关于印度患病率的权威论文（Raina, Kashyap 等，2015；Rudra, Belmonte 等，2017）；另见 Sun, Allison 等（2013）报告的对中国大陆、香港地区和台湾地区**患病率**估计的荟萃分析。然而即使有相关的估计值，由于多种方法上的原因，**流行率**之间的比较是否有意义，可能仍然存在问题。

关于种族差异，过去的数据很大比例来自对移民家庭的研究。据报道，这些家庭的**患病率**近年有所上升（如 Barnevik-Olsson, Gillberg & Fernell, 2010; Keen, Reid & Arnone, 2010）。然而这些证据很难说明问题，一方面是因为研究的群体往往很小，易产生统计误差；另一方面是因为移民群体不一定代表其原来的种族群体；他们还受到一些特殊的环境压力的影响。在一项关于西澳大利亚州三个种族群体孤独症发病率的研究中，尽管在很大程度上克服了方法上的问题，且报告了群体中一些与种族有关的差异（Fairthorne 和 de Klerk 等，2017），不过作者也承认，**流行率**的差异可能不仅仅是由于种族原因造成的。

3. 社会阶层差异

人们曾经普遍认为，与社会经济地位较低的家庭相比，社会经济地位中等或较高的家庭的孩子更容易患上孤独症。然而这只是人们的**偏见**。孤独症在**社会经济地位**较高的家庭中更为常见，并不是因为病症本身而产生的。二十世纪五六十年代，当时孤独症尚未得到普遍认可，专业诊断服务既稀少又昂贵（Fombonne, 1999），富裕的家庭比不富裕的家庭更有可能为其子女获得诊断。即使在发达国家，孩子诊断孤独症在一定程度上仍与父母的社会阶层有关（Durkin, Maenner 等，2010）。最近在中等或低收入国家进行的研究也证实了服务的可及性（和可负担性）与接受 ASD 诊断的个人的社会阶层之间的联系（见 Adak & Halder 的综述，2017）。总之，社会经济地位与孤独症发病率之间的任何联系都不太可能存在，即使有也未经证实。

二、患者的一生展望

（一）发病年龄

1. 先天性孤独症

Zwaigenbaum，Bryson 和 Garon（2013）对先天性孤独症的发病年龄和模式进行了全面**回顾性研究**，得出的结论认为，患儿在出生后的头 12 ~ 30 个月内，孤独症样行为就会随着年龄增长而接连出现。

在综述中，Zwaigenbaum 等主要利用家庭录像进行回顾性研究和对"高危"婴儿从出生开始进行**前瞻性研究**，从中得出结论。家庭录像显示，后来被诊断为孤独症的儿童与发育正常的 1 岁儿童相比，大多数（但不是全部）孤独症儿童在 1 岁结束时都不太可能对父母叫自己的名字做出反应，也不太可能看别人的脸或用眼神跟随别人的视线或指向。他们也不喜欢社交接触。到 18 个月时，他们可能会明显不爱玩耍，对其他人也持续缺乏兴趣，包括缺乏共同注意行为，如用手指指向其描述的事物等（如图 3.1 所示）。开始说话的时间可能会延迟。因此，一般可在患儿 2 ~ 3 岁之间甚至更早就可以观察到 ASD 的诊断特征。

在后来的一篇综述中，Ozonoff 和 Losif（2019）证实了先天性孤独症的早期发病这一核心结论。不过他们也指出，孩子 1 ~ 2 岁间关键社交和沟通行为的减少也会与孤独症的发病有关。总之对这些孩子来说，"退步是必然的，而不是什么意外"。值得注意的是，有一些所谓"退步"可能是由于发展停滞，而不是丧失了早期表现出来的社会交流或游戏能力，尽管这种情况可能会发生。

这种正常发育的衰退或停滞，至少部分被证实是由遗传因素造成的（Tammimies, 2019；Tamouza, Fernell 等，2020）；此外，胃肠道疾病也是常见原因（Finegold, Downes & Summanen, 2012； Prosperi, Guiducci, 2019）。坊间流传说孩子会由于幼年生活发生重大变化而导致孤独症，如兄弟姐妹的出生、父母生病或死亡，或接种疫苗（常见的错误说法——见方框 7.4）等等，以上的说法显然与证据不符。

关于孤独症的成因，本书的第二部分将进行专门探讨。事实上，ASD 的典型行为在生命的早期（最多也就是一两年正常发育后）就会开始表现出来，从这一角度出发，对理解 ASD 的病因很有帮助。

2. "伪"或"准"孤独症

在极少数情况下，学龄儿童或成年人可能会在**脑炎**等疾病后导致大脑某些区域受损，从而出现一些与孤独症相关的行为（Gillberg, 1986; Ghaziuddin, Al–Khouri &Ghaziuddin, 2002; Umeda, Mimura & Kato, 2010）。这类患者有时被称为"后天孤独症"患者。然而，由于这些病例中类似孤独症的行为通常是部分的或非典型性的，而且很多会在一段时间后消退，因此使用"**伪孤独症**（或**准孤独症**）"这一描述可能更为恰当。此外，有些患者在婴儿时期有过严重物质匮乏的经历，从而表现出部分、非典型或短暂的与孤独症相关的行为，我们也称之为假性孤独症（见第 7 章）。

（二）发展轨迹：持续性与变化

发展轨迹是指一个人在其一生中发展和变化的方式。每个人的发展轨迹都是独一无二的，尤其是孤独症患者，其原因已在第 4 章中作了概述。因此，在对孤独症患者进行概括时，必须认识到他们作为个体的独特性。有鉴于此，下文将对孤独症患者一生发展和变化的一些常见模式进行归纳。

1. 持续性

在某些重要方面，人是不会有明显改变的（稳定特征），对于孤独症患者来说一样如此。一个人的身体构造、个性或智力潜能等持续或不变的特征非常重要，因为它们在一定程度上决定了一个人的发展方式。下面将讨论一些对孤独症患者的发展尤为重要的稳定特征。

首先，在 ASD 案例中，所谓"诊断稳定性"的证据非常多（Bieleninik, Posserud 等，2017；Mason, Capp 等，2021）。也就是说，在某一年龄被权威机构诊断为孤独症的人，如果在以后的年龄再次接受评估，要么完全符合孤独症的标准，要么经过早期和强化的**行为干预**，已达到所谓的"最佳结果"，即他们只有残余的与孤独症有关的行为痕迹，就像第 2 章中的"马特"的情况一样（方框 2.3）。事实上，关于孤独症最有害的神话之一就是，孤独症可以被明确"治愈"。网络或博客上有许多关于孤独症奇迹疗法的说法，但都没有科学依据。正如 Ozonoff（2013：113-114）所指出的："……'康复'一词更多地被用来营销治疗方法，而不是描述科学发现"。如方框 5.1 所述，"奇迹疗法"的说法可能会对孤独症家庭造成巨大而恶劣的影响。

方框 5.1　"治愈"假象的代价

克莱尔是一位单亲母亲，她的儿子詹姆斯患有孤独症和轻度学习障碍。母子俩住在克莱尔祖母留给她的房子里，克莱尔为詹姆斯的幸福和成长倾注了毕生精力。然而，尽管她努力让詹姆斯"更像其他孩子"，他还是在小学受到了欺负，并开始拒绝早起上学。如果克莱尔设法把孩子带到学校门口，他就会紧紧抓住栏杆尖叫着拒绝。

正在克莱尔绝望之时，她读到了一篇杂志的文章，里面介绍有一所可以"治愈"孤独症的美国学校。冲动之下她联系了该校，他们给她寄来了宣传资料，里面有"往届学生家长"的热情推荐，他们的儿女入学后，"生活发生了翻天覆地的变化"。为了让詹姆斯进入这所学校学习，克莱尔卖掉了自己的房子，以支付她和詹姆斯搬到美国的费用。一年后，因为美国那所学校对孩子的治疗基本无效，她带着詹姆斯又回到了英国。虽然詹姆斯仍然患有孤独症，但在她眼里，他还是个可爱的儿子。克莱尔和詹姆斯现在住在租来的公寓里，詹姆斯在当地的特殊学校上学，他在那里过得很开心。克莱尔也很快乐，尽管她对卖掉房子来支付那笔不菲的"治疗费"感到非常后悔。

除了诊断的稳定性，ASD 患者的智力和语言潜能从幼儿期、青春期到成年期都保持相当稳定，并在很大程度上决定了每个人的人生前景（Howlin, Savage 等，2014；Howlin & Magiati, 2017）。因此，智商高、语言表达能力强的孤独症儿童在 5 岁时很可能在学校表现良好，进而接受高等教育、找到工作并独立生活。相比之下，5 岁时智商低于平均水平且语言能力有限的孤独症儿童很可能需要接受特殊教育，并在成年后在受保护的环境中生

活和工作（如果有的话）。

2. 随着时间的推移而发生的积极变化

（1）孤独症行为程度的减轻：孤独症无法治愈，限制了患者日后正常发展和正常生活的可能，这对于孩子刚被诊断出患有孤独症的家长来说，无疑是个坏消息。与此相对的好消息是，在个体成熟和外部干预的共同作用下，大多数 ASD 个体在青春期和成年期表现出的孤独症症状预计会比首次诊断时更少或更轻（Giserman-Kiss & Carter，2019）。据我所知，目前仅有一份报告显示婴儿期孤独症相关行为会自发消失（Shulman 和 D' Agostino 等，2019）。然而，即使是这样一份报告也令人鼓舞，因为它表明这种变化尽管少，但可以而且确实会发生。

具体地说，除了那些能力最差的无言语的 ASD 患者外，大多数存在社会交往障碍（SEC）患者的"指令性"的肢体语言表达（如拉着别人的手放在果汁盒上要饮料）会减少。他们的同理心，例如适当安慰他人，一般也会增加，主动社交行为和分享快乐的能力（如与另一个孩子打闹翻滚）也会增加。根据 Wing 等对孤独症相关社交行为的分类（见方框 2.6），原本"冷漠"的儿童可能会逐渐"被动"接受与他人的身体接触或互动；而原本"被动"的儿童可能会开始主动进行社交接触，尽管可能是不恰当的；原本"活跃但古怪"的儿童（如果是高功能儿童）可能会学习社交和谈话的规则和习惯，并进行相当好的互动，尽管是以正式和有点"呆板"的方式进行。

除了功能极差的 ASD 个体外，ASD 患者的重复行为和刻板行为也会随着年龄的增长而减少和改变。例如 ASD 幼儿的运动刻板行为（"刺激"）通常比较突出，而年长 ASD 儿童则一般不那么突出，他们可能会发展出更"正常"的重复行为，如总是按照同样的顺序穿衣服或重复提问。反过来，他们可能会有自己喜欢的活动或兴趣，如玩电脑游戏或听音乐。对于某些人来说，如果喜欢的活动或兴趣可以与他人分享并成为友谊的基础，或者可以在成年后从事某种有意义的职业或工作，那么它就可能成为一种能力资源。"艾米丽"（方框 4.6 中的年轻女性）在青少年时期会反复观看某些动画片，尤其是在疲倦或压力过大的时候。离开学校后，她获得了电脑动画学位，现在一家电脑游戏公司工作。

（2）挑衅性（或攻击性）行为的减少：挑衅性行为会对 ASD 患者自身、他人或环境造成潜在伤害或不适。随着年龄的增长，因为 ASD 患儿能更好地表达自己的愿望和需要、技能的提高，以及逐渐已适应"自助"，这些都有助于减少依赖性和挫折感，从而使这些问题会逐渐减少。然而需要注意的是，在能力非常弱的个体中，尤其是那些合并有癫痫和自伤行为的 ASD 个体，挑衅性行为很少减轻（Magiati Tay & Howlin，2014）。

3. 有时会出现的退行性变化

青春期是孤独症儿童成长的危险期（Picci & Scherf，2015）。这种退行性变化可能是短暂的，但在某些情况下则标志着发育的倒退，并会一直持续到成年（Steinhausen, Mohr Jensen & Lauritsen, 2016）。Périsse 和 Amiet 等（2010）对 ASD 青春期行为严重退化的原因进行了分析，风险因素包括低智商、合并癫痫、抑郁以及家庭支持和照顾不力。

ASD 患儿在成长过程中还会遇到一些其他风险，其中有些与新奇事物和 / 或失去原有的结构化的熟悉环境有关。例如，从一所学校到另一所学校的过渡，或从学校到大学的过渡，或从父母家到独立或寄宿环境的过渡，都可能导致行为退化。失去父母或其他**依恋对象**或类似的创伤性生活事件也可能导致行为退化。不过，这种退行性变化通常是暂时的，可以通过精心管理将其降到最低（Sterling-Turner & Jordan, 2007; Faherty, 2008）。

周期性变化也会导致行为的明显异常，最常见的是女性的月经周期。例如，Steward 和 Crane 等（2018）报告称，患有孤独症的女性会经历"孤独症相关的周期性挑战，包括感官异常以及更难以调节的情绪和行为，这对她们的生活产生了重大的负面影响"。季节变化或特殊天气也会影响某些 ASD 患者，原因不明。我曾经与一个十几岁的男孩共事，他在冬天的几个月里经常感到痛苦和难受，但他在一年中的其他时间都很配合。教师们报告说，孤独症儿童在大风天气里容易"兴奋"，但一般儿童可能也是如此。

（三）成人孤独症的调查结果

发育正常的儿童的父母通常希望他们的孩子在学校表现相当出色；从中学升入大学或接受其他培训，或者直接参加工作；也许会去旅行、游玩、换几次工作；在与长期伴侣安家之前尝试一段时间的恋爱关系，在事业上取得进展，并最终退休，健康地安享晚年。根据这些成功的标准，孤独症患者作为一个群体的表现并不理想。Howlin 和 Magiati（2017）通过研究综述得出结论，尽管 ASD 个体差异很大，但"在工作、人际关系、独立生活和心理健康方面，孤独症患者群体的总体结果要比同龄人差很多"。Farley 和 McMahon 等（2009）研究表明，在一组认知能力正常的孤独症患者中，只有一半人的结果被评为"非常好"或"好"。

下文将简要介绍 ASD 患者成年后在一些关键领域的表现。在本书的第三部分中，我们将就这些主题对许多实际问题做更多的阐述。

1. 中学后教育

高功能的孤独症患者可能在中学表现良好，并到高校继续攻读学位。不过这个数据可能并不是特别具有代表性。比如 Wei 和 Yu 等（2013 年）报告称，相对于其他残疾学生而言，患有孤独症的学生在美国高校中的诊断率是偏低的。此外 Wei 等的调查仅限于就读所谓"STEM"（科学、技术、工程和数学）课程的学生，因为 STEM 课程可能会对高功能的 ASD 青少年更有吸引力。参加高校学位课程的孤独症学生可能会因为各种原因而难以完成他们的课程，包括社交困难以及在一个相对自由的环境中难以自我管理等等（White, Ollendick & Bray, 2011）——见方框 5.2。然而，也有一些学生获得了学位，学业成绩最好的学生甚至可能在年级组中名列前茅。

方框 5.2　杰德——数学天才，大学辍学者

　　杰德在会走路之前就可以有意识地数数了，他的祖母一边给他唱歌，一边用手

指数到 10，教他认识数字。蹒跚学步时，杰德就能完成为 10 岁儿童设计的拼图游戏；等升入小学时，他已经能解开初高中的数学题了。不用说，杰德在学校成绩很好，不仅数学成绩优秀，物理和化学也很出色。不过他也是个不受欢迎的人，大家都叫他"怪人"。部分原因是他的能力出众，但也因为他不爱参加俱乐部活动，偶尔还会受刺激。当地中学让杰德连跳数级，这样他 15 岁时就从中学进入一所著名大学攻读数学。这所大学有一个出色的咨询服务机构，为患有"阿斯伯格综合征"（当时称为高功能孤独症）的学生提供实际支持。学校为杰德指派了一个学数学的二年级"学伴"，帮助他熟悉了解周围环境。然而，杰德离开家后在一个新奇而自由的环境中，面对相对无序的时间安排，最终还是应付不过来。他把自己隔离在宿舍区的房间里，只有去自动售货机购买饮料和零食的时候才会出来。他的二年级同学通知了学校的心理咨询服务处，老师建议杰德在家中在线上课，这样杰德来到大学的几天后又回到了家里。随后，他通过在线课程获得了数学一等学位，目前在家担任自由网页设计师。

中等功能的孤独症患者在中学后也经常在那些能提供学习支持的学院继续学习。这种中学教育的延伸在发展职业和生活技能方面，对患者很有价值，同时也可以为 ASD 患者从在校学生到成人身份的过渡提供缓冲（Taylor & Seltzer, 2011）。能力最差的 ASD 患者可能会一直在学校学习到青少年晚期，并且不再接受进一步的正规教育，尽管他们可能会在支持性环境中接受培训，以提高自我护理和日常生活技能。

2. 就业

同样，少数在学习成绩方面表现出色的高功能 ASD 患者也可能找到一份能发挥其能力和教育水平的有偿工作，他们通常从事与计算机、工程、会计或学术研究有关的职业。然而，由于他们笨拙的社交能力或其他与孤独症有关的行为，想要就业或保住工作可能并不容易。孤独症患者能否成功就业和维持就业，还取决于文化因素，如各工作机构所能提供的支持力度。事实上孤独症患者一旦工作，往往都是特别认真和可靠的员工。

少数功能中等的成年孤独症患者也能在正常环境中找到有偿工作，通常是一些常规化的事务，需要的社交互动相对较少，如园丁、厨房助理、流水线工人或超市手推车收集员等。在这种情况下，进入工作岗位也需要得到工作单位的支持。在某些情况下，这种支持可能会长期保持下去（Gerhardt、Cicero & Mayville, 2014）。其他一些中低功能者则从事志愿者工作，例如在慈善商店工作；或者在当地孤独症支持团体开展的定向服务中赚取零用钱，例如种植和销售园艺产品等。

对于能力最差的 ASD 患者来说，由于需要持续的支持，他们很少能获得任何形式的稳定就业或职业（Shattuck，Narendorf 等）。不过也不是没有可能，如方框 5.3 里的南希就是一个例子。关于 ASD 患者在不同国家的就业挑战和择业策略，请分别参见 Hendricks

（2010）在美国和 Hedley, Uljareviić 等（2017）在澳大利亚的研究。

方框 5.3　南希——患有严重孤独症的妇女从事工作的成功案例

南希 40 岁出头，患有严重的孤独症。她不会说话，曾有一系列挑衅性行为，包括踢人、咬人、尖叫、发脾气、逃跑、自残、偏食等。尽管有这些巨大的障碍，她还是在全职工作教练／行为支持专家的帮助下，全职工作了 21 年以上。而这些支持专家的费用都是她用自己的收入支付的。她曾两度荣获全国性奖项，包括美国辅助就业协会（APSE）颁发的"杰出个人成就奖"和美国孤独症协会（ASA）颁发的"杰出孤独症患者奖"。

南希在高中时就开始参加工作体验，包括在图书馆收集书籍并重新上架，在当地一所大学的教育学院大楼投递办公室间邮件。之后，她无缝过渡到当地县政府的工作，先是递送办公室之间的预约信息，后来是递送办公室之间和办公室内部的邮件及收发。她的工作习惯一直很好，因为她喜欢走动的工作，而且任务也常常不一样。但由于她的冲动控制能力较差，加上工作职责周期性变动，所以她仍然需要工作指导员的帮助。她的就业指导费、住宿费以及她的汽车交通费用等的剩余部分，由综合医疗补助豁免计划支付。南希在工作中广受好评，这一点从她出色的工作表现评语中可见一斑，也在社区中深受同事和同龄人的喜爱。总之，南希的社区融合生活质量还是很高的，她的父母曾在美国 32 个州和加拿大做过介绍和展示（Henn & Henn, 2005）。

在此感谢 Joe Henn 和 Marilyn Henn 允许本文发表他们女儿的案例。

---

3. 生活安排

相当一部分成年孤独症患者继续与父母生活在一起（Anderson, Shattuck 等，2014）。在那些不再与父母同住的孤独症患者中，少数能力较强并找到全薪工作的患者一般会在自己家中独立生活。而那些独立生活能力较差，但又无法与父母居住在一起的人，首选方案是申请**辅助生活**安排，这样他们无论是作为租户还是业主，无论是独自一人还是与他人一起，也无论是需要 24 小时支持还是仅需要每周探访，都能够在自己家中生活（引自英国国家孤独症协会网站）。至少在英国，为大批孤独症成人提供 24 小时现场支持的住宅目前还很少见。不过，对于那些需求最复杂的孤独症成人，当地的支持团体或慈善或商业机构可以提供满足小群体需求的寄宿式护理院（见方框 13.6），但后者不时传出虐待事件发生，这突出表明有必要对这类生活安排进行监管和监督。

4. 人际关系

（1）友谊：许多患有孤独症的人随着年龄的增长，开始喜欢交同龄朋友。然而，据报道，在整个特殊群体中，只有不到 1/4 的成年人的友谊是由他们自发建立的，大部分 ASD 患者处于"**友谊援助**"的状态（Orsmond, Krauss & Seltzer, 2004）。所建立的友谊的性质和质量也有一定的局限性，通常是基于共同的兴趣或爱好，而不是基于个人的亲密关系。有时，他们也会与其他福利机构的残疾人建立友谊，相互支持。方框 5.4 介绍了一段持续多年的友谊。

方框 5.4 戴维和萨姆——相互支持的友谊

戴维现在 40 多岁，在过去几年间，他住在自己的公寓里，有一份大学图书馆的工作。工作内容是应读者要求，从地下室的储藏室取拿旧书或文件。虽然表面上大卫是一个外向的人，但他自我封闭，很难与人交往。他喜欢墨守成规，有强迫症，经常焦虑不安，说话时也是如此。虽然他知道自己有时会被说成是孤独症患者，但他从未被诊断出患有孤独症；现在也不知道诊断结果会对他的生活产生积极还是消极的影响（可能只是多了一件需要担心的事）。

戴维有一个认识多年的朋友萨姆，萨姆有精神分裂症，但控制得很好，住在当地。他们一般每周见面两次，一次在家里，一次在当地的咖啡馆喝酒、吃点心。偶尔他们会一起吃顿饭，或者出去玩一天。戴维的实践能力使他能够组织这些旅行，并确保朋友的健康（例如提醒他服药）。同样，这位患有精神分裂症的萨姆在社交方面对戴维的强迫行为和焦虑并不苛求，也能和颜悦色地容忍他。他们相互理解，了解对方的怪癖，就像朋友一样。

（2）长期伴侣关系：有 ASD 的成年人很少会建立正式的生活伴侣关系。然而，如果认为患有 ASD 的成年人，尤其是那些功能较高的人，不想建立亲密的长期关系，那就大错特错了。事实上，有相当一部分高功能的 ASD 者会积极寻求这种伴侣关系（**二元关系**或其他关系），而且现在有很多以"如何......"为书名的孤独症患者相关书籍和文学作品（见 Jessica Kinsley 的出版清单）。尽管 ASD 患者对找到长期关系的渴望很强烈，但这种关系往往是脆弱的。特别是那些一方是患有高功能孤独症的，另一方是健全人之间的关系，往往会破裂，因为没有孤独症的一方会发现这种关系太难维系了。如果两个都是孤独症患者，这种伴侣关系似乎更有可能维持下去。例如，萨克斯（1995：263–264）描述的一对夫妇，两人都被诊断患有阿斯伯格综合征，他们是在大学里相识的，并以一种"亲近和喜悦"的感觉认识到对方是孤独症患者，他们一直生活在一起，他们还有两个患有孤独症的孩子，在家中他们知道彼此有孤独症，但在公共生活中他们"表现正常"。

没有长期伴侣的生活以及有效的独身生活，可能反映了 ASD 患者的社交能力不足，而不是对性关系缺乏兴趣，尤其是男性（Mehzabin & Stokes, 2011）。在适当的情况下，对于那些不可能建立性关系的人来说，手淫很常见也是值得支持的。对于一小部分人来说，没有"女朋友"或"男朋友"，有时特别是没有性伴侣，是困扰和忧虑的根源，可能导致不恰当的行为或犯罪，尽管这种情况很少见（Mogavero，2016）。

社交媒体大大增加了建立"有距离关系"的可能性，许多高功能的 ASD 患者写博客或拥有 Twitter 账号，或通过 Facebook 等网站分享问题和解决方案。此外，还有许多专门为"阿斯伯格综合征"患者服务的交友网站，也有一些网站为一般的 ASD 患者提供"交友或约会"服务。这显然有一定的风险，尤其是对能力较弱的 ASD 患者而言。不过，总的来说，通过键盘和屏幕进行交流，非语言交流信号的作用已不复存在，这为孤独症患者提供了理想的交流媒介，大大增加了社交的可能性。对个人的长期影响还有待观察，但很可能是积极的。

（3）其他关系：低功能的孤独症患者很可能依赖家人、朋友或其他照顾者建立社交关系。这些关系通常很密切，对患者的安全感和生活质量至关重要。然而，这种关系具有依赖性，且取决于孤独症患者照护者的技能和承诺。在居住群体或与工作或休闲活动有关的群体中，也可能会形成较为松散的联系。

5. 休闲活动

Orsmond，Krauss 和 Seltzer（2004）对一大群能力参差不齐的孤独症青少年和成年患者的社交活动进行了初步研究，发现其中四分之三的人每周都会花时间散步或进行其他形式的锻炼；近一半的人至少会花一些时间在某一特定爱好上；三分之一的人参加一些通常是由他人为他们组织的集体娱乐活动；三分之一的人每周去教堂。后一项数字可能是在美国的统计情况，因为美国的教堂出席率很高。在英国，教会也经常会提供一些非正式的支持，如上面方框 5.4 中提到的"戴维"，就会经常去当地教堂以及参加教会组织的活动。

可以预见，任何人都需要有休闲活动，而且休闲往往可以单独进行，无需社交，或者至少是一种有或没有他人陪伴都可以享受的活动。高功能的 ASD 成年人可能会喜欢听音乐或有收集这样或那样的专业"藏品"等嗜好。ASD 患者的阅读往往限于事实材料，尤其是与特别感兴趣的主题有关的材料。ASD 患者喜欢的户外活动也往往是单独进行的，或者是与志同道合的朋友或团体一起进行的，例如远足、摄影或观鸟。能力较差的 ASD 患者可能很少主动去充实自己的时间，但他们通常都有自己喜欢的活动（如翻阅邮购目录）和喜欢的地方（自己的卧室或起居室或花园中远离他人的安静角落）。这些"自己的事情自己做"的时间可以使他们摆脱因顺从他人的期望和指示而承受的压力，都是值得认可的休闲方式。

6. 危险

（1）犯罪：关于孤独症的认识误区之一是孤独症谱系障碍患者比其他人更有可能暴力犯罪，包括性侵犯（Maras，Mulcahy & Crane，2015）。事实上，孤独症患者违法犯罪的风险很低，并不比普通人群高（Rutten，Vermeiren & Van Nieuwenhuizen，2017）。而那些实施暴力犯罪的孤独症患者往往合并有多动症（ADHD）或其他精神健康问题（Heeramun 和 Magnusson 等，2017）。ASD 患者的犯罪并不常见，即使发生也可能是无意识的，并与孤独症相关的特殊病症有关（Higgs & Carter，2015）。例如，加里－麦金农（Gary McKinnon）入侵美国军方敏感计算机文件的"罪行"被成功地辩护无罪，认为与其孤独症倾向有关，而非蓄意的犯罪行为。

在过去十年中，越来越多的人认为，警察、法院、监狱或精神病院的工作人员需要对孤独症有更多的了解（例如参见《智障与犯罪行为期刊》特刊，2013 年，第 4 卷，第 1/2 期；另见 Murphy & McMorrow，2015）。英国全国孤独症协会现在提供免费下载的"警务工作人员指南"，也是为了响应这一需求。

（2）成瘾和反社会行为：几乎没有证据表明 ASD 患者比其他人更有可能吸毒、酗酒或赌博。然而，一些强迫行为——例如过度使用互联网——可能会被视为"成瘾"。ASD 患者的反社会行为也很罕见，但不恰当的行为（如随地吐痰或在公共场合手淫）可能会无意中冒犯他人。而挑衅性行为可能会被误解为有意冒犯他人，但实际上是由于他们感受到压力或沮丧导致的。造成伤害的行为则更可能是对自己的伤害，而不是伤害他人，尽管情况并非总是如此。

（3）意外与疾病：孤独症患者的意外发生率高于普通人群，这并不是因为孤独症本身的问题，而是与癫痫等并发症相关（Jain，Spencer 等，2014）。患者的某些疾病，尤其是自身免疫性疾病和胃肠道疾病，也会比普通人群更常见，各种精神健康状况也是如此（见表 4.1）。如第 4 章所述，在高功能 ASD 的青少年和成人中，自杀率和自杀未遂率异常高，而且往往与社交不足感、焦虑和抑郁有关（Kato 和 Mikami 等，2013）。事实上孤独症儿童无论智商高低，自杀念头都异常普遍，偶尔也有自杀或自杀未遂的事件（Mayes 和 Gorman 等），导致孤独症儿童产生自杀想法或企图自杀的重要原因则是他人对他们的嘲笑和欺凌。

7. 预期寿命

ASD 患者的预期寿命普遍低于普通人群。三项主要研究（Mouridsen，2013）显示，患有 ASD 的青年或中年人的死亡率是普通人群的 3 倍。预期寿命缩短似乎与过早衰老或其他退行性变化无关，而是与学习障碍和易发事故有关，通常与癫痫发作有关（Bilder，Botts 等，2013）。Mouridsen 所审查的研究还发现了 ASD 的预期寿命与性别的关系，女性比男性更容易受到伤害，原因尚不清楚。

（四）ASD 长期结果的标准判断

在"成人孤独症的调查结果"的这一章节开头，我们所概述了发育正常的儿童家长的希望和期望，相信也是孤独症儿童家长在发现其子女患有孤独症之前，可能对子女抱有的期待。如果根据这些成功标准来判断，大多数孤独症患者的结果可能确实是"差"或"很差"的。

根据不同的标准，有些 ASD 个体可能可以达到的最佳结果，而对多数 ASD 个体而言，结果可能仍然远远达不到"非常好"或"好"的程度，这些也与现有的服务和社会态度相关的文化差异很大有关。然而，方框 5.3 和 5.4 中概述的"南希"和"戴维"的真实案例表明，孤独症患者，包括那些功能较低的患者，也可以享受到相当好的生活质量。这说明，从最大限度地提高孤独症患者生活质量的角度，而不是从他们有多"正常"或多"成功"的角度来评判成人孤独症的结果可能更有意义。第 12 章和第 13 章将进一步讨论与 ASD 患者的适当干预、教育和护理目标有关的问题。

三、小结

孤独症的发生频率通常以患病率来估算，即在某一特定时间点被诊断患有孤独症的个体在总人口样本中所占的比例。自 20 世纪 80 年代以来，孤独症发病率的估计值一直在上升，而且还在继续上升。如果孤独症真的变得越来越普遍，那么寻找导致这种发病率增长的环境因素将是至关重要的。然而，孤独症患病率的上升可能只是表面现象，而非事实。原因有以下几点：①孤独症的定义范围扩大了，尤其是对于那些看似正常的"边缘"人群；②公众对孤独症的认识提高了；③现在的诊断服务比过去更方便了。

男性孤独症的发病率高于女性，在高功能孤独症患者中更是如此。然而，越来越多的人认为，导致这一结果的原因部分是由于对高功能 ASD 女孩和女性孤独症的诊断不足。如果这种情况属实并能得到纠正，那么高功能 ASD 女性的发病率可能会发生变化。在孤独症的分布和发病率方面，没有可靠的地域或种族差异报告。孤独症多见于社会经济地位中等或较高的家庭，这一说法在很大程度上已被推翻。然而，在这个问题上仍然存在一些非常微小的疑问，需要进一步的研究。

关于发病年龄，"早发性孤独症"和"退行性孤独症"之间的明显区别越来越受到质疑。不过，在大多数情况下，孤独症患者在出生后的头两年内会出现与孤独症相关的行为。在少数情况下，正常发育可能会持续到第三年，然后才会出现能力退化和孤独症样行为。目前尚不清楚这些"退行性改变"病例是否由儿童生活中的某些事件（如疾病或创伤）引发。据报道，在年龄较大的儿童或成年人中，偶尔也会出现假性 / 准孤独症病例，可能与大脑某些部位受损的疾病有关。在这种情况下，孤独症症状一般不会持续存在。

孤独症患者的某些重要特征并不会随着成长而改变，尤其是，与孤独症有关的行为很少会完全消失，但通过适当的护理和干预，这些行为会得到很大改善。此外，孤独症患者与生俱来的语言能力和学习能力或多或少会保持不变，这对他们的终身发展有很大影响。另一方面，许多积极的变化确实也会发生。在大多数个体中，与孤独症相关的异常和障碍的严重程度会逐渐减轻，行为也会随着时间的推移变得更加"正常"。但也有例外情况，特别是在青春期，通常会出现暂时性的行为退行性改变。在压力过大时，行为也会出现退行性改变，但如果能尽量减少压力来源，这种退行性改变通常是短暂的。有些 ASD 患者由于合并癫痫和学习障碍，易出现各种意外，在成长过程中他们因刑事犯罪（通常与某种痴迷有关）而被关押的风险会有所增加，预期寿命则会明显缩短。

从学业成功、就业、独立生活、生活关系、友谊和休闲活动等方面来衡量，各种研究对孤独症患者成年后的结果的判断是一致的，只有少数人的结果是"很好"的，多数人"较差"

或"很差"。然而，如果从最大限度地提高个人生活质量的角度，而不是从一个人有多"正常"或多"成功"的角度来评判，那么，在得到适当照顾和支持的情况下，ASD 患者最终的结果无疑会更加积极。

第二部分

孤独症的发病原因

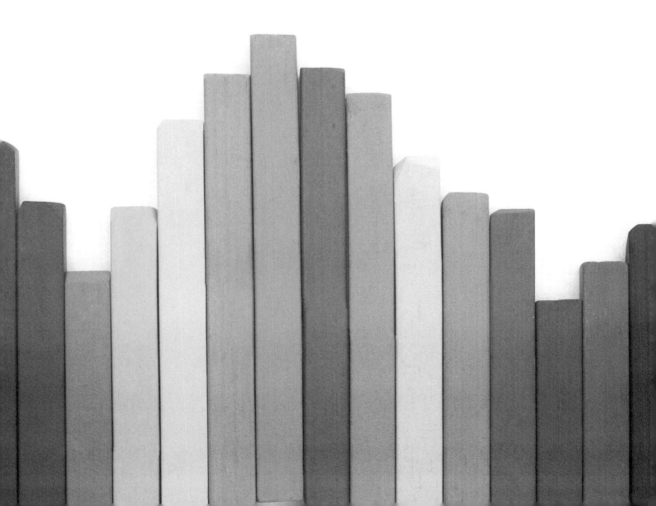

第 **6** 章　解释孤独症的框架

【摘要】　本章的主要目的是建立一个框架来思考孤独症的因果解释，并将在第二部分的后续章节中使用。另外的目的是强调理解孤独症原因的重要性，并形成对孤独症理论解释的关键方法。

一、为什么解释孤独症的发病原因很重要

了解孤独症的原因具有相当重要的现实意义。我们需要更好地了解孤独症的病因，以降低孤独症的发病率和症状严重程度，因为孤独症会导致学习和语言能力低下，和 / 或伴有其他医疗和行为问题。预防或治愈高功能个体的"纯粹"孤独症是否可取是值得怀疑的（见第 12 章开头部分）。然而，帮助这些 ASD 患者发挥他们的潜力，并治疗首先导致诊断的困扰显然是可取的。要有效地做到这一点，就必须了解他们所面临问题的原因。

孤独症的**近端**[注1]（最接近、最直接）的心理病因的研究工作虽然远未完成，但已经为**社会心理**、**行为**和教育干预提供了理论依据（见第 12 章）。当人们对孤独症的**神经生物学**原因——即大脑结构、化学和功能的异常——有了更深入的了解后，可以肯定的是，将开发出有效的针对特定行为方面的药物治疗和可能的其他物理治疗方法，这些方法可能适用于特定的亚群体。确定孤独症的病因（或"首因"）对于疾病的预防非常重要。确定可能与之有关的环境因素尤为迫切和重要，因为环境因素可能是可以改变的，从而有望降低孤独症和相关问题行为的发病率。了解可能使某些人容易罹患功能减低的孤独症的基因异常，也有助于未来的预防工作。

对孤独症病因的研究也会产生理论上的附带影响，特别是此类研究有助于人们了解大脑与正常发育行为之间的联系，以及了解特定基因在塑造正常大脑发育过程中的作用。这些知识的进步将对许多儿童群体的健康和福祉产生实质性影响。

二、复杂的病因及如何简化寻找原因的方法

确定孤独症的病因是一项极其复杂和艰难的工作，原因如下：

- 孤独症是一种复杂的疾病，影响行为的许多方面。正如前几章所强调的，孤独症在不同个体和不同发展阶段的表现形式也是千变万化的。
- 如本章第二段所述，孤独症相关行为的成因可分为三个层面。不仅要分别从这三

注 1：首次出现字体加粗的单词或短语可在术语表中找到。

个层面来理解与孤独症相关的行为表现的原因，还必须确定不同层面的解释之间的关系，如图 6.1 中的箭头所示。

- 对于孤独症无法进行简单的解释：导致孤独症相关行为的原因是复杂的、累积的和交互的。

在接下来的三个小节中，我们将依次详细介绍这些困难的来源，并在第二部分的后续章节中解释简化相关问题的策略。

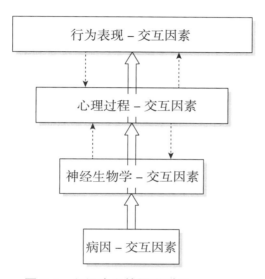

图 6.1 必须建立的因果联系。

（一）确定现实的寻找原因的方法

从长远来看，我们有可能解释孤独症这一谜题的所有细节：为什么患有孤独症的幼儿的头往往比正常儿童要大；为什么他们经常挑食；为什么他们经常患癫痫；孤独症与卓越成就之间的关系；为什么孤独症没有通过自然选择从基因库中移除等等问题。由于现有知识的限制，这是一项不可能完成的任务。因此短期内的当务之急是了解具有诊断意义的行为特征的原因：

- 社会情感交流障碍和异常（Socio-emotional-communicative，SEC 障碍）。
- 刻板行为和重复行为，包括感觉知觉异常（Restricted and repetitive behaviours，RRBs）。

同样重要的是，要了解这两种最常见，也是最容易共同导致人功能降低的缺陷的病因：

- 学习障碍。
- 语言障碍。

第二部分后续章节将重点讨论这一简化方法。

（二）从各个层面分别解释，并展示这些原因

在第 2 部分的后续章节中，将从各个解释层面分别探讨与孤独症相关行为的病因有关的理论和证据。具体而言，第 7 章将探讨上文要点中列出的四类与 ASD 相关行为的**病因**（**远端的**或"**根本**"原因）。第 8 章探讨了这些与 ASD 相关行为的神经生物学（"大脑基础"）。第 9 章和第 10 章总结了当前与 SEC 障碍、RRB 以及学习障碍和语言障碍的心理病因（近端的或"直接"原因）相关的理论和证据。在不同层面上来解释因素之间的联系已得到了可靠的证实。

由于各种原因，本书的大部分篇幅都用于从心理层面进行解释：首先，与病因学或神经生物学相比，人们对 ASD 相关行为的心理学了解更多。其次，教育的、社会心理的和行为治疗方法理论上应建立在对 ASD 患者通常出现的能力和残疾模式背后的心理过程的详细了解之上。在这方面，有人可能会说，了解孤独症的神经生物学特别是病因学，可以预防或治愈孤独症，这些目标应优先于教育或行为治疗。然而，从人群中消除孤独症的可取性是值得怀疑的（见第 12 章），而提高日常生活能力和减少**不适应性行为**的干预措施无疑是可取的。第三个纯粹实用的原因是，心理学的篇幅与其他层面的解释不平衡，是因为病因学和神经生物学都涉及专业知识，这些知识过于详尽，无法纳入本书。因此，本书在第 7 章和第 8 章中只介绍了这些话题的最基本信息，并可以在引用的参考文献中找到更全面的介绍。

（三）简化寻找原因的方法

一张想要完整地解释孤独症因果联系的图表会显示出密密麻麻的因果关系，更不用说解释任何一个人的孤独症行为了。下文概述了造成这种复杂性的主要原因，然后提出了简化寻找原因的方法。

1. 复杂性的来源

（1）没有单一的因果途径：早期解释孤独症的尝试侧重于在一个或另一个解释层面上说明一个单一的病因，或"单一的共同途径"。其中的一些早期理论在第 1 章里已有提及。方框 6.1 举例说明了这些理论和其他单一共同途径理论。

方框 6.1　一些单一的共同途径理论

1. 病因层面

- 基因决定了对氧的过度敏感（与生俱来的）（Rimland，1964）。

2. 神经生物学层面

- 大脑网状激活系统功能异常（Hutt，Hutt 等，1964）。

- 大脑前庭系统功能异常（Ornitz & Ritvo，1968）。
- 基底节和额叶内侧异常（Damasio & Maurer，1978）。

3. 神经心理学层面
- 缺乏与生俱来的情感联系能力（Kanner，1943）。
- 错误的条件反射（Ferster，1961）。
- 家长冷漠或疏于管教，尤其是母亲（Bettelheim，1967）。
- 严重的语言障碍（Churchill，1972）。
- 对符号的理解和使用有缺陷（Ricks & Wing，1975）。
- 排序能力缺陷（Tanguay，1984）。
- 心智理论缺陷（Baron-Cohen，1989）。

孤独症单一共同途径的解释很有吸引力，因为它们很简洁。然而，孤独症的**单因素理论**受到了被称为**广义孤独症表型**（broader autism phenotype，BAP）或轻度变异孤独症（Pickles, Star 等，2000; Dawson, Webb 等，2002; Wilcox, Tsuang 等，2003）相关证据的质疑。这些证据表明，孤独症患者的亲属中表现出一种或另一种孤独症相关的症状是很常见的，但他们其他方面都正常。

例如，一个 ASD 患者的兄弟姐妹可能有些独来独往，但并不存在狭隘兴趣或刻板行为，而且语言表达能力很强。他的父亲可能是一个狂热的收藏家，但同时又善于交际和表达。他的姑姑可能在小时候接受过发音和语言治疗，学习阅读的速度很慢，但她在人际交往方面没有问题，也不是一根筋或循规蹈矩的人。更广泛的孤独症表型或轻度变异孤独症概念的证据表明，界定孤独症的 SEC 障碍和 RRB（也容易出现语言和 / 或学习障碍）是可以分离的：其中任何一种障碍和 RRB 都可以单独出现。由此可见，它们至少有部分原因是不同的。

（2）多对一和一对多：如果孤独症相关行为的每个方面在每个层面上都有一个单一、清晰的解释——从病因学到神经生物学再到心理学，那么对于寻求了解孤独症病因的人来说会更容易一些。遗憾的是，事实并非如此。例如，如第 9 章所述，"心智理论"受损，即"心智共享"或"读心能力"的潜在问题，可能是 SEC 障碍的关键原因。然而，狭隘的兴趣、感觉知觉异常和语言理解能力差（如果存在的话）也可能是造成障碍的原因。同样，RRB（包括感觉知觉异常）也可能主要是由于唤醒水平控制不佳造成的，这在第 9 章中也有讨论。尽管如此，焦虑、适应性学习不良或合并强迫症也可能是原因之一。"多对一"这个短语（我认为是 Uta Frith 创造的）很好地概括了孤独症相关行为的每个方面都有许多促成原因这一事实（见图 6.2a）。

同时，某个单一因素可能会产生多重影响。例如（同样只考虑心理层面的解释），心智理论 / 读心能力障碍不仅是造成 SEC 障碍的重要原因，也是造成自我意识受损的重要原因，同时也是造成某些语言异常的原因，这就是所谓的"一对多"（也是 Frith 理论）（见图 6.2b）。

（3）多向因果联系：人们可能会认为，正如图 6.1 的中心箭头所示，因果链中的各个环节总是"向上"发展的：也就是说，从根本原因到大脑基础，再到行为表现的直接心理原因。遗憾的是，现实情况并非如此简单：除了"向前"的因果联系，还有"横向"的因果联系。例如，在心理层面上，识别人脸的能力受损会加重原有的对人脸缺乏兴趣和注意力的情况，而这种情况又会反过来影响原有的识别能力障碍情况，使其变得比原来更加严重。同样，在神经生物学层面，皮层下结构通常向某些皮层结构发送信息，如果皮层下结构先天异常，就会影响其他皮层结构的发育和功能。在病因学层面，易患孤独症的基因很可能具有类似的交互性和累积性。

（4）个体差异：上述许多可能导致孤独症行为的因素并不适用于每一个孤独症患者。因此，在任何一个人身上，导致孤独症相关行为的整个交互式因果关系的复杂性都是独一无二的。

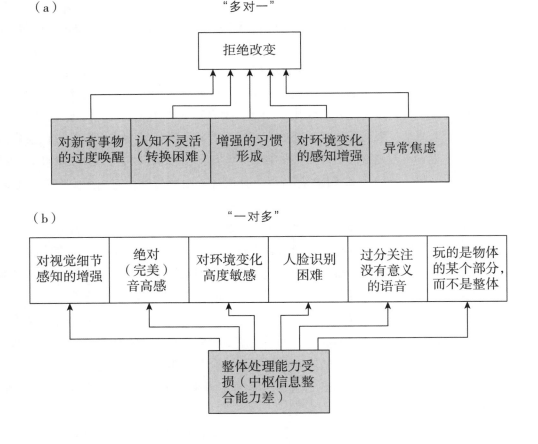

图 6.2 (a) 多对一，(b) 一对多举例

2. 简化因果关系策略

鉴于各种形式的孤独症因果关系的复杂性和多样性，更不用说独特的个体了，第二部分后续章节将采用以下简化策略来探讨因果关系。

我们将只考虑每个解释层面中最重要的因果要素。这些因素将被称为"关键原因"或"关键要素"。这些关键因素是导致孤独症相关行为发展的**必要**和 / 或**充分**条件。所谓"必要"是指必须存在特定的因素，才能产生特定的效果。例如，艾滋病病毒是导致艾滋病的必要原因：除非人们接触到这种病毒，否则不会患上艾滋病。它也是一个"充分"原因，因为艾滋病的发生不需要任何其他因素。相比之下，牙痛等疾病并没有必然的原因，牙痛的原因有很多，如脓肿、龋齿或牙齿折断，其中任何一种原因都足以导致牙痛，但都不是必要原因——因为还有其他原因。

可以肯定的是，ASD 的每种定义性障碍和主要的特定症状都有某些必要和 / 或充分的原因，下文将探讨这些关键原因。这里可能会提到那些在解释孤独症相关行为方面既非必要也非充分的因素，但不会详细讨论。当然，家长、教师、治疗师和其他与谱系中的特定个体有日常接触的人，并不希望以这种方式简化问题，对他们来说，为了了解和恰当应对他们照护的那个 ASD 患者的特定的行为困难或学习障碍，可能有必要解开这个人特有的一整套复杂原因。

三、正确评估因果理论的优点

目前，无论是从根本原因、大脑基础还是心理异常的角度来看，没有人确切知道孤独症的病因是什么。因此，在考虑孤独症可能的病因理论时，必须保持开放的态度，但同时最好也要有批判的精神。下文中我们将提出一些在批判性地评价任何特定理论的优点时需要记住的几点。

（一）需要注意的几点

1. 新的理论并不一定就是正确的

ASD 的"单一共同途径"解释列表方框 6.1 表明，解释性理论来得快，去得也快，通常会被其他理论所取代，其他理论最终也被取代。每一种早期理论在首次提出时都是最新的理论，但大多数后来都被否定了。尽管经过五六十年的研究，最新的理论比早期的理论更有理论依据，我们也没有理由认为这一过程已经完全停止。

2. 旧的理论并不一定就是错误的

也就是说，旧的理论不应该被完全否定。有时一种理论在首次提出时被忽视了，但多年后却被认为是超前的。例如，1943 年，坎纳提出，孤独症源于"天生无法与人形成通常的生物情感接触"。这一理论被忽视了几十年，首先是因为当时精神分析对孤独症的解释在文献中占据了主导地位；然后是行为学的解释；再然后是基于把大脑当作计算机来思考的解释——"信息处理"模型。坎纳关于孤独症是一种与生俱来的、以大脑为基础的疾病的理论在首次提出 50 年后得以重新被认识（特别是 Hobson，1993a，1993b），现在被视为与当代主流理论相一致，这一点将在第 9 章中明确阐述。同样，唤醒水平的失调可以解释 ASD 中的 RRB，这一理论最早是由 Hutt 等于 1964 年提出的，将在第 9 章中讨论。此外，还可以参考一下最早尝试建立的那套 ASD 诊断标准，即"克里克的九个诊断要点"（见方框 1.1）。其中包括"对感觉刺激的异常反应"，这条诊断标准在消失多年后，现在又被重新纳入诊断标准；以及"明显不知道自己的身份"，最近的研究证实了这一特征，但在此期间却鲜有评论。

　　同样重要的是要明白，即使是暂时得到认可的理论也不是凭空捏造出来的：它们至少都是基于观察和经验，通常也基于研究证据。例如，贝特尔海姆（Bettelheim）的精神分析理论（1967）就是基于母亲与孤独症幼儿关系异常的证据。但后来人们意识到，这并不是因为这些母亲天生冷漠无情，正如最初所认为的那样，而是因为试图与患有孤独症的幼儿建立一种关爱、互动的关系是很困难的，往往没有回报，有时甚至令人苦恼，尤其是在最初没有理解孩子问题的本质的情况下。现在，人们普遍认识到，孤独症幼儿的父母及其他主要照顾者可能需要得到支持和建议，以了解如何更好地与有困难的孩子建立有爱的关系，以及如何应对自己的失望和挫折感。第 12 章对此有更多论述。

　　3. 谁说的？

　　对孤独症有深入了解的人是孤独症患者本人、他们的家人、照顾者以及与他们有日常接触的其他人（"内部人士"）。任何理论，如果没有参考大多数与孤独症密切接触的人的经验，或者不符合他们的经验，都不太可能是正确的。研究结果通常证实了父母、老师和高功能 ASD 患者自己所知道的事情。研究可能会澄清或扩展"内部人士"所了解的情况，但很少会与"内部人士"所了解的情况相冲突（如果有，则通常需要重新研究）。同样，来自"内部人士"的轶事或观察也往往是特定理论假设的种子。例如，我参与的第一项关于装扮游戏的研究，是在人们普遍认为孤独症儿童不能进行装扮游戏的时候进行的，研究的起因是一位老师告诉我，一个能力不是很强的孤独症女孩在参观完一个庄园后，她在身后拖着一条彩色围巾，嘴里说着"鸟"：她外出时看到了孔雀！

　　然而，孤独症患者和那些照顾他们、与他们一起工作的人可能并不具备纵观全局的能力：他们只看到其中的一棵或几棵树的生动细节，却看不到由许多不同的树组成的整片树林。而研究人员和理论家则着眼于整体。因此，有关孤独症的可靠证据必须来自研究，而且这些研究必须执行得当、解释得当。进行得当、解释恰当的研究报告最有可能出现在采用**同行评议程序**的期刊上。未经同行评审而发表的研究报告被称为"**灰色文献**"。明智的做法是要了解"灰色文献"中讨论的理论和证据：正所谓无风不起浪。此外，很多"灰色文献"都是由对孤独症有丰富经验的家长或临床医生撰写的。然而，经同行评审的期刊发表的有关 ASD 病因的文章通常是更可靠的信息来源。后续章节中提到的所有研究都发表在同行评审标准较高的期刊上。

（二）判断理论是否具有优势的标准

在判断孤独症相关理论的**解释力**时，应牢记以下标准。

1. 特异性标准

根据特异性标准，如果一种理论认为关键因素 x 是导致孤独症某特定方面的必要和充分条件，那么因素 x（无论是在病因学、神经生物学还是心理学层面的解释）必须是孤独症患者所特有的，也就是说，是孤独症患者所独有的。如果 x 因素不是孤独症患者所特有的，那么就存在一个问题，即如何解释同样具有 x 因素的其他人为什么没有表现出孤独症行为。

2. 普遍性标准

普遍性标准是指，如果某一理论认为关键因素 x 是孤独症的某一决定性行为或其他共同特征的必然（即使不是充分的）原因，那么必须证明因素 x 普遍存在于所有孤独症患者身上。如果不是普遍存在，那么从逻辑上讲，因素 x 就不可能是孤独症相关行为的必然原因。

3. **首要性标准**

"因果优先级"或**首要性标准**要求因素 x 必须发生在比因素 x 能解释的异常更早的发育阶段。这是由于原因早于结果的自然法则。

将这些标准应用于著名的孤独症理论解释的例子，见方框 6.2。

方框 6.2 对曾经流行的孤独症解释理论应用特异性、普遍性和首要性标准的实例

在 20 世纪 80 年代和 90 年代，读心能力 / 心智理论受损是孤独症诊断性 SEC 障碍的一种备受推崇的心理学解释（见第 3 章和第 9 章）。然而，"心智理论受损"理论未能通过以下三项解释标准测试：

1. 特异性标准

- 3 ~ 6 岁以下发育正常的儿童以及许多终生学习障碍者都无法通过心智理论测试，但他们并不是孤独症患者。

2. 普遍性标准

- 年龄较大、能力较强的孤独症患者可以通过心智理论测试，但他们仍然是孤独症患者。

3. 首要性标准

- 发育正常的儿童在 3 岁左右就能通过心智理论测试，但孤独症可以在 12 ~ 30 个月大的婴幼儿身上诊断出来（见第 5 章）。

四、小结

了解孤独症的病因非常重要，这样才能更好地治疗孤独症，并在将来有可能预防功能极度受损的孤独症的发生。了解孤独症的病因也有助于理解发育正常（typically developing，TD）儿童的大脑发育以及大脑与行为之间的关系。

然而解释孤独症非常困难，原因有很多。其中包括孤独症本身是一种复杂的疾病，会影响行为的许多方面。孤独症在不同个体和不同发展阶段的表现形式也千差万别。此外，孤独症的病因可分为三大层面：病因学或"首要原因"层面；神经生物学或"大脑基础"层面；心理学或"直接原因"层面。孤独症的病因不仅要从上述各个层面分别理解，还必须明确这些因素是如何导致神经生物学异常，进而导致心理学异常的。此外，在这三个层面的解释中，并不存在单一的关键原因，也没有"单一的共同途径"。相反，可以肯定的是，孤独症相关行为的成因是复杂的、累积的、交互的，而且在某种程度上是个体化的。

本书概述了一些简化解释因果关系的方法，将在本书第二部分的后续章节中使用。这些方法包括：只关注普遍或最常见的行为特征；分别关注识别每个解释层面的因果要素；只寻求识别造成每种普遍或非常常见的行为障碍的主要或最关键的原因，而忽略较次要的促成原因。

最后，在考虑某些孤独症病因理论的相对优势时，必须保持批判的态度。在现阶段的知识水平下，最新的理论不可能完全正确；同样，也不应一概否定较早的理论。在接受某一理论之前，应仔细考虑支持该理论的研究证据，并根据特异性标准、普遍性标准和首要性标准来判断每种理论的解释是否充分。

第 **7** 章　根本病因

【摘要】 本章的主要目的是简要介绍目前已知的孤独症的病因或根源。本章的次要目的是：①提供有关遗传学的一些基本信息和术语，尤其侧重于与 ASD 病因特别相关的遗传学方面；②确保广泛理解"环境 – 精神因素"的含义；③强调几乎所有的 ASD 病例都是由若干遗传和 / 或环境因素的独特组合造成的，单一病因的病例不太可能出现；④将个别病例所涉及的因果因素的累积性和异质性与结果的异质性联系起来。最后一个目的是强调这一领域的知识尚不完整，许多问题需要进一步研究。

一、概述

（一）特发性和综合征形式的 ASD

85% ~ 90% 的 ASD 病例的根本病因尚不清楚。医学术语"**特发性**"[注1]（idiopathic）是指不明原因引起的个体病症。然而，正如 DSM-5 诊断标准中的一组可能的"明确因素"所指出的那样，孤独症偶尔会与已知病因的其他发育综合征（例如唐氏综合征）同时出现。此类病例可称为"综合征性孤独症"，可为特发性孤独症的病因提供线索（Ziats, Patterson 和 Friez, 2021）。因此，下文将提及一些与特发性孤独症病因相关的综合征。但必须注意的是，综合征性孤独症的病例不能完全用已知病因的所伴随的综合征来解释。例如，如果引发唐氏综合征的遗传学异常足以导致孤独症，那么所有唐氏综合征的患者都应同时患有孤独症，但事实显然并非如此。

（二）风险因素的概念

正如前一章所指出的，孤独症没有单一的病因。相反，可能存在许多"风险因素"，其中没有任何一个因素是导致孤独症的必要或充分条件，但如果这些因素以某种组合方式同时出现，则足以导致孤独症。

患 ASD 的可能风险因素分为两类：遗传因素和环境因素，这两类因素并不相互排斥。事实上，遗传易感性和某些产前或产后早期出现的环境 – 精神因素很可能共同成为 ASD 的"首要原因"。

ASD 的"风险因素"，无论是遗传因素、环境因素，还是两者的结合，都会影响一个独特个体的发展。这种独特个体的发展结果可以被描述为一种表型，而我们所有人——你、我和其他所有人——都是一种独特的个体"**表型**"。不过，有点令人困惑的是，"表

注 1：首次出现字体加粗的单词或短语可在术语表中找到。

型"一词也可以用来指某一特定群体所特有的结果——就像在这里一样。因此，有时会提到"孤独症表型"（即描述典型的孤独症患者），或"广义孤独症表型"（BAP）（即指有轻度孤独症相关行为特征的患者），如第 6 章所述。

下文将分别讨论遗传和环境风险因素。首先解释什么构成了遗传（或环境）风险因素，接下来概述遗传（或环境）风险因素与 ASD 病因相关的证据，随后介绍有关遗传（或环境）风险因素的认知现状。最后，有一个简短的部分概述了已确定的风险因素可能如何导致大脑发育和功能异常的。

二、遗传风险因素

（一）什么是"遗传风险因素"？

遗传风险因素可能与父母的染色体、组成染色体的基因、基因和基因产物的组成成分以及可能影响基因表达的基因之间的 DNA 有关。个体的完整遗传物质被称为基因组。不过，在讨论遗传的选择性方面时，通常是与特定特征（如身高、发色或对特定疾病的易感性）有关的方面，更常用"基因型"一词。每个人的基因组都是独一无二的，除非是**同卵双胞胎**［或单卵（MZ）孪生双胞胎］，他们由同一个受精卵发育而成。而**异卵双胞胎（DZ）**是由不同受精卵发育而成的双胞胎，并不共享相同的基因组，因此异卵双胞胎的基因组并不比非双胞胎兄弟姐妹的基因组更相似。

与非常简单的生物基因组不同，人类基因组并不能为发育提供蓝图。相反，基因组对发育设定了限制，确保人类婴儿的发育及包括生长、成熟和衰老在内的一生变化以物种可预测的方式发生。在这些制约因素中，基因及其产物通常起着调节和相互影响的作用，而不是规定性的作用，这就使环境因素与基因产物相互作用，并影响发育过程。

（二）遗传因素参与的证据

1. 综合征性 ASD 的病例

事实上，完全或部分形式的孤独症与某些基因决定的病症同时出现的情况，尽管很少，但不能用完全偶然情况解释，这表明一系列的遗传学异常可使个体倾向于发展出孤独症相关的行为。在方框 7.1 中列出了一些例子。

方框 7.1 综合征 ASD 的遗传风险因素：一些有代表性的例子

1. 染色体疾病
- 特纳综合征患者都是女性，她们只有一个性连锁 X 染色体，而不是正常的一对（女性为 XX；男性为 XY）。

- 唐氏综合征患者所有或大部分细胞中都有三个 21 号染色体拷贝，而不是正常的一对拷贝。这就是为什么唐氏综合征的另一个术语是"21 三体综合征"。
- 普拉德－威利综合征（Prader–Willi Syndrome）最常见的病因是父方 15 号染色体上的基因结构和功能异常。不过，在大约 25% 的病例中，患者从母亲那里继承了两个 15 号染色体拷贝，而不是从父母双方各继承一个拷贝。

2. 单基因疾病

- 在脆性 –X 综合征中，X 染色体上的一个基因——"FMR1"基因受到影响。"FMR"代表"脆弱的 X 染色体，智力迟钝"。显然，这个基因是根据与这种特殊综合征之间的联系而命名的。
- 在结节性硬化综合征中，只有一个基因受到影响，即第 9 号染色体上的 TSC1 基因或第 16 号染色体上的 TSC2 基因。TSC 是"结节性硬化症"的缩写，这个基因是在确定了与该综合征的联系之后才命名的。
- 在苯丙酮尿症（PKU）中，12 号染色体上的一个单个基因——PAH 基因受到影响。"PAH"代表苯丙氨酸羟化酶，患者由于苯丙氨酸羟化酶缺乏或活性减低而导致苯丙氨酸代谢障碍（注：如果及早发现，PKU 是可治疗的）。

2. 双胞胎研究

对双胞胎的研究（Ronald 和 Hoekstra，2011；Tick、Bolton 等，2016）表明，在同卵双胞胎（MZ）中，如果其中一个患有孤独症，那么另一个也极有可能患有孤独症。此外，在那些不具备诊断为孤独症的全部行为特征的双胞胎中，许多人在行为上也表现出孤独症的某些方面表型，即他们可以被描述为属于更广泛的孤独症表型（BAP）。另一方面，在异卵双胞胎（DZ）中，其中一个患有孤独症或属于孤独症表型（BAP），而另一个发生孤独症的可能性要少得多。图 7.1 显示了同卵双胞胎与异卵双胞胎的典型结果差异。在不同的研究中，另一个双胞胎患有 ASD 或属于 BAP 的确切百分比略有不同。不过，图中的百分比来自 Bailey、Le Couteur 等（1995）的研究，具有一定的代表性。同卵双胞胎的高**一致性**与异卵双胞胎的高**不一致性**形成鲜明对比，提供了无可辩驳的证据，证明遗传因素极易导致个体患上完全或部分形式的孤独症。

3. 家庭研究

对孤独症疑似患者（孤独症患者）的**一级亲属**（即亲生父母和兄弟姐妹）进行的研究表明，孤独症患者的兄弟姐妹患有孤独症或具有一种或另一种与孤独症相关的行为特征的几率远远高于偶然性（Geschwind，2011）。孤独症患者的父母也极有可能存在异常，无论过去或现在有一些轻微的行为异常，都将他们归入 BAP（Rubenstein 和 Chawla，2018）。一人以上患有 ASD 和 / 或近亲属属于 BAP 的家庭被称为**多发家系**（multiplex families）。家庭多发病例的常见现象不仅证明了遗传因素在孤独症病因学中的作用，还

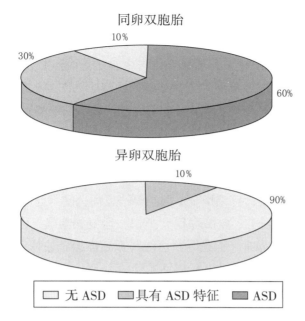

图 7.1 同卵双胞胎和异卵双胞胎其中一个患有 ASD，另一个的表型。

表明这些因素往往是**家族性**的。

较少见的情况是，与家族性孤独症相反，没有亲属患有孤独症或具有类似孤独症的行为特征，这类患者被称为**散发性**孤独症患者；发生孤立或散发性孤独症病例的家庭被称为**单发家系**。由于不是家族性的，人们可能会认为所有散发性 ASD 病例都是由环境因素引起的。然而，这种推断是错误的，原因如下：首先，许多发育综合征（如**威廉姆斯综合征**、**唐氏综合征**等）并不具有家族性，但仍然是由基因异常引起的。这些综合征是由于卵子或精子中的遗传物质受损或退化造成的，通常与怀孕时父母的年龄较大有关。其次，有研究表明，相当一部分散发性 ASD 病例与遗传物质亚微观异常有关，尤其是年长父母的后代中（Wu 等，2017）。

在终身伴侣关系越来越少的西方社会，有更多的老年男性成为了孩子的父亲，这可能也是导致 ASD 患病率增加的一个因素。

（三）目前对 ASD 的遗传风险因素的认知

人们对 ASD 的遗传风险因素的知识已有了越来越多的了解，这些知识来自于一系列研究方法，其中一些在方框 7.2 中简要描述。

方框 7.2 孤独症遗传因素研究的方法

1. 基因筛查：包括对 DNA 样本进行分析。遗传物质的分析采用多种策略，包括以

下方法：

- 全基因组关联筛选（GWAS）：可在特定人群中寻找基因异常。
- 候选基因：可被专门研究，例如，已知某些神经递质系统异常经常出现在孤独症患者身上，而参与这些系统正常发育的基因就构成了候选基因。
- 连锁研究：包括分析同一家族中两个或两个以上受影响的亲属的基因样本，以确定是否存在遗传异常。常见的全基因组筛选或候选基因评估可用于连锁研究。
- 关联研究：包括分析明确诊断为孤独症的个体的基因样本，并将其结果与非孤独症个体的样本进行比较，可采用全基因组筛选或候选基因评估方法。
- 定量性状位点（QTL）研究：与关联研究类似，但更加精确，因为不是寻找与孤独症整体相关的基因异常，而是寻找可能与孤独症患者的特定行为相关的基因异常，如"狭隘的兴趣"或"开始说话的年龄"。

2.细胞遗传学：用于研究染色体异常。使用的技术包括以下几种：

- 荧光原位杂交（FISH 检测）：用于检测和定位染色体上特定 DNA 序列的存在或缺失。
- 阵列比较基因组杂交（aCGH）：用于检测染色体拷贝数变异（CNV，见下文）。
- 动物模型：用于研究受孕后消除或"敲除"特定基因的行为后果。啮齿动物是最常用的动物。例如，负责建立社会奖赏神经化学介质的基因是已知的，有人声称，缺乏这种基因的"基因敲除小鼠"也缺乏依赖于社会奖赏的社会行为。

尽管有大量 ASD 遗传风险因素相关的研究和发现，但这一领域的知识并不完整且混乱，常常存在争议。此外，随着人们对正常发育（TD）个体中单个基因功能的进一步了解，以及基因评估方法的日益成熟，这方面的知识也在不断发展和变化。由于有关 ASD 遗传风险因素的认知存在不确定性，而且变化速度很快，因此本文仅简要回顾了目前或多或少可以确定的认识，并对正在进行的研究作了一些说明。更详细的综述可参见 Waye 和 Cheng（2018）以及 Yoon、Choi 等（2020）的报道。

1. 多种遗传风险因素

ASD 源于**多基因**遗传：单个的任何 ASD 遗传风险因素（遗传变异）都不会导致 ASD。但累积起来，在某些组合中，**基因变异**可导致或在很大程度上导致 ASD 的发生。事实上，导致 ASD 的遗传风险因素可能有"数十种甚至数百种"（Betancur，2011）。Betancur 大胆地推测，导致 ASD 的遗传因素可能不仅是多样的，而且在个别病例中可能还是独特的（参见第 4 章中提到的 Waterhouse，2013 年书中的案例）。

2. 共同的风险因素

在 ASD 患者中发现的许多常见基因变异都具有**多效性**，这指的是这些变异也会出现在患有其他精神疾病（如精神分裂症）和**神经发育障碍**［如**发育性语言障碍**（DLI）、**特**

殊语言障碍（SLI）、注意力缺陷多动障碍（ADHD）]的患者身上（精神疾病基因组学联盟，2013；Rutter & Thapar，2014）。基因变异具有多效性这一发现有助于解释为什么精神分裂症的某些方面与 ASD 的某些方面重叠，以及为什么某些神经发育障碍与 ASD 的并发率高于偶然性。

3. 基因变异的种类

基因变异有几种不同的类型，有些会影响整个染色体，有些会影响单个基因，还有些会影响基因之间的 DNA。

（1）染色体变异：整条染色体可能缺失或重复，或有大量基因缺失或结构异常，以至于整条染色体受损。在各种形式的综合征 ASD 中，有些发育综合征属于染色体疾病，包括唐氏综合征、特纳综合征、脆性 –X 综合征和普拉德 – 威利综合征。因此，尽管某些染色体异常本身既不是导致 ASD 的必要条件，也不是充分条件，但它们构成了 ASD 发病的风险因素。

（2）基因变异：单个基因可能缺失或重复（如染色体变异），或者可能存在基因内 DNA 分子序列的变异。单个基因的**拷贝数变异**（CNVs）（涉及基因的缺失或复制）在大多数情况下是常见的。因此，它们有时被称为**拷贝数多态性**（CNPs），其中"多态性"指的是一个特定的遗传变异发生在 1% 以上的事实。CNPs 或有时被称为**常见变异**的基因使每个人的基因组都是独一无二的（同卵双胞胎除外），从而造成了体格、气质、认知能力等方面的个体差异。任何单个的拷贝数变异对发育的影响都是微乎其微的，然而，有证据表明，某些组合的 CNP 的累积可能是导致许多常见疾病和心理健康问题的基础（Nakatochi、Kushima & Ozaki，2021）。就 ASD 而言，有证据表明，50% 以上的 ASD 易感性或易患性来自遗传性常见变异的叠加效应（Klei，Sanders，2012）。这一发现有助于解释为什么某些与 ASD 相关的行为特征往往是家族遗传性的，而且往往表现为轻微的表型——据推测，在这种情况下，某些常见的变异基因会有一定程度的累积，但累积程度不足以产生完全的 ASD。并非所有的 CNV 都很常见，有些实际上是罕见的。这些罕见变异通常是在个体的新发突变，而不是遗传的。罕见变异已被证明是 ASD 发病的重要风险因素，尽管其重要性不及常见变异（CNPs）（参见 DeRubeis & Buxbaum 的综述，2015 年）。

缺失、重复或结构异常的基因被称为（孤独症的）**易感基因**。孤独症与某些单基因综合征（如结节性硬化症和威廉姆斯综合征）同时出现的几率比偶然出现的几率要高，由此可以推断出一些易感基因。如果已知的遗传异常与孤独症的某些方面之间可能存在联系，但尚未完全确定，则可将正在研究的基因称为**候选基因**。识别那些在 ASD 中最有可能受影响的基因的研究工作仍在进行中。

（3）基因间的 DNA 变异：基因间 DNA 分子序列的变异在普通人群中很常见，经常涉及两个分子在序列中出现顺序的颠倒，这种变异被称为**单核苷酸多态性**（SNPs）。单核苷酸多态性具有**表观遗传**效应，即影响单个基因的表达方式。与其他常见的基因变异一样，它们是"正常"的，因为它们有助于产生表型的多样性和个体性。迄今为止，还没有确凿的证据表明任何特定的 SNPs 是 ASD 发病的风险因素。不过，一些可能的候选基因已被确定，并正在研究中（Owji、Eslami 等，2020）。

（四）遗传风险因素与大脑发育异常

阅读了上述关于 ASD 遗传风险因素的概述，有人可能会问，既然存在这么多不同的因素，可能有多种多样的组合，那么这些因素是如何导致或促成 ASD 发生的呢？虽然这个问题目前还没有明确的答案，但 ASD 的遗传风险因素必须以某种方式导致大脑结构和功能的异常，产生 ASD 相关行为（Rutter 和 Thapar，2014）。

Belmonte 和 Cook 等（2004）将孤独症的多种风险因素（无论是遗传因素还是环境因素）描述为"扇叶"，这些众多"扇叶"作用的结果产生了孤独症相关行为的大脑异常。第 8 章将探讨孤独症患者的大脑结构，我们将看到这些异常现象被普遍认为与某些**神经网络/回路/系统内部**和之间的**连通性**降低有关。与这一观点一致，Guilmatre 和 Dubourg 等（2009）指出，最有可能构成 ASD 风险因素的 CNV（拷贝数变异）都发生在有助于神经**突触**的形成和功能的基因中。

旨在建立 ASD 的遗传危险因素与大脑结构和功能异常之间联系的研究，可能是 ASD 诊断特征的基础，这可能会让一些读者觉得太过学术性了，不太实用。然而，建立这种联系是迈向循证遗传咨询的必要步骤，从长远来看，也是发展有效的物理治疗的必要步骤（Zoghbi 和 Bear，2012）。

三、环境风险因素

（一）什么是"环境风险因素"？

环境风险因素包括对发育中的**胚胎和胎儿**产生影响的**产前因素**、**围产期因素**（即出生前后）以及**产后因素**。这些因素可能涉及身体内部因素，也可能涉及外部因素，即那些从外部对个人产生影响的因素。与身体内部状态相关的环境因素包括：每个基因都在其他基因的活动所创造的环境中运行。同样，大脑功能所涉及的每一种神经化学物质都是在其他神经化学物质所创造的环境中运作的。此外，大脑功能和行为还会受到个人生理状态（包括营养和健康状况）的影响。外部因素的例子包括母亲在怀孕期间的身体状况、产科和其他围产期干预措施，以及疾病、营养缺乏和接触可能影响产后发育的有毒化学品等。

从受孕开始，环境因素就与特定的基因组或基因型相互作用，产生表型。关于遗传和环境风险因素如何相互结合和影响，从而产生完全或部分形式的 ASD 的研究越来越多，任何单一的遗传因素或环境因素都不太可能导致 ASD 的情况，相反，与 ASD 相关的行为很可能是遗传因素和环境因素相互作用的结果（Rybakowski，Chojnicka 等，2016；Kim，Son 等，2019）。

（二）环境风险因素参与 ASD 的证据

1. 双胞胎研究

图 7.1 所示的双胞胎研究结果为环境因素在 ASD 病因中的作用以及遗传因素的作用提供了有力的证据。因为这可以被以下事实来解释：

- 约 10% 的同卵双胞胎中，一个患有 ASD，另一个没有任何形式的 ASD（无论是完全 ASD，还是部分表型的 ASD）。
- 60% 的同卵双胞胎都患有孤独症，他们的学习能力、孤独症相关行为的严重程度和模式差异很大，其程度不亚于同时患有孤独症的异卵双胞胎（Le Couteur，Bailey 等，1996）。
- 30% 的同卵双胞胎中，其中一个患有完全孤独症，而另一个仅有一些与孤独症相关的行为特征。此外，这也反映在大脑结构和功能的差异上（Kates，Burnette 等，2004；Belmonte 和 Carper，2006）。

共同的基因无法解释这些差异，必须用广义的环境因素来解释。

2. 散发性 ASD

如上所述，有些散发性（非家族性）ASD 病例可以完全或部分解释为与父母一方卵子或精子受损或退化有关的基因异常。然而，只有一小部分散发性 ASD 病例可以用这种方法来解释，在 Sebat 和 Lakshmi 等（2007）的研究中，这一比例仅为 10%。散发性 ASD 更常见的遗传原因是胚胎早期发生的新生突变（DNMs）（Matsumura，Nakazawa 等，2016；Turner，Coe 等，2017）。

然而，遗传异常本身不太可能充分解释所有或大多数散发性 ASD 病例。因此，大多数病例必须全部或部分由环境因素来解释。众所周知，散发性 ASD 病例的发生与某些环境因素有关，这一事实进一步强化了上述的结论，详见下文。

3. 退行性孤独症

"退行性孤独症"在第 5 章中被定义为一种发病模式，即在出生后第二年下半年或第三年之前发育正常，但随后出现与孤独症有关的行为，有时是逐渐出现，有时则发病相当突然。这种发病模式表明，某些环境因素与孤独症有因果关系，可以是单独作用，也可以与孤独症的遗传易感性结合在一起（如方框 7.3 中，病例"莎拉"的情况）。

方框 7.3 莎拉——一个罕见的"退行性孤独症"病例

莎拉是父母的第二个孩子，她出生时父母都已 40 多岁。莎拉是个非常安静和"乖巧"的婴儿，她不会哭闹着要人抱，也不会伸手要人抱。但她喜欢拥抱，她最开始的发育都很正常，14 个月大时，她的词汇量已经超过 100 个单词。有这样一个"正

常"的宝宝，她的父母感到既欣慰又高兴。他们在是否要孩子的问题上考虑了很久，因为莎拉的母亲有一个孪生兄弟是"ASD"，而莎拉的哥哥语言迟缓，目前正在接受发育性语言障碍的检查。出于同样的原因，他们决定不给莎拉接种麻疹、腮腺炎和风疹疫苗（"MMR"疫苗）。然而，在莎拉两岁不到的时候，她参加的游戏小组爆发了儿童麻疹疫情。这个游戏小组是由一小群家长开办的，他们中的许多人因为社交媒体上流传的恐慌故事而没有给自己的孩子接种疫苗。患麻疹时，莎拉连续两天发高烧，并因高热惊厥短暂住院。虽然她的身体完全康复了，但她此后，用她父母的话说，她像"变了一个人"。她满足于坐着重复玩一个陀螺，弯下腰去听或者把一个她最喜欢的音乐盒放在耳边。最让家人揪心的是，她不再尝试说话，只有在想吃东西或有其他生理需求时才会与家人交流。她在入学前就被诊断出患有孤独症，整个童年都在特殊学校度过。事实上，在家人、语言治疗师、老师和其他人的帮助下，莎拉的表现非常出色。现在，她已长大成人，掌握了有用的语言和良好的自理技能。她可以使用社交媒体，并建立了一些"有距离"的友谊。然而，她仍然是中度孤独症患者，永远无法达到完全独立。

感谢莎拉和她的父母允许我们发表这段病例描述，为确保匿名，细节有所改动。

4. 孤独症发病率在上升

过去几十年来，孤独症发病率明显急剧上升（见第 5 章），这似乎可以用新的环境因素来解释或部分解释。虽然这一点尚未得到证实，因为有这种可能性，人们对近些年的环境因素进行了研究探索，如果确认或发现了这些影响因素，可能会减少 ASD 的发生。

（三）关于 ASD 环境风险因素的现有认知

与基因变异一样，ASD 的潜在相关环境风险因素也很多。许多潜在的相关环境因素尚未得到研究。尤其是我们家庭日用品（家具、清洁剂、食品添加剂、儿童玩具、化妆品、香料、杀虫产品）、工作场所（尤其农业或工业环境）以及呼吸的空气（尤其城市或车流大的道路附近）中存在的许多化学物质，已经评估发现部分物质对胎儿发育可能会产生不利影响。

然而，我们从反面思考，如果许多此类化学物质都是导致 ASD 的重要风险因素，那么 ASD 的发病率就会比现在更高。更有可能的是人为环境中的几种或可能是多种化学物质最终被确定为构成全部或部分 ASD 的微弱风险因素，只有当这些化学物质与其他遗传和 / 或环境风险因素累积在一起时，才会起到促进作用。

如遗传危险因素一样，下一小节中确定的几种可能导致 ASD 的环境风险因素也具有多效性。也就是说，这些风险因素不仅是 ASD 的风险因素，也是精神分裂症、多动症和智障等其他精神健康或行为障碍的风险因素。与遗传风险因素的情况一样，这有助于解释为什么 ASD 常常与其他疾病并发或鉴别不清。

1. 已知或可疑的环境风险因素

下文按产前因素、围产期因素和产后因素列出了已知的 ASD 环境风险因素。有关候选环境风险因素的证据通常可在许多权威性综述中找到，包括 Kim，Son 等（2019 年）和 Carlsson、Molander 等（2020）的综述。

（1）产前风险因素：

- 接触丙戊酸钠类药物，这种药物通常作为抗惊厥药，也可用于治疗偏头痛和某些精神疾病。
- 暴露于与交通有关的空气污染物，尤其是柴油产生的污染物。
- 接触某些杀虫剂，如有机磷和有机氯。
- 感染（如风疹、流感）。
- 巨细胞病毒感染。
- 孕产妇糖尿病。
- 孕产妇肥胖症。
- 母亲的压力。
- 孕期维生素 D 缺乏症。
- 移民身份（可能与母亲的压力和 / 或维生素 D 缺乏有关）。
- 某些抗抑郁药。
- 孕期高血压或先兆子痫。

如图 7.2 所示，上述几个（但不是全部）候选风险因素如果发生在怀孕的前三个月，则最有可能与 ASD 有关。

近年来，许多其他产前环境风险因素也被认为是 ASD 的风险因素，虽然缺乏方法学上可靠的研究来明确支持，但往往在灰色文献中引起热烈讨论（见第 6 章）。这些推测的（即未经证实或有争议的）产前风险因素包括某些不孕不育治疗（Davidovitch 和 Chodick 等，2018）、某些膳食补充剂（Levine、Kodesh 等，2018；Wang、Zheng 等，2020）和（过度）暴露于超声扫描（Fulceri、Guzzetta 等，2018）。然而，在同行评审文献和其他地方引起最多讨论的产前假定风险因素涉及母亲怀孕期间异常高的**睾酮**水平。Baron-Cohen 结合他的孤独症**极端男性大脑理论**，对这一可能的风险因素进行了有力的论证（见第 8 章）。有关胎儿睾酮在孤独症患者**大脑"男性化"**过程中的假设作用的证据综述见 Xiong，Peterson 和 Scott (2020)。这些作者得出结论："胎儿睾酮可能会影响孤独症症状......"，但"除了 Baron-Cohen 小组外，还需要更多的研究来减少偏差的可能性"。

现已证明的产前影响胎儿的环境因素并不会成为引发孤独症的重要产前风险因素，包括母亲酒精摄入量（Gallagher、McCarthy 等，2018）或吸烟（Rosen、Lee 等，2015；Jung、Lee 等，2017）。过去有人认为，母亲接种含有汞基防腐剂硫柳汞的疫苗会导致胎儿随后患上孤独症。然而，对相关研究结果的荟萃分析表明，产前接触硫柳汞并非孤独症的风险因素（Taylor, Swerdfeger 和 Eslick, 2014）。

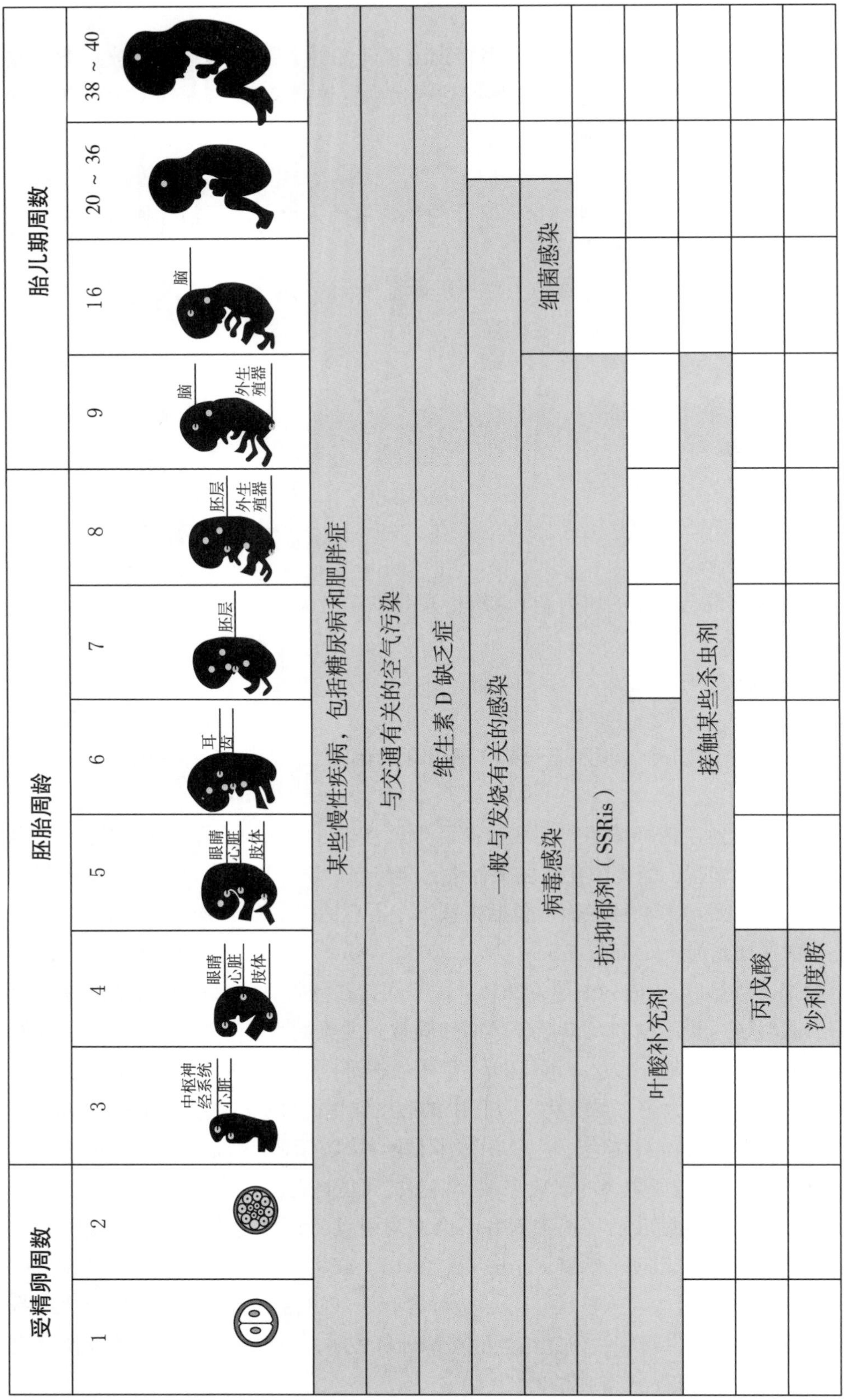

	受精卵周数		胚胎周龄						胎儿期周数				
	1	2	3	4	5	6	7	8	9	16	20 ~ 36	38 ~ 40	
			中枢神经系统 小脏	眼睛 心脏 肢体	眼睛 心脏 肢体	耳 脑	胚层	胚层 外生殖器	脑 外生殖器	脑			
						某些慢性疾病，包括糖尿病和肥胖症							
						与交通有关的空气污染							
						维生素 D 缺乏症							
					一般与发烧有关的感染								
					病毒感染								
										细菌感染		
			叶酸补充剂		抗抑郁剂（SSRis）								
						接触某些杀虫剂						
				丙戊酸								
				沙利度胺								

图 7.2 妊娠期发育中的胎儿可能受到 ASD 的环境危险因素影响的时间点。

（2）围产期风险因素：有时在"产科并发症"标题下讨论，可包括以下内容（相关研究结果见 Getahun、Fassett 等的综述，2017 年；Cheng、Eskenazi 等的综述，2019 年）：

- 早产和 / 或低出生体重。
- 胎儿先露异常和 / 或脐带并发症。
- 产伤或创伤，包括胎儿窘迫（与出生窒息等有关）。
- 剖腹产。
- 新生儿黄疸（各种原因引起）。
- 分娩时间过长或难产。
- 新生儿 Apgar 评分低。

上述因素很少单独发生。例如，臀位或脐带并发症需要剖腹产；同样，早产或低出生体重的婴儿不太可能获得较高的 Apgar 评分。此外，孕产妇健康问题，包括一些被列为 ASD 的产前危险因素（如与妊娠相关的高血压、子痫前期、糖尿病），可能导致产科并发症。最后，无论是胚胎发育异常和胎儿发育异常都可能容易发生产科并发症。因此，不可能脱离其他产前和围产期因素，由单一的出生并发症因素来讨论导致 ASD 的因素。

（3）产后风险因素：如上所述，对晚发孤独症病例的研究表明，婴儿大脑发育环境中的某些因素会导致大脑发育停止或倒退。有一段时间，人们怀疑麻疹、腮腺炎和风疹三联疫苗（MMR）可能会导致或诱发晚发性孤独症。有人认为，要么是疫苗防腐剂硫柳汞（如上所述）的原因，要么是麻疹疫苗中的一种成分引起肠道功能紊乱，将有害化学物质带入大脑（Wakefield 和 Murch 等，1998）。然而，在多个不同国家进行的大量大型严谨研究的证据无可争辩地表明，接种麻风腮疫苗并不是孤独症的重要致病因素（见方框 7.4）。

方框 7.4 MMR 疫苗与孤独症：主要研究的结论

- "我们的分析不支持麻风腮疫苗与孤独症之间存在因果关系。如果存在这种关联，也是非常罕见的，以至于无法在这一大型地区样本中发现。"（Taylor 等，1999）

- "麻风腮疫苗导致孤独症的假说最初是由麻风腮疫苗接种后不久出现发育倒退的病例报告而提出的。之前的一项研究发现，没有证据支持这一假设。最近有人提出，麻风腮疫苗可能会导致孤独症，但诱导疾病的时间不一定是短期的。我们对先前研究的数据进行了重新分析，以验证第二个假设。我们的结果不支持这一假设，并进一步证明接种麻风腮疫苗与孤独症之间不存在因果关系。"（Farrington, Miller 等，2001）

- "从目前的文献来看，MMR 疫苗接种和孤独症的发展之间没有关系。"（Kileainl 和 Dieshl，2004）

- "我们的文献综述发现，支持这一理论的研究很少，绝大多数研究表明麻疹 – 腮腺炎 – 风疹疫苗与孤独症之间没有因果关系。"（Doja 和 Roberts，2006）
- "我们分析了 904 名孤独症谱系障碍（ASD）患者的数据。在使用麻风腮疫苗期间，接种麻风腮疫苗的儿童与未接种疫苗的儿童的退行性障碍发生率没有发现明显差异。"（Uchiyama, Kurosawa 和 Inaba, 2007）
- "这项荟萃分析的结果表明，接种疫苗与孤独症或孤独症谱系障碍的发病无关。此外，疫苗中的成分（硫柳汞或汞）或 MMR 疫苗与孤独症或孤独症谱系障碍的发病无关。"（Taylor, Swerdfeger 和 Eslick, 2014）。
- "多项流行病学研究并未发现麻风腮疫苗接种与孤独症之间存在关联，其中一项研究发现，即使在兄弟姐妹患有孤独症的高危儿童中，麻风腮疫苗接种也与孤独症风险的增加无关。"（DeStefano 和 Shimabukuro, 2019）
- "对 1999 年至 2010 年间在丹麦出生的 657 461 名儿童进行的研究有力地支持了这一结论，即接种麻风腮疫苗不会增加孤独症风险，不会引发易感儿童的孤独症，也与接种后孤独症病例的聚集无关。"（Hviid, Hansen 等，2019）

尽管如此，正如许多证据综述所指出的，接种麻风腮疫苗与退行性孤独症之间并无统计学意义上的显著关系，但不排除在极少数情况下，麻风腮疫苗是压垮骆驼的最后稻草可能性。举例来说，如果一个孩子有很强的孤独症遗传易感性，那么只要再增加一个风险因素，可能是接种麻风腮疫苗后发烧，就会促使大脑发生变化，导致孤独症的发生。目睹自己的孩子在接种疫苗后病情恶化的家庭可能确实非常罕见，他们希望表达自己的心声，这是可以理解的。

（4）产后因素：与麻风腮疫苗接种不同，研究表明产后因素对 ASD 的发病风险有显著的相关性，这些因素包括：

- 接触与交通有关的空气污染。
- 接触某些杀虫剂。
- 各种感染，包括巨细胞病毒感染（Sakamoto, Moriuchi 等，2015）、肠道感染和与高热 / 脑炎相关的病毒感染。
- 与感染易感性有关的免疫系统异常，也可能是家族性的，即遗传性的。
- 婴儿早期物质和社会生活严重匮乏（见方框 7.5 中的"罗马尼亚孤儿"研究）。

方框 7.5 "罗马尼亚孤儿"研究

有证据表明，幼年时期的严重贫困是导致 ASD 的一个风险因素，这些证据来自于对一些儿童的研究，这些儿童出生后的几个月和早期几年是在罗马尼亚的孤儿院度过的，在那里他们的物质匮乏，而且被社会忽视，之后被英国、美国、加拿大和其他地方的家庭收养。

英国学者对这些被收养儿童从幼儿期、青少年期直至成年期的整个过程进行了研究，并在这一时期内每隔一段时间发布一次有关发展情况的报告。Kumsta 和 Kreppner 等（2015）对现在被称为"英国罗马尼亚被收养儿童"的群体进行了最新研究，在这篇论述中，幼年时期物质缺乏和被忽视的持续性心理影响被概括为社会认知和行为上的缺陷，以及其他一些准孤独症特征，通常伴有认知障碍和多动症状。然而，并非所有被收养儿童都受到这种影响，有人认为，结果的差异至少部分可以用基因的差异来解释。

上述风险因素的影响可能是累积性的。例如，有证据表明，因病毒感染而反复住院治疗（不止一次住院）与 ASD 有关（Abdallah 和 Larsen 等，2013）。同样，有证据表明，接触废气中的有毒物质或某些杀虫剂的影响会在婴儿生后的一两年内逐渐积累，导致晚发性孤独症，即最初几年发育正常，但随后会出现与孤独症有关的行为。

上述一些产后 ASD 风险因素与已知的产前风险因素叠加，这些风险因素的影响也可能是累积性的。例如，如果母亲在孕期及孩子生后的最初几周和几个月都生活在车流大的公路附近，有毒的交通气体就会累积。同样，如果母亲将巨细胞病毒传染给胎儿，而胎儿又持续携带这种病毒，那么这种感染所带来的风险在胎儿出生前和出生后都会存在。

（四）环境风险因素与大脑发育异常

与遗传风险因素一样，上述确定的 ASD 环境风险因素都有可能以某种方式或其他方式导致 ASD 相关行为背后的大脑结构和功能异常（Rutter 和 Thapar，2014）。例如，大鼠和小鼠的实验表明，怀孕期间服用抗惊厥药物丙戊酸钠会干扰突触生成（Chomiak 和 Hu，2013）。免疫系统对感染的反应包括**细胞因子**的产生，这些因子对大脑神经网络的形成和功能非常重要（Goines 和 Ashwood，2013）。同样，某些杀虫剂中的化学物质也会干扰神经网络的形成和功能（Stamou 和 Streifel 等，2013）。汽车尾气中的某些微粒被描述为具有"神经毒性"（Costa 和 Cole 等，2014），人们认为环境中存在的其他化学品（尚未被研究的）也可能具有神经毒性。

毫无疑问，未来对孤独症病因的研究将探索孤独症全部和部分病因的各种环境因素和遗传异质性的内部因素及具体作用。特定的遗传和环境风险因素之间的相互作用也将成为未来研究的重点。

四、小结

约 10% ~ 15% 的孤独症患者同时患有已知遗传来源的发育综合征，这些病例被称为"综合征性孤独症"。从这些病例中可以推断出，任何导致发育问题的因素都有可能是孤独症的风险因素。然而，大多数 ASD 病例都是"特发性"的，即病因不明。

本章从遗传和环境风险因素的角度讨论了特发性孤独症的病因，概述了"遗传"和"环境"因素的含义，以及这两类风险因素作为潜在病因的证据，并介绍了导致 ASD 的主要原因。然后，总结了目前对遗传和环境风险因素的认识。需要强调的是，本章所讨论的大多数风险因素（不是全部）中，某一单一因素对个体发育的影响都很微弱，但某些因素组合起来、累积起来就足以导致 ASD 相关行为的发生。遗传和环境风险因素的组合可能很常见。此外，还要强调的是，任何两个不同的 ASD 病例中，风险因素的组合都不可能完全相同，这也是引发发育异常的严重性和复杂性有个体差异的原因之一。然而，所有的风险因素，无论是遗传因素还是环境因素，从受孕到成年都有可能影响大脑的发育和功能，这是形成典型孤独症的发育和行为的基础。

第 8 章　大脑的结构基础

【摘要】 本章的主要目的是概述关于孤独症的神经生物学或大脑基础的已知内容，并提出了未来可能的研究领域。然而，为了理解所呈现的资料，有必要对正常的大脑有一些最起码的了解。因此，本章的第二个目的是为没有专业知识的读者提供这些基本信息。

一、正常的大脑

本章第一部分将呈现有关正常神经系统大脑结构、化学成分以及整体功能模式的一些基本情况，接着是有关正常大脑发育的部分。因为篇幅有限，本章仅涵盖了与孤独症大脑基础最相关的信息。然而，一些基本术语在本书的一开始进行了定义。有关正常神经系统大脑结构、功能和发育的详细内容可在 Keenan，Evans 和 Crowley（2016）以及 Hopkins，Geangu 和 Linkenauger（2017）的文献中找到。

（一）正常的大脑结构

人类脑组织的主要部分是**大脑**，分为左右两个**脑半球**，分别称为左脑半球和右脑半球，对应于身体的左右两侧。这两个脑半球是对称的，它们都包括**额叶**、**颞叶**、**枕叶**和**顶叶**，这些脑叶在每个脑半球中的位置相似。这两个脑半球由构成**胼胝体**的神经纤维束连接在一起。大脑半球的表面折叠成许多脑回褶（**脑回**）和裂缝（**脑沟**），提供了比原本更大的表面积。折叠的大脑表面构成了**大脑皮层**，由**灰质**组成（见下文）。人类的大脑皮层厚约为 2.5mm，负责我们意识到的大部分主要功能，包括感觉和运动活动、知觉和记忆、社交能力、语言、思维和推理等许多方面。

大脑半球的大部分位于**皮质下层**，辅助我们不太知道的功能，我们可以对其施加的控制意识较少。这些包括情绪反应和行为，由构成边缘系统的结构提供支持；还有动物和人类婴儿所依赖的内隐或无意识学习，包括睡眠和觉醒，食欲，体温控制和一些性行为在内的自主功能。

在大脑的后面，位于大脑半球的下方，是小脑，或称"小大脑"，拥有自己的左右两侧和皮质表面。以往，小脑被认为只参与身体平衡和姿势调节，而现在人们认为它也参与了各种认知和社会功能，尽管它的确切作用尚不清楚。

整个大脑通过脑干与脊髓相连，脑干承载着脊神经，支配着头部和面部的感觉和运动。脑干还具有整合**中枢神经系统**（CNS）的脊髓和大脑成分的基本功能。大脑的主要结构划分如图 8.1 所示。

外面观

显示边缘结构的内部视图

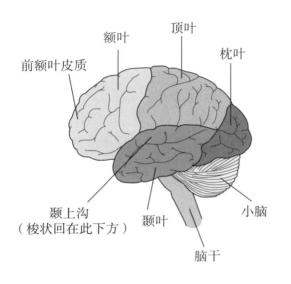

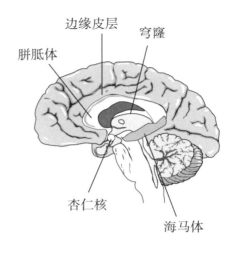

图 8.1 大脑的主要结构划分

在更详细的描述层次上的一些区别如下：

- **神经元**是一种以电脉冲的形式参与信息传递的细胞。所有参与传递和接收相同信息的神经元簇称为**神经核**（单数：nucleus）。神经元的细胞体呈灰褐色，构成大脑中的灰质。大脑皮层是由灰质组成的，小脑的大部分也是如此；皮层下区域也有灰质团块。
- **轴突**是将信息从一个神经元传递到另一个神经元的神经纤维，而树突是像天线一样的神经纤维，接收来自邻近细胞的轴突携带的信息。一个神经元的轴突与另一个神经元的树突连接的点称为**突触**。
- **神经胶质细胞**保护、支持和维持神经元，包括在轴突周围形成**髓鞘**。神经胶质细胞呈白色，构成大脑中的**脑白质**。

（二）正常神经系统中的化学物质

大脑中的神经化学物质根据它们的主要功能分为不同的类别，有时是重叠的。三种重要的脑化学物质是**神经递质**、**神经调节因子**和**神经营养因子**。

神经递质是一种由神经元释放的刺激或抑制其他神经元活动的化学物质。神经递质充当"信使"，将"信息"从一个神经元传递到另一个神经元，这些神经元配备了专门的**神经受体**，对传递物质有选择性的反应。在人体内已经发现了 100 多种神经递质。有些仅在**周围神经系统**（PNS）内运作，具有高度专业化的功能，例如消化或循环。其他神经递质

105

在外周和中枢神经系统（CNS）中都具有广泛的功能。

神经调节因子是刺激或抑制神经元化学输出的物质（类似于电视上的音量控制）。上面列出的所有神经递质也作为神经调节剂发挥作用。5－羟色胺、多巴胺、乙酰胆碱（ACH）和去甲肾上腺素在各自特定的大脑回路中调节神经活动(分别被称为"5－羟色胺能"、"多巴胺能"、"胆碱能"和"肾上腺素能"系统)。另一方面，谷氨酸和 γ－氨基丁酸 (GABA)在整个大脑中也很活跃，主要作用是兴奋和抑制神经活动。某些其他神经调节因子被归类为激素而不是神经递质。这些激素神经调节因子包括皮质醇、催产素、血管加压素和睾酮。

神经营养因子参与脑的生长和维持。最重要的神经营养因子是脑源性神经营养因子（brain derived neurotrophic factor, BDNF），它从受孕开始在大脑中就很活跃。5－羟色胺和 γ－氨基丁酸在产前也作为神经营养因子发挥作用，就像络丝蛋白（reelin）一样。

方框 8.1 简要说明了上述神经化学物质的主要功能。

方框 8.1　上述神经化学物质主要功能的简要说明

1. 5－羟色胺（血清素）：在脑细胞的发育及其连接中起作用，在产前大脑的组织生长中起作用（因此，不建议孕妇服用旨在降低 5－羟色胺活性的药物，见第 7 章）。血清素具有兴奋和抑制功能，在消化系统中起着主要作用，并有助于调节血压、体温、痛阈、食欲、情绪和睡眠，还有助于维持认知功能，包括记忆和学习。

2. 多巴胺：与运动功能有关（帕金森病患者的多巴胺异常），也参与调节大脑奖赏机制，或"感觉良好"机制(大多数兴奋性药物通过多巴胺能奖赏系统发挥作用)，因此对注意力和学习也很重要。

3. 去甲肾上腺素：参与自主神经系统（ANS）功能的调节，包括与恐惧和焦虑相关的神经化学物质，如出汗和心率加快。在中枢神经系统（CNS）中，它具有维持持续注意力的作用，并通过这种方式有助于学习。

4. 乙酰胆碱（ACH）：主要参与自主神经系统功能，特别是启动不自主肌活动（例如在消化系统中），并刺激某些腺体的分泌。在中枢神经系统中，它有助于觉醒和觉醒、情绪（包括攻击性）、性行为和口渴。

5. γ－氨基丁酸（GABA）：对整个大脑的神经活动发挥抑制控制作用，与谷氨酸具有协同作用，谷氨酸发挥兴奋性控制作用。GABA 和谷氨酸之间的平衡是实现对肌张力和运动以及包括视觉和觉醒在内的许多皮质功能的适应性控制所必需的。

6. 脑源性神经营养因子（BDNF）：在产前大脑(以及身体其他部位)神经元的产生、分化和定位中起着至关重要的作用。此后，它维持现有神经元的存活，并刺激大脑中新神经元和突触连接的生长，在神经可塑性和记忆中起着关键作用。

7. 络丝蛋白(Reelin)：与 BDNF 和血清素(见上文)结合，有助于产前大脑发育。

---

8. 催产素：调节大脑回路中疼痛感知、情绪、食欲、性行为和社会关系的活动。它在调节与怀孕、分娩和哺乳有关的身体功能方面也起着重要作用。

9. 抗利尿激素：在某些自主神经功能中发挥着重要作用，包括水钠潴留。它可能在调节社交参与和奖励机制方面也发挥一定作用，但这一点尚未得到证实。

10. 皮质醇：产生身体对压力的反应（"战斗或逃跑"的准备），皮质醇水平的变化与睡眠－觉醒周期相关。皮质醇在免疫系统中也有抗炎作用。

11. 睾酮：主要与男性性行为有关，但也可能与某些认知能力有关，包括空间感和记忆／学习的某些方面。

（三）正常的脑功能

整个大脑的功能是一个嵌套系统的层次结构，被称为神经回路、系统或网络。每个网络由相互连接的核组成，这些核共同运作，维持和提供特定的功能。那些在大脑中相对较少的靠近核的回路被称为局部网络，它们执行高度特定的功能，如记录物体的颜色或形状。为了同时记录一个物体的所有突出方面（例如，一只鸟的颜色、形状、大小和运动），几个局部网络中的活动必须在一个**全局网络**中协调。一些全局网络在大脑内分布非常广泛，涉及两个大脑半球。例如，听觉是由听觉神经传导的，听神经将左右内耳的机制连接到脑干核团，而脑干核团连接到左右颞叶的初级听力中枢，并在其上连接到每个颞叶中的邻近听觉关联区。

为了有效地运行，任何网络的组件，无论是局部的还是全局的，都必须相互连接。这种必要的连接依赖于脑灰质和脑白质的可用性和完整性（见上文"大脑结构部分"），以及在网络中传输和调节"信息"的神经化学物质（见上文"大脑化学部分"）。此外，任何局部或全局网络内活动的一致性依赖于网络内神经元群的同步放电。大量神经元的同步电活动产生了以希腊字母命名的各种频率的**节律振荡**或"脑波"，例如"α"和"γ"脑电波。

（四）正常的脑发育

1. 产前发育

在怀孕后的第一个月内胎儿的大脑开始发育，形成神经管，中枢神经系统将在其中生长。在怀孕的前四个月，神经管在头部分化成一个可识别的脑形状，在一个长柄上，这将形成脊柱。一个人一生中拥有的大部分大脑神经元都是在最初的四个月里发育的。这些神经元在大脑的基底部发育，然后迁移到大脑的其他部分，形成专门的结构和系统。最早发育的神经元中有脑干中形成核的细胞簇；还有一种叫做**浦肯野细胞**的特殊细胞，存在于小脑蚓部。第一批轴突和树突在出生前的最后两个月开始发育。

2. 出生后发育

出生时，大脑最发达的部分是进化上最古老的部分（旧皮层），负责调节重要功能，如呼吸、睡眠、进食和排除废物。大脑中最不发达的部分是进化出的新大脑皮层，它负责高级功能。

在生命的前 18 个月，在突触发生的过程中，神经元之间建立了多个新的连接。突触发生包括轴突和树突的生长，它们相互连接，产生新的突触。这一过程主要由婴儿的发育过程中的经历驱动，发生在整个大脑，但尤其在之前发育不全的大脑皮层。新生神经纤维（灰质）的增殖伴随着保护和支持神经胶质细胞（白质）的增加，由于神经纤维和神经胶质细胞的伴随生长，大脑的重量通常在出生至 18 个月之间就增加了一倍。

此后，发生**突触修剪**过程，其中较少使用的轴突路径被消除，仅保留最常用的路径。此外，周围神经元的**程序性细胞死亡**或**凋亡**（产前形成的神经元"库"允许这一点）为增殖的轴突和树突提供了空间。突触发生、突触修剪和程序性细胞死亡的结合有时被称为将大脑"雕刻"为一个功能高效形式的过程。

从婴儿期到儿童期和青春期，有几个大脑发育高峰，并伴随着突触修剪和细胞死亡过程。这些生长发育高峰是有选择性的，依次构建和塑造特定的大脑系统。大脑发育最早的高峰发生在生命的最初几个月，那时听觉和视觉系统的皮质成分已经发育成熟。第二个生长发育高峰发生在 2 岁左右，伴随着语言的发展。第三个生长发育高峰发生在 4 岁左右，伴随着"读心"能力的逐步变化，即思考自己和他人的想法，这种能力在孤独症患者中受损（见第 3 章）。随后的大脑生长发育高峰，主要涉及额叶神经元和大脑相对较远部分神经元之间的连接增加，持续到童年中期到青春期后期。每一次生长发育高峰都伴随着人类日益复杂和特定能力的逐步提高，如抽象推理和数学能力。如果获得了新的技能或知识，成年期可能会进一步生长，这提供了**可塑性**的证据。然而，从中年开始，与认知能力下降相关的特定大脑区域的灰质开始逐渐减少。老年痴呆等与年龄相关的疾病可能会加剧这种下降。

从产前开始并从婴儿期持续的脑发育的一个重要方面是大脑两侧功能侧重点不同。如上所述，大脑，还有小脑，分为左、右两个部分，皮质下结构也是双侧配对的，但一对结构的左、右两侧通常具有不同但互补的功能。例如，右侧大脑半球的听觉皮层主要接收来自左耳的声音，而左侧大脑半球的听觉皮层主要接收来自右耳的声音。类似地，语言的产生一般由左半球完成，而韵律（音调和语调的情绪模式）一般由右半球完成。令人困惑的是，成对结构经常使用单数而不是复数术语，例如"**颞叶**"、"**杏仁核**"、"**海马体**"。除非另有说明，单数术语应被认为是成对结构。

3. 是什么驱动了正常的神经系统脑发育？

大脑的发育最终是由基因及其产物的活动控制的，包括前面提到的许多神经化学物质。然而，环境因素也很重要。如前一章所述，发育中的儿童在出生前或出生后可能接触的某些神经毒素对大脑发育会产生不利影响。更重要的是，从积极的方面来看，突触发生是由感官、运动、社会和情感体验驱动的，这些体验会刺激轴突和树突的生长，增加大脑的连接性，并构建大脑回路，从而为越来越广泛的能力和行为提供支持。然而，参与突触发生的化学过程是由基因产物介导的。此外，突触修剪和程序性细胞死亡的过程也受遗传控制。然而，因为经验决定了哪些神经元连接是建立较好的（因此没有修剪），而哪些是建立不佳的（因此被修剪），环境因素在大脑塑造过程中也起作用。这种遗传和环境因素之间的相互作用是大脑发育过程的典型特征，并在一生中不断变化，这确保了每个人都是独一无二的。

然而，关于先天（由基因决定）和后天（涉及经历和经验）的作用之间的平衡，特别是关于基因在多大程度上控制哪些回路的构建，以及在大脑的哪些部位，存在一些分歧。这一争论与 SEC 损害的直接原因和诊断孤独症的 RRBs 的理论相关（见第 9 章）；还与孤独症谱系障碍在多大程度上可以或不能得到改善，甚至"治愈"的讨论相关（见第 12 章）。

二、孤独症患者的大脑

（一）孤独症谱系障碍患者的大脑结构

1. 简介

可以从多个层面对大脑结构进行研究，包括标识明确界定的组成部分，如上文图 8.1 所示，通过识别功能网络，识别单个细胞群（"核"）和**神经纤维束**，来分析单个细胞或某类细胞的分子结构。目前，有许多不同的研究大脑结构的方法，其中一些列在方框 8.2 中。

方框 8.2 孤独症谱系障碍患者脑结构的研究方法

1. 尸检研究：尸检研究可用于宏观和微观分析层面的详细检查，其优点是检查可以不受时间的限制。缺点是病例数量少，尸检标本多来源于老年人或患有多种可能影响大脑的疾病因素的个体。

2. 计算机断层扫描（CT/CTA 扫描）：使用 X 射线检查脑组织，但存在辐射风险。

3. 磁共振波谱成像（sMRI/MRIs）：使用机器产生的磁场进行共振，用来显示详细的大脑结构三维图像。没有已知的风险，这是 sMRI 的主要优势。然而，扫描机器内幽闭且声音嘈杂，被检查的人必须在很长一段时间内保持不动，存在幽闭恐惧症的人禁止使用。此外，费用很昂贵。由于所有这些原因，对孤独症谱系障碍患者的研究往往只包括少量参与者，而且很少有研究包括非常年轻或能力低下的个体，除非给他们服用镇静剂。

4. 扩散张量成像（DTI）：是一种脑成像方法，特别适合于在更微观的水平上

检查脑组织，而不是标准形式的 sMRI。

5. 动物模型：通过损坏动物（通常是大鼠或小鼠）的特定脑区，来评估随后对动物行为造成的影响（可以参考基因研究中使用动物模型的情况，见方框 7.2）。

6. 从综合征型孤独症谱系障碍研究中获得的观点：能显示可能与孤独症谱系障碍相关的异常。例如，结节性硬化症患者的孤独症特征与颞叶皮质发育异常有关。脆性 X 综合征和 Turner 综合征均涉及边缘系统内的结构异常。

从 20 世纪 70 年代起，方框 8.2 中描述的许多方法已被用于研究孤独症患者的大脑结构。从最早的研究中几乎无法得出确切的结论，因为研究群体规模较小，而且年龄、能力不同，有时不同研究的性别也不同。研究还关注于大脑中的单个结构或亚区域，而不是广泛分布的负责相关行为功能的大脑回路。但通过研究孤立的脑结构来探讨孤独症谱系障碍患者行为异常的可能脑关联，有点像只关注牛津广场来解释整个伦敦中心的交通堵塞一样，不太靠谱。

然而，从本世纪初开始，研究进展似乎加快了步伐，主要有三个原因：首先，研究小组开始合作，共享方法和汇集数据，而不是彼此独立工作（见 Di Martino, Yan 等，2014，关于这些变化的解释）。这意味着可比较的数据集可以从数百个参与者组中收集。在这些大规模研究中，尽管存在个体差异，但可以在不同组和亚组之间发现某些共性。其次，确定并考虑了与年龄相关的变化（van Rooij, Anagnostou 等，2018）。第三，早期对脑内单个结构或亚区域的关注很大程度上让位于对脑网络或回路的研究，这些有助于研究孤独症谱系障碍相关的行为功能（例如，见 Elsabbagh & Johnson, 2016；Mundy 的观点，2016）。最后，人们认识到，大脑发育和结构上的某些共同特征可能普遍适用于孤独症谱系障碍患者，尽管在更详细的分析水平上存在异质性。

2. 目前已知的研究结论

（1）大脑的大小和体积：无论是总体大小还是体积，ASD 患者的大脑都表现出一种异常的生长和衰退模式（Courchesne, Campbell & Solso, 2011）。具体而言，ASD 幼儿的头围（意味着脑大小）正常，或在生后的最初几个月略低于正常。然而，与头大相关的异常快速生长发生于从 2 岁到幼儿直至青春期，异常生长的程度与临床特征的严重程度相关（Hazlett, Gu 等，2017；参见方框 8.3）。在儿童期观察到的大脑大小和体积的增加是由于整个大脑的灰质过多，几乎没有证据表明其存在区域特异性效应（Riddle, Cascio & Woodward, 2017）。

> **方框 8.3 凯尔：一个患有孤独症和大头畸形的年轻人**
>
> 凯尔从出生到两岁都是一个正常的婴儿。患者 7 个月时可独立坐着，1 岁时可行走，2 岁时基本就不会尿裤子了。然而，在他 2 岁 7 个月时，常规检查发现他的头围为 51.5 cm，高于该年龄的第 75 百分位数，3 岁 6 个月时，他的头围为 54 cm，高于该年龄的第 97 百分位数。
>
> 作为一个蹒跚学步的孩子，凯尔除了在爬台阶时数"一、二、三"之外，不会咿呀学语，也不会尝试说话。他对声音和人都没有反应，尽管他能听到糖纸的沙沙声，也能哼出他最喜欢的曲子。他不会模仿、指点或使用手势来交流。相反，他会拉着母亲的手，带她去找他想要的东西。他不会玩装扮游戏，他喜欢的活动是坐在桌子上旋转黑胶唱片。
>
> 小时候，凯尔回避眼神交流。他对父母不感兴趣，也不关心他们是否在身边。他回避其他孩子，当受到伤害或心烦意乱时，他不会寻求或回应安慰。凯尔 6 岁前不会哭，面部表情有限，常与情境不相符。他会花很多时间荡秋千，或者看陀螺旋转，或者摆弄吸管。他的理解力很差，直到 7 岁才学会有用的语言。从那以后，他学会了一些单词和短语，比如"走开"或"我想要我的妈妈"。大多数时候他都不说话。
>
> 十几岁的时候，凯尔的父母发现他很擅长图形，他能把简单的拼图颠倒着玩。他不喜欢改变，甚至和他的母亲散步都必须以刻板的方式进行。他逐渐出现各种重复的行为，包括伴有摇晃手部的动作。他喜欢旋转和弹跳，当音乐响起时，他会跳舞。他在紧张的情况下会摇摆不定。凯尔在青春期被诊断患有孤独症，并伴有"过度活跃和困难行为"和"严重的自残"。
>
> 来自 Bailey, Luthert 等（1998: 889 - 905）授权

（2）脑的连接性：人们普遍认为，孤独症的一系列行为与大脑的异常连接有关（Belmonte, Allen 等, 2004; Courchesne & Pierce, 2005）。在这些开创性论文发表后的十年里，有关孤独症脑连接异常的研究数量逐年增加，目前关于孤独症谱系障碍患者存在大脑主要结构和功能异常这一结论已没有争议。

ASD 的异常连接模式是源于脑内灰质和白质的密度、分布和细胞结构的异常。当这些异常的神经元及其神经纤维密集生长时，就会发生超连接；当神经元及其神经纤维和 / 或它们的神经胶质细胞出现异常稀疏生长时，就会发生连接不足。超连接和连接不足都对行为产生重要影响。例如，超连接可能是兴趣狭隘或是注意力焦点特殊的基础，并与特殊天赋和精确技能分割相关（Mottron, Bouvet 等, 2013）。而连接不足与"异常脑回路"一节中确定的整个系统的损害有关。

尽管 ASD 中异常脑连接的存在和重要性是毋庸置疑的（参见 Hull, Dokovna 等, 2017;

O 'Reilly, Lewis & Elsabbagh, 2017 的综述），但关于 ASD 中超连接和连接不足在 ASD 发病因素中哪个相对更重要仍存在不确定性（Picci, Gotts & Scherf, 2016）；另外，关于异常的性质也存在不确定性，例如，是否与灰质或白质的增加或减少或与两者都相关（d' Albis, Guevara 等, 2018）。以下概述了一些较为明确的发现。

（3）大脑皮层异常：有明确的证据表明，ASD 患者大脑皮层的灰质和白质密度存在异常。这一证据部分来自对大脑外表面的研究，部分来自对皮层区域细胞结构的研究。

大脑外表面的测量研究显示了 ASD 患者以下方面存在异常：不同部位的皮质厚度（Wallace, Dankner 等, 2010; Ecker, Ginestet 等, 2013），皮质的总表面积（Hazlett, Poe 等, 2011; Libero, DeRamus 等, 2014），以及皮质表面的回旋程度（即折叠程度）（Wallace, Robustella 等, 2013）。然而，已报道 ASD 患者的皮质厚度、表面积和回旋的精确异常数量众多且变化多样，几乎可以肯定是因为研究人群的年龄不同。值得注意的是，迄今为止，大多数关于大脑表面的研究都集中在高功能的青少年或成年男性（参见 blous&courchesne, 2007; Craig, Zaman 等, 2007, 对患有孤独症的年轻女孩和高功能成年女性的大脑的早期研究）。因此，显然有必要将这些研究的使用范围扩大到低功能的孤独症谱系障碍男性患者以及各种能力范围的孤独症谱系障碍女孩和成年女性患者。

对 ASD 患者大脑皮层细胞结构和**皮层微柱**（mini-columns）的研究也可靠地显示出异常。这些异常的确切性质尚不清楚，可能是因为与年龄相关的变化在研究人群中引入了多样性。然而，人们普遍认为，至少在生命的某些阶段，ASD 患者的皮层微柱比正常人多，但更小、更窄。此外，微柱内灰质和白质之间的边界及其投射比正常情况下分化较差，降低了不同皮质区域微柱之间的沟通效率（Casanova, 2015）。皮层微柱可被比作微处理器，在正常运转的大脑中协调和调节皮质内的活动。有人认为，ASD 患者的皮层微柱异常与增强的细节处理相关（与超连接相关），但会损害执行控制能力（与连接不足相关）（Opris & Casanova, 2014）。

（4）小脑异常：尸检和 sMRI 研究表明，与正常人相比，ASD 患者的小脑灰质减少。Ritvo, Freeman 和 Scheibel（1986）首先证明了 ASD 患者小脑浦肯野细胞数量减少，这一发现经受住了时间的考验（Fatemi, 2016）。小脑是一个有趣的结构，其中浦肯野细胞在抑制神经活动中起重要作用（见下面的 GABA 部分）。由 ASD 患者的小脑异常引起的抑制减弱不仅对运动行为有破坏性影响（正如曾经认为的那样），而且对认知、情感和感觉行为也有破坏性影响（Klein, Ulmer 等, 2016）。

（5）异常脑环路：研究发现，ASD 患者皮层区域以及皮层下结构（灰质和白质）存在异常，这些区域是广泛分布的大脑环路的重要组成部分，这些脑环路异常促进了 ASD 患者的异常行为。可能与孤独症相关的环路包括：

- **社会大脑**（参与处理关于他人的社会信息，例如他们的意图、感受和想法——Adolphs, 2009）。
- **默认模式网络**（DMN）（涉及内省、心智化和心理理论，以及对未来的思考——Buckner, Andrews-Hanna & Schacter, 2008）。

- **突显网络**（涉及**选择性注意**、注意转换和目标设定——Menon & Uddin, 2010）。

关于孤独症患者大脑环路的信息详见 Pelphrey 和 Shultz 等的报告（2011）；关于社会大脑的报告参见 Frith & Frith（2003, 2010）；关于突显网络参见 Li, Mai & Liu（2014）；关于默认模式网络参见 Washington，Gordon 等（2014）。在涉及语言处理的结构网络中也发现了非典型连接（例如，参见 Kimura, Hanaie 等 2013; Li, Xue 等，2014）。此外，ASD 患者的语言处理表现为右侧半球激活水平大于左侧半球，而正常人的左侧半球激活水平大于右侧半球（Lindell & Hudry, 2013）。

Maximo, Cadena 和 Kana（2014）以及 McPartland 和 Jeste(2015) 对 ASD 脑基础连接受损模型的证据和影响进行了扩展综述。后来有些作者不仅回顾了证据，而且还将其与已知的破坏突触生长和功能的遗传变异联系起来。Belmonte, Cook 等（2004），Guilmatre, Dubourg 等（2009），Zoghbi 和 Bear（2012）的论文强调了在 ASD 的病因和脑异常之间建立桥梁的重要性，这些论文在第 7 章末尾被引用。McPartland 和 Jeste 的论文很重要，因为它追溯了 ASD 的病因，为联系不同层次的因果分析做出了重要贡献。

（二）孤独症谱系障碍中的神经化学

1. 简介

了解孤独症的**神经化学**对于开发有效的物理治疗至关重要。人们认识到这一点已经很多年了，在孤独症被确定为一种独特的发育障碍后不久，对孤独症神经化学异常的研究就开始了，比如可以通过药物或饮食改变来进行治疗。然而，早期的研究当时可用的方法有限。而现代的方法包括尸检研究、各种体液分析或实验性使用药物和评估结果，随着更直接的研究方法的出现（见方框 8.4），关于孤独症神经化学的研究激增，现在是一个增长的研究领域。

方框 8.4　脑化学评估方法

1. 尸检研究：对死后脑组织的检查可以显示，参与任何一个神经化学系统的专门神经束和受体细胞是否完好无损。然而，这种方法与上文方框 8.2 中所概述的问题相似。

2. 腰椎穿刺：可采用抽取脑脊液样本进行分析，然而，这是一种侵入性操作，其用于非临床目的是有争议的。

3. 血液或尿液样本：可提供有关脑代谢产物的信息。

4. 疗效研究：对已知对特定神经递质或神经调节因子有影响的药物的效应进行研究，提供了一种间接评估脑神经化学的方法。

5. 从综合征型 ASD 推测得到的观点：可以发现可能与 ASD 相关的异常，例如，

苯丙酮尿症（PKU）与编码苯丙氨酸羟化酶的基因突变有关。

6. 磁共振波谱成像（MRSI/MRS）：这一无创检查（与方框 8.2 中描述的 sMRI 类似）可提供有关特定脑区化学成分的信息。

7. 正电子发射断层扫描（PET 扫描）：将一种放射性"示踪剂"注射到血液中，示踪剂摄取过程可以显像。通过测量血液中示踪剂的变化，显示特定神经化学系统的活动水平。主要用于临床，但由于辐射风险，不适合用于研究。

8. 动物模型：将治疗与 ASD 相关的不良行为的药物在动物（通常是大鼠或小鼠）模型上进行测试。

2. 目前已知的研究结论

关于孤独症谱系障碍患者大脑神经化学异常的确切性质，目前还没有达成共识。然而，有充分的证据表明，本章前面确定的几种主要的神经递质、神经调节因子和神经营养因子以某种方式受到影响。以下总结了与 ASD 中每种物质相关的证据，按从最佳到最不确定的既定意义的近似顺序排列。

（1）血清素：血清素又名 5- 羟色胺，或 5-HT，通过 5- **羟色胺转运体**（5-HTT 或 SERT）从一个神经元传递到另一个神经元。这种转运体将一个突触内产生的血清素运送到目标神经元上的特殊受体细胞。因此，血清素能系统的异常可能以以下三种方式之一出现：

- 血清素 (5-HT) 本身分泌过多或不足。
- 5- 羟色胺转运体 5-HTT/SERT 的问题。
- 血清素受体细胞的供应和作用异常。

有证据表明，这三种异常情况在孤独症谱系障碍患者中比在正常个体中更常见 (Muller, Anacker & Veenstra-VanderWeele, 2016;Garbarino, Gilman 等，2019)。然而，这三种类型的异常并不会发生在每一个孤独症患者身上，甚至也没有发生在大多数孤独症患者身上。由于血清素不仅是一种神经递质，而且是一种神经调节因子，并且在产前还是一种神经营养因子，与孤独症相关的血清素异常可能产生的影响是广泛的。

（2）谷氨酸和 GABA（γ- 丁酸氨基酸）：谷氨酸通常是最丰富的兴奋性神经递质，而 GABA 是最丰富的抑制性神经递质，在整个大脑中发挥作用。如方框 8.1 所述，这两种物质的正常产生、运输和接收对于维持神经活动之间的平衡至关重要。任何与这两种神经递质有关的异常都可能从一个方向或另一个方向打破这种平衡。

孤独症可能是由主要的兴奋性和抑制性神经递质，谷氨酸和 GABA 之间的不平衡（在大脑层面）引起的理论，最早是由 Hussman 在 2001 年提出的（另见 Rubenstein & Merzenich, 2003），随后被命名为"EI 理论"，这一理论引起了孤独症研究人员的极大兴趣，现在许多研究已经证明了 ASD 患者大脑中 GABA 水平的降低（综述见 Blatt，2012;Rojas，Singel 等，2014）。还有一些证据表明，孤独症患者的大脑中存在过量的谷氨酸（Al-Otaish，Al-Ayadhi 等，2018）。然而，这一证据不如与 GABA 水平降低相关的证据可靠（Kolodny，Schallmo 等，2020）。然而，即使 ASD 患者的谷氨酸水平在正常范围内，与 GABA 减少相关的抑制机制降低本身就会导致高于正常水平的兴奋和神经传递系统的"噪声"。

（3）多巴胺：与血清素一样，ASD 患者的多巴胺能系统可能也存在各种异常（Hosenbocus & Chahal，2012;Nguyen，Roth 等，2014）。长期以来，人们认为多巴胺能系统的功能障碍会导致孤独症的运动异常（Damasio & Maurer，1978）。最近有研究发现，多巴胺的产生、传递和接收异常与情绪失调和注意力异常有关（Gadow，Pinsonneault 等，2014），也与执行功能障碍和重复行为有关（Kriette & Noelle，2015）。

（4）乙酰胆碱：与血清素能和多巴胺能系统不同，ASD 患者的胆碱能系统直到 21 世纪初才得到深入研究。然而，Perry 和 Lee 等（2001）的一项尸检研究表明，ASD 患者的顶叶中乙酰胆碱受体（所谓的烟碱受体）数量减少。此后，人们发现在 ASD 患者的大脑中普遍存在尼古丁受体细胞数量的减少，这可能与 ASD 患者的注意力、记忆和学习理解障碍有关，也可能与 ASD 患者的抑制性和兴奋性大脑活动之间的失衡有关（Deutsch，Schwartz 等，2014）。鉴于这一证据，Deutsch 及其同事以及 Mukaetova 和 Perry（2015）强烈建议开发针对尼古丁受体细胞的治疗方法。

（5）催产素：催产素在性行为和分娩中的作用早在一个世纪前就已经广为人知。然而，直到 20 世纪 80 年代末发表了一项关于草原田鼠的研究，催产素在调节夫妻关系和母性行为方面的更广泛作用才被确立。之后不久，研究者就催产素在了解孤独症大脑基础中的作用以及是否可用于 ASD 的治疗展开了争论（Modahl，Fein 等，1992）。自从人们认识到催产素在理解孤独症社交障碍方面可能具有相关性以来，已有大量关于催产素水平的治疗试验和研究报告（见 Wang，Wang 等，2019 综述）。其他研究集中在 ASD 患者与催产素相关的推测异常的遗传基础上（LoParo & Waldman，2014; Andari & Rilling，2020）。然而，这一系列研究的结果相当复杂。因此，关于催产素的产生 / 运输 / 接收减少作为 ASD 的促发因素，以及基于催产素的治疗的有效性（见第 12 章），目前还没有定论。

（6）加压素：加压素是另一种在动物研究中被证明对社会行为的调节有一定作用的激素。在此基础上，人们假设加压素在导致孤独症中发挥了作用，并且对催产素和血管加压素的研究经常一起进行（Zhang，Zhang 等，2017; Voinsky，Bennuri 等，2019）。

（7）脑源性神经营养因子（BDNF）和络丝蛋白（reelin）：在本世纪初，研究人员开始质疑已经确定的 ASD 患者的脑解剖异常（见上文）是否可能是由神经营养异常引起的，即在发育中的胚胎和胎儿中，那些显著参与神经细胞构建和定位，以及随后更新和维持它们的神经化学物质的异常。如前所述，在过去的几十年里，GABA（一种神经营养因子，也是一种主要的神经调节剂）已被证明在 ASD 患者的大脑中显著下降。血清素也积极参与产前和产后的大脑构建，正如上文所述，已知在孤独症患者的大脑中也会出现数量异常的血清素。然而，在同一时期，对 BDNF 和 reelin 的研究未能产生一致的结果（参见 Kasarpalka, Kothari & Dave, 2014;Armeanu, Mokkonen & Crespi, 2017，BDNF 研究综述；Wang, Hong 等，2014; Hernández-García, Chamorro 等，2020,reelin 基因研究综述）。因此，关于 BDNF 和 reelin 在孤独症的遗传和脑基础中的可能作用仍然不确定。

（8）去甲肾上腺素：当单独考虑去甲肾上腺素时，去甲肾上腺素似乎对 ASD 没有什么解释价值。然而，肾上腺构成下丘脑 – 垂体 – 肾上腺轴（HPA）的一部分，HPA 是神经内分泌系统的主要组成部分，控制对压力的反应并调节许多身体过程。

（9）皮质醇：皮质醇是肾上腺在应激情况下分泌的。皮质醇水平也显示出与睡眠 – 觉醒周期相关的正常变化（见方框 8.1）。由于孤独症儿童容易出现焦虑和睡眠障碍，因此研究人员进行了一系列关于皮质醇水平的早期研究（例如 Hill, Wagner 等，1977;Richdale & Prior, 1992）。研究断断续续地进行，结果好坏参半（见 Spratt, Nicholas 等，2012;Taylor & Corbett, 2014，摘要）。

（10）睾酮："极端男性大脑"（EMB）理论首先由 BaronCohen 和 Hammer 在 1997 年提出（参见 Baron-Cohen, 2002），该理论假设，在子宫内暴露于异常高水平的睾酮会导致后来被诊断为 ASD 的人过度男性化的大脑发育。然而，正如第 7 章所指出的，对该理论的实证支持几乎完全来自 Baron-Cohen 的研究小组，这并不一定会使报道的研究结果无效，但是需要独立的研究小组进行重复研究，以增加胎儿发育是否受睾酮影响的案例。此外，"极端男性大脑"可能在某种程度上归因于性别特异性遗传效应[注2]（Crespi, Read 等，2019），可能是由进化压力造成的（Gur & Gur, 2017）；或性激素在出生后而不是出生前对大脑发育的作用（McEwen & Milner, 2017）。而且 / 或者男性化的大脑可能归因于出生后的环境因素（见 Rippon, 2019，关于正常发育中的"性别化大脑"的解释）。有关胎儿睾酮 – EMB 理论的批判性评论，请参阅 Ridley（2019）和 Xiong, Peterson 和 Scott（2020）。

需要注意的是，尽管胎儿睾酮激素异常暴露导致大脑极端男性化和孤独症的理论可能受到质疑，但这并不能推翻孤独症与大脑男性化有关的假设。事实上，有一些证据表明，被诊断为孤独症谱系障碍的女性以及患有孤独症谱系障碍的男性的大脑发育与正常发育 (TD) 男性的大脑发育相似，而与 TD 女性相反（Kozhemiako, Vakorin 等，2019）。

注 2：许多年前，我和同事对孤独症儿童的父母进行了优势手的研究，因为优势手相应反映了左脑和右脑半球的优势 (Boucher, Lewis & Collis, 1990)。具体来说，"纯粹"或比较明显的左撇子通常与右脑半球优势相关（以及与社会情感相关的功能，如移情和社交技能），而"纯粹"或比较明显的右撇子倾向于与左脑半球优势相关（以及规则约束系统，如语言或数学）。而一般人群中混合利手更为普遍，它通常反映了左右脑优势之间的相对均匀的平衡，以及在两个脑半球行为倾向的相对均匀分布。我们研究的主要发现是，在普通人群中，孤独症患儿的母亲多半是"纯右利手"。这一发现与决定个体的"利手性"的母性遗传成分（以及"习得的"、经验成分）相一致，并由此可知，他们的左右脑优势模式。现在看来，这一 30 多年前的发现（这在当时出乎意料，令人困惑）可以被解释为与"极端男性大脑"理论，以及对 ASD 女性性别焦虑的观察结论相一致。

3. 评论

毫无疑问，某些神经化学物质在孤独症的大脑基础中起着关键作用。特别是，在产前和产后影响血清素和 GABA 神经营养活性的异常可能对前一节描述的大脑生长和结构的异常有重要影响。作为神经递质和神经调节剂，血清素和 GABA 的产生和 / 或运输和 / 或接收的异常几乎肯定会对 ASD 患者的大脑功能和行为产生进一步的终身影响。几乎可以肯定，孤独症患者的多巴胺能系统也受到了影响。此外，GABA 生成的减少会使谷氨酸的兴奋性活动在孤独症患者的大脑中变得异常占优势。

上面提到的其他神经化学物质在导致孤独症相关行为的因果链中所起的作用尚不清楚。因为对孤独症（或谱系内的亚群）的神经化学的可靠理解将为孤独症药物和饮食治疗的开发和测试提供坚实的基础，因此在这一领域的进一步研究具有潜在的实际重要性。

（三）ASD 的脑功能

1. 简介

鉴于孤独症谱系障碍患者确实存在大脑结构和神经化学异常的明确证据，进一步可以得出 ASD 患者大脑功能必定是不正常的结论。事实上，ASD 患者大脑结构异常的证据（如上所述）大多来自于对大脑功能的研究。举例来说，如果有人在观看车祸或赤手空拳打斗的视频片段时，被发现大脑中记录情绪的区域并不活跃，那么就可以推断，这个人的大脑区域要么在结构上不正常，要么与大脑区域中负责感知事件的视觉和听觉传入的部分脱节。相反，对结构异常的研究有助于识别功能异常，在考虑方框 8.5 中概述的更直接的脑功能评估方法时，应牢记这种相互关系。

方框 8.5 评估脑功能的方法

1. 脑电图（EEG）：在颅骨上放置电极，测量对某些刺激（诱发反应电位 ERPs）或休息情况下的脑电活动。在精心准备的情况下，有些侵入性电极也可以用于非常年幼或脆弱的个体，以及年龄较大的儿童或成人。

2. 脑磁图（MEG）：测量脑电活动产生的磁场，以评估大脑对特定刺激的反应。由于技术原因，它比**脑电图**（EEG）更敏感。与脑电图相比，它的侵入性更小：接受评估的人坐在舒适的椅子上，将头放在看起来像美发沙龙里使用的那种吹风筒里。

3. 功能磁共振成像（fMRI）：与 sMRI 类似（见方框 8.2），但测量的是正在进行的大脑活动水平，而不是大脑结构。接受扫描的人通常被要求承担一项特定的任务，涉及到特定的功能，比如记忆面孔或观看一段激动人心的视频。

4. 正电子发射断层扫描（PET 扫描）（见方框 8.4）：可用于测定特定活动期间大脑特定区域的活动水平。然而，由于 PET 扫描使用放射性物质作为"示踪剂"，这种评估大脑功能的方法通常用于临床目的，而不是用于研究。

---

5. 单光子发射计算机断层扫描（SPECT）：与 PET 扫描方法类似，它使用放射性"示踪剂"来评估血流量，从中推断大脑活动与特定行为功能之间的关系。它一般用于临床，很少用于研究。

2. 众所周知

来自 ASD 脑功能研究的发现补充并强化了关于 ASD 异常脑结构和神经化学的已知知识。特别是使用功能性磁共振成像（fMRI）和脑电图（EEG）的研究，已经在建立与 ASD 特别相关的脑回路中的超连接和低效连接模式方面做了很多工作。例如，**功能磁共振成像**（Aoki, Abe 等，2013）和脑电图（Tavares, Mouga 等，2013）已被用于研究 ASD 患者参与面部处理的大脑结构——社交大脑的一个关键组成部分。Assaf, Jagannathan 等（2010）和 Jung, Kosaka 等（2014）使用功能磁共振成像研究 ASD 患者在被要求执行默认模式网络相关任务时，默认模式网络的正常神经相关因素是否活跃。在 Abrams, Lynch 等（2013）的一项研究中，fMRI 被用于研究多巴胺能奖励系统（或突显网络）的不连续性。

在 Coben, Mohammad-Rezazadeh 和 Cannon（2014）以及 Ecker, Bookheimer 和 Murphy（2015）的研究中可以找到关于 ASD 患者脑功能研究的证据综述。

（四）ASD 的脑发育

与正常的大脑神经发育和衰退相比，如本章前面所述，在 ASD 患者一生中，大脑的变化显示了一个非正常的轨迹。

最明确的发现之一是，在生命的头 18 个月里，ASD 患儿大脑发育异常迅速，这在上文"孤独症谱系障碍患者的大脑结构"一节中有所提及。多年来，人们一直认为生命最初几个月的过快生长是大脑特有的。然而，最近的研究表明，ASD 婴儿的身高和体重增长也异常迅速（Chawarska, Campbell 等，2011; McKeague, Brown 等，2015）。

2 岁时，孤独症婴儿的头围——以及由此推断的脑容量——明显大于平均水平（Courchesne, 2004）。如前所述，这反映了一个事实，即在患有早期 ASD 的婴儿中，灰质（神经元）和白质（神经胶质细胞）在生命的前 18 个月异常迅速地增殖。此外，在第二年的下半年，正常的突触修剪和细胞损失过程不会发生（Tang, Gudsnuk 等，2014）。

然而，ASD 患儿异常快速的大脑发育并没有持续。在 2 ~ 5 岁之间，他们的大脑生长速度是正常的，尽管总的脑容量仍然比正常发育的儿童大。

此外，从青春期到中年晚期，sMRI 扫描显示，与脑神经发育正常的对照组相比，大多数 ASD 患者的总脑容量异常减少（Courchesne, Campbell & Solso, 2011; 参见 Greimel, Nehrkom 等，2013;Itahashi, Yamada 等，2015）。然而，罕见的持续性**大头症畸形**病例也有报道（Barnard-Brak, Sulak & Hatz, 2011），可能与早期突触修剪缺陷有关（Sarn, Jaini 等，2021）。ASD 患儿青春期脑容量的减少可能是由于他们在青春期并未出现像正常青少年一样的大脑发育的几个高峰。另一方面，ASD 成年期间脑容量的异常大幅下降可能是由于大脑衰老时灰质和白质的损失大于正常水平。

三、评论

重要的是不要忽视这样一个事实，即大多数 ASD 患者"正常"（神经正常）多于"异常"，而且有些人是高功能 ASD。此外，几乎所有孤独症患者都有一些"碎片"技能——他们在有些方面的技能比其他大多数人好很多。有时，这些卓越的能力达到了学者的水平，如第 3 章所述。

因此，从大脑结构基础的角度解释孤独症的挑战在于，无法解释这样一个事实，即许多被诊断为 ASD 的患者的大脑在大多数方面都是有效运作的，尽管在某些方面与没有孤独症的人的大脑有所不同。即使在能力较差的个体中，大脑功能明显受损，大脑功能的某些方面（以及由此推断的结构和神经化学）也可以相对卓越，而在专业能力发展的情况下，则可以做出卓越的成就。

因此，重要的是，不要从上述关于大脑结构、神经化学和发育异常的证据中得出结论，即孤独症谱系障碍患者的大脑是"不正常"和"功能障碍"的。首先，大脑研究最常用于检验与孤独症相关的异常行为的假设，而不是检验与正常或未受影响的能力有关的假设。其次，没有发现"异常"的大脑研究发表的可能性比报告与正常有显著差异的研究发表的可能性要小。

同样重要的是，不要低估大脑结构"异常"可能带来的行为能力方面的好处，与优越的视觉细节感知相关的局部网络超连接就是已经提及的一个例子。

最后，孤独症患者大脑的代偿能力不可被低估，尤其是在婴儿期就有症状的个体。功能代偿可以通过扩展完整脑系统的作用来辅助通常由受损脑系统提供的功能来实现。此外，神经可塑性确保了大脑生长和发育的能力，这对个体是有利的，即使是异常的个体（想想那些天生没有手的人是如何有效地使用脚来完成许多熟练的"手工"任务的）。

最后要说明的一点是，要记住，术语"不正常"或"异常"意味着差异，但没有必要暗示"劣等"或"更糟"（毕竟，莫扎特的大脑一定是"不正常"的，但并没有因此而更差）。

所有这些讨论都表明，未来研究 ASD 的大脑基础的一个重要目标应该是了解这种效率是如何实现的。除了关注行为障碍或异常的大脑基础，还应将注意力集中在孤独症患者的能力上。

四、小结

本章的开头概述了神经正常人群的大脑结构、神经化学、功能和发育的一些基本信息。开篇部分集中讨论了可能与理解 ASD 大脑异常相关的信息，并介绍和定义了本章稍后使用的一些关键术语。常用的评估大脑结构、大脑神经化学和大脑功能的方法也在本章中列出并定义。

关于已知的孤独症相关能力和异常的大脑的关联，有些证据是丰富的，有时又是相互矛盾的，通常很难确定地解释。然而，人们普遍认为，ASD 患者大脑各区域、结构内部及其之间存在异常的连接，超连接和低效连接都有可能发生，通常认为，局部网络中的超连接与某项能力峰值有关，而分布更广泛的区域或结构之间的低效连接与孤独症相关的行为异常或障碍有关。简要地说，孤独症患者的大脑——或多或少，因个体问题的复杂程度而变化——没有正常连接起来。在语言方面，这种"异常连接"与 ASD 患者的右侧半球激活水平大于左侧半球有关。

ASD 患者大脑中的异常连接可能是由于特定大脑区域或结构中的灰质和 / 或白质密度异常造成的——有时过多，有时过少。异常情况可能因年龄、性别以及个体孤独症相关问题的严重程度和复杂性而异。在 ASD 患者大脑皮层、小脑和皮层下结构中发现了异常的灰质密度，这些结构是神经回路的关键组成部分。有些 ASD 患者神经束发育不全，失去了结构间的协调作用。

在细胞水平上，某些神经化学系统的生成细胞、传递细胞和 / 或受体细胞已被发现存在缺陷或存在故障。ASD 中受影响最大的神经化学系统可能是血清素能和多巴胺能系统，兴奋性和抑制性物质 (谷氨酸和 GABA) 之间的平衡，以及催产素和加压素也受到了影响。

重要的是，不要从以上论述武断地推断出孤独症患者的大脑在许多方面都不能有效地发挥作用——事实上，在大多数 ASD 患者"正常"多于"异常"，高功能 ASD 更是如此。人类的大脑是相对"可塑"的，也就是说，如果"正常"路线不可用，它能够找到另外的工作方式。同样重要的是，要充分重视这样一个事实，即有时正是因为孤独症患者的大脑不同于常人，才可能造就了具有卓越才能的个体。因此，从大脑基础的角度解释孤独症的挑战在于，许多孤独症患者的大脑在大多数方面都是有效运作的，尽管可能与非孤独症患者的大脑有所不同。

第 9 章　孤独症的心理学理论 1:
诊断学行为

【摘要】　本章的主要目的是提供关于构成孤独症谱系障碍（ASD）诊断标准的社交情感沟通障碍、限制性和重复性行为以及感觉知觉异常的心理学原因的理论和证据。潜在的目标是强调可能对孤独症相关行为的任何一个方面起重要作用的多种因素——有时仅影响相对较小的个体子集，但总是会导致个体结果的异质性。

一、概述

最近，纯粹的心理学理论[注1]在关于孤独症病因的文献中占据主导地位。早在 1943 年坎纳（Kanner）的开创性论文发表后的最初几年，关于孤独症病因学和大脑基础的理论就已经被提出。然而，直到二十世纪最后十年左右，用于研究遗传学或研究大脑结构、功能和神经化学的方法还相当有限。因此，人们对正常人类遗传学，或者说对正常大脑发育、结构和功能的细致了解还很少，更不用说孤独症的遗传学或神经生物学了。

因此，理解与孤独症相关行为的成因的尝试主要集中在纯粹的心理学过程和系统层面。多年来，这一解释层面的理论和证据不断涌现：一些理论出现后又消失，有些则在几十年后又被重新提起。在本章中，大部分篇幅都重点介绍了最新的和 / 或证据支持最充分的理论。然而，有时也会包括一些较旧理论的迹象，或者特定理论发展的阶段，以强调一个事实，即到目前为止还没有一个确定的、完整的、普遍接受的"孤独症心理学"的论述。

本章分为三个主要部分，每部分都对以下心理学解释进行了论述：

- 社交情感沟通（SEC）障碍
- 局限性和重复性行为（RRBs），包括行为模式化
- 感觉 – 知觉异常

以下每个主要章节都以一个名为"需要解释的内容"的短小分节开始，在这里将参考第 2 章和第 3 章中提供的诊断行为的详细描述。在每个主要章节中，接下来是对每一个重点部分的介绍，涵盖了"解释性理论"，章节最后通常以总结结束。

注 1：随着人们对主要心理过程的大脑对应关系日益理解，人们越来越期望"心理学"解释能够成为"神经心理学"解释。在接下来的内容中，当某个特定心理过程的大脑对应关系已知并与本书中特定的部分相关时，将使用"神经心理学"一词。在其他地方将使用"心理学"一词。

二、社交情感沟通障碍

（一）需要解释的内容

关于孤独症谱系障碍（ASD）成因的心理学描述必须能够解释 DSM-5 中详细描述的诊断性社交情感沟通（socio-emotional-communicative，SEC）障碍（见方框 2.1）。这些"基本"标准的扩展可以在第 3 章的与"社交互动障碍"、"情感处理障碍"和"沟通障碍"相关的小节中找到。下面将分别概述 ASD 中 SEC 障碍的这三个组成部分的可能原因。

（二）解释性理论

1. 关于社交互动障碍的解释

这个关键部分被细分为三个小节。

（1）二元互动障碍：已经提出了多种解释 ASD 中二元互动障碍的原因，这些解释是基于对正常发育（typically Developing，TD）婴幼儿的天生社交、情感、沟通和认知能力的了解。下面列出的所有天生[注2]能力和倾向——这个列表并不详尽——都在建立和维持婴儿与其主要照顾者之间的互惠关系中发挥了一定的作用，对婴儿的生存具有明显的价值；因此，它们已被"写入"基因中。其中几个能力在正常发育的新生儿中已存在，其余的几种能力在生后前三个月内可以观察到（Berk & Myers, 2015; Keenan, Evans & Crowley, 2016）。

- 社交定向：这个术语指的是正常发育的新生儿优先关注社交刺激（如面部、声音和嘴巴、眼睛或手的动作），而不是非社交刺激。

- 目光接触和注视跟随：其他人的眼睛能够吸引正常发育的新生儿的注意力，他能够区分另一个人的眼睛是朝向他还是转开了。当另一个人的眼睛转向时，婴儿的目光倾向于移动到另一个人正在看的东西上。这种反应被称为"注视跟随"，它是共同注意的前提。

- 社交学习：正常发育新生儿能够识别母亲的声音，因为他们在子宫内就听到了。到出生后的第三周，神经发育正常的婴儿能够识别主要照顾者的面孔，并愿意花更多的时间观察他们而非陌生人的面孔。这些相当惊人的成就表明，某些感知和记忆/学习能力在出生时或甚至之前就已存在。

- 模仿：正常发育的新生儿可以出现模仿他人面部姿态（例如，伸出舌头）的倾向。他们也可能自发地模仿某些手部动作。到第三个月末，正常发育的婴儿可以模仿他人的面部表情。

- 社交动机：是指社交刺激的内在奖励机制，如正常发育的新生儿在出生后的前三

注 2：需要注意的是，"天生的"并不一定意味着"先天的"/"从出生时就显现"。相反，它表明某些身体或行为发展的方面是遗传上预先设定（"预编程"）在特定生命阶段出现的。语言习得的能力、青春期的开始，以及与正常老化相关的过程都是这类所谓"天生"的例子。

    个月内自发地开始和他人有眼神接触并在社交互动中表现出的愉悦表情（社交微笑，发声）。

- 在二元互动中发声和动作的同步：在正常发育的婴儿三个月左右时可以观察到，这表明他存在对动作和声音的感知并已逐渐发展出精细时间调节的能力。

    ASD 婴儿和幼儿的上述某些或所有社交互动和能力受损，这可能表明这些障碍有一个共同的原因，最有可能的共同原因可以在"大脑基础"层面上予以解释。特别值得注意的是，患有孤独症的婴儿的二元互动障碍是在第一年末期到第二年的头几个月显现的，这与大脑中灰质和白质的过度生长以及突触修剪的缺陷相一致（见第 8 章）。

    ASD 中出现"全方位"的二元互动双向关系障碍的另一种解释是，上述列出一个或另一个过程是"主要因素"，即它是所有其他列出的互动障碍形式的基础。

    例如，长期以来一直有争论认为，早期出现的社交定向缺陷可能是主要的，导致 ASD 中 SEC 障碍的一系列影响 [Dawson, Toth 等, 2004；Leekam & Ramsden, 2006；Franchini, Glaser 等, 2017；但 Johnson（2014）对这一假设进行了反驳]。

    同样，长期以来一直有人认为 ASD 患儿缺少目光接触和注视跟随可能是主要因素（Baron-Cohen, 1995；Jones, Carr & Klin, 2008；Thorup, Nyström 等, 2016）。然而，先天失明的儿童尽管在童年时也会表现出一些类似孤独症的行为，但通常这种情况不会持续（Hobson & Lee, 2010；Jure, Pogonza & Rapin, 2016）。

    还有人认为 ASD 患儿持续的面孔和声音识别问题（Boucher, Lewis & Collis, 1998, 2000；Weigelt, Koldewyn & Kanwisher, 2013）可能是社交学习障碍的主要因素，然而，先天性失聪和失明的儿童虽然也无法听到或看到大部分社交学习的情景，但并不一定总是表现为 ASD，尽管有些先天性失明的儿童在童年时期也可能会出现一些类似 ASD 的行为（Wing, 1969）。

    曾有一段时间，人们认为模仿障碍是导致 ASD 中社交障碍的一个重要原因（Williams, Whiten 等, 2001；Ramachandran & Oberman, 2006），然而，现在可以明确的是，并非所有 ASD 患儿都会出现模仿障碍（Vivanti & Hamilton, 2014）。

    社交动机受损是解释那些被诊断为 ASD 的幼儿中二元互动障碍的一个更有力的候选原因。社交动机与奖赏紧密相关。多年来，人们一直在论证孤独症患者在社交刺激和奖赏机制方面存在根本性的缺陷（例如，Mundy, 1995, 2003；Sigman & Capps, 1997；Chevallier, Kohls 等, 2012）。最近，有人认为 ASD 患者的"奖赏系统"（而非社会奖赏系统）普遍受损（Bottini, 2018；Clements, Zoltowski 等, 2018）。根据"奖赏系统受损"理论，如果一个人不能从社交互动中体验到奖赏的愉悦，那么这将逐渐削弱天生的（并且最初是完好的）社交倾向，例如看着别人的脸、进行目光接触、优先响应熟悉照顾者的面孔和声音，以及模仿他人的动作和面部表情。这个假设与以下事实是一致的：在婴儿出生后的第一年，二元互动没有受损，但随后会逐渐减少。

    关于时间感知差异和时间意识缺陷导致或促成 ASD 中的社交障碍、语言障碍和运动异常的理论也有很长的历史，最初是由 Newson（1984）提出的；1994 年，Donna Williams（一位 ASD 高功能患者）写道：

> 对我来说，排序的一个问题在于我对时间的感知和我个人历史中的连续性（或缺乏连续性）……，我用不同的符号标记时钟，表示时针到达不同位置时发生的事情，这是我跟踪时间及其与不同时间完成的事情之间关系的一种方式。（Williams，1994: 165）

同样，Lorna Wing（一位临床医生、研究员，也是一位 ASD 患者的父母）写道：

> 对于有些 ASD 患者来说，他们可以理解时钟的报时。他们的困难在于理解时间的流逝和将其与正在进行的活动联系起来……由于在时间中迷失所产生的恐惧也解释了为什么 ASD 患者会对任何无法预料的时间表变化产生强烈的不适反应。（Wing，1996: 88）

在方框 9.1 中概述了 ASD 患者中一些时间感知异常的例子。

方框 9.1　有关孤独症患者对时间非正常体验的案例证据，以及他们的应对策略

有些孤独症患者对时钟、日历和其他计时设备存在过度甚至是强迫性的依赖，下面所有的例子都源自于我自己与孤独症患者在一起的经历。

- 过度依赖时间设备：有些 ASD 青少年在被问及上次游泳时间时，他们会提供具体的日期，而不是像"昨天"、"上周"或"几天前"这样的更常见的回答。这表明他们可能更依赖具体而精确的时间记录，而不是更模糊的时间概念。
- 记忆特定日期的能力：我接触过的另一个男孩能够回忆起近一年甚至更久以前的具体日期他做了什么。他还是一位"日历计算专家"，能够告诉你上个世纪任何给定日期是星期几。
- 使用日历管理课程：我在探访一位在大学遇到课程困难的年轻成年人时，他通过翻阅墙上的日历，按日期详细告诉我他何时提交作业，何时收到反馈，何时去见导师，以及其他相关的时间点。

- 使用定时器确保茶的泡制时间准确：我认识的一位智力很高的阿斯伯格综合征患者使用电子定时器来确保茶包在茶中的浸泡时间精确到秒。
- 对时间的焦虑反应：在一所特殊学校的图书馆中，一个小学生被告知在小隔间里坐着看书，"直到午餐的铃声响起"。由于他看不到钟表，他变得越来越焦虑，他不再看书，而是不断转身倾听铃声，并开始出现自刺激行为。我介入后建议他移动到可以看到钟表的地方，观察长针移动到 12 点，当铃声响起标志着午餐时间已到来。

这些例子表明，ASD 患者可能需要额外的支持来管理和理解时间的流逝，以及如何将时间与日常活动联系起来。为他们提供可以看的时间提示和具体的时间管理工具可以帮助他们减少焦虑并提高生活质量。

时机是互惠式社会互动的重要组成部分，有理由认为，如果在孩子生命的第一年未能协调好与同步社会互动，就会逐渐破坏那些最初正常运作的互动关系。这一假设的一个主要优势是，它直接对应于关于 ASD 大脑基础的已知信息。具体而言，这与 ASD 患者在 14 个月左右开始出现孤独症相关行为时缺乏突触修剪的现象是一致的。由此产生的大脑组织过度生长会破坏协调的振荡时间机制，或称"脑波"，这一点在第 8 章中已简要提及。精细的时间控制——我在其他地方称之为"时间解析"（Boucher，2001）——涉及所有的主动行为，以及大脑内神经活动的协调和整合（Brock，Brown 等，2002）。

（2）三元互动障碍：在这种关系中的"三元"指的是"你，我和 X"，如在第 3 章开头所述。三元互动依赖于：①在自己头脑中呈现另一个人头脑中"X"的表征（理解为"再现"、"图像"或"概念"）；以及②对共享"X"体验的意识。在最早和最简单的形式中，"X"是我们两人都可以看到（或听到、感觉到等）的某物，如图 3.1 所示。

Frith（2003）认为，三元互动障碍（以及"心智理论受损"——见下文）可以通过"心智能力"缺乏或受损来解释。在 Frith 的理论中，"心智能力"被定义为形成他人和自己心理状态**表征**的能力，广义上包括感知、思维和情感。例如，在图 3.1 中，男孩在直觉和无意识的层面上"知道""我看到的，你也能看到"，即他的母亲也会像他一样，在她的头脑中有一只猫的"表征"（或"图像"）。缺乏心智能力的 ASD 初期儿童不会有这种洞察力。

（3）心智理论受损：在 20 世纪的最后二十年到本世纪，人们对"心智理论"（ToM）的兴趣急剧增加，这可以通过是否可以通过错误信念测试来体现（见方框 3.1）。这种兴趣绝不仅限于描述和解释 ASD 患者的心智理论障碍。虽然哲学家、人类学家、动物行为学家和其他学者组织了各种研讨会，并撰写了书籍和论文，但关于这一理论的研究仍在进行中（例如，见 Carruthers，2009；Nicholson，Williams 等，2021）。然而，即使是高功能的 ASD 患者也难以通过错误信念测试（Happé，1994），这一事实使得研究重点转向理解 ASD 患者的心智理论问题，作为确定心智理论能力进化的（神经）心理学前提以及正常发育儿童获取心智理论能力的一种方法（Fletcher, Happé 等，1995）。

关于 ASD 患者在完成错误信念测试时遇到的困难，Baron-Cohen、Leslie 和 Frith（1985）最初认为这是由于元表征能力障碍所致。"元表征"可以定义为"用某种形式将实物的特征表达出来"，元表征也是反思和推理自己的以及他人的感知、知识、情感、记忆等的基础。这种能力在发育正常的儿童中出现的时间大约为 4 岁——即正常发育的儿童通过错误信念测试的年龄。值得注意的是，也正是在这个年龄，正常发育的儿童开始发展出假装的能力，而这一点，正如 Leslie（1987）所论述的，也涉及元表征能力，而在 ASD 患者中是受损的。

关于错误信念测试失败是由于元表征能力障碍的假设几乎可以肯定部分正确。然而，它不能解释心智理论障碍的前兆，例如三元互动障碍。因此，Frith 和 Baron-Cohen 很快并分别放弃了认为元表征能力障碍是错误信念测试失败的唯一原因的假设。

Frith 与 Morton 和 Leslie（1991；另见 Frith 和 Happé，1994）提出，心理能力障碍是错误信念测试失败以及更早出现的三元互动障碍的基础。然而，在后来的出版物中，Frith（2013）指出，ASD 患者存在注视跟随和生物运动检测能力障碍，并讨论了这些早期表现的二元互动障碍可能是心智能力障碍的基础——继而导致错误信念测试的失败。

同样，当 Baron-Cohen 首次提出与 ASD 相关的"心智盲"概念时，他特别强调了一组先天的（即预编程的）模块化机制，认为"共同注意机制"（shared attention mechanism，SAM）和稍后显现的"心智理论机制"（theory of mind mechanism，ToMM）在 ASD 中是有缺陷的（Baron-Cohen，1995）。据称，这两个模块化能力中的一个或两个未能在通常年龄出现，将分别影响三元互动和心智理论。然而，在后来的出版物中，Baron-Cohen 和同事们更加重视早期表现的二元互动问题——特别是注视跟随和从"读眼识心"中推断他人心理状态的能力（Baron-Cohen, Wheelwright & Jolliffe, 1997；Vellante, Baron-Cohen 等，2013）。因此，Frith 和 Baron-Cohen 都得出结论，某些形式的二元互动在将要发展成 ASD 的婴儿中是存在障碍的，进而导致难以克服的心智障碍，对三元互动关系和随后心智理论的发展造成不利影响。

Frith 和 Baron-Cohen 对心智理论（theory of mind, ToM）和读心能力（mentalising）障碍的后期解释，通常可以在 Hobson 于 1993 年出版的一本开创性著作《孤独症与心智发展》中找到。Hobson 是一位临床医生，也是发育障碍领域的研究人员，他认为孤独症儿童的基本障碍应该被概念化为"人与人之间通常的主体间关系协调模式被打破"（Hobson，1993a: 79）。他认为，这会导致他们错过在内心表征他人心理状态的基础阶段。

在提出这一观点时，Hobson 明确地表示需要回归到 Kanner 早期提出的假设，即 ASD 源于"缺乏与生俱来的与人形成通常的生物情感（即情绪）接触的能力"。Hobson 将这称为情感失认，或"情感盲"。他认为，"情感盲"会减少婴幼儿对社交互动的渴望，因为他在其中不会有共享的愉悦，而只存在来自例如摇摆或挠痒带来的感觉的以自我为中心的愉悦。更重要的是，情感共享的缺乏会损害共享（无意识地）其他人与自己一样具有情感的能力："爸爸也可以感到快乐或悲伤，就像我一样"。因此，婴儿错过了对他人心理状态的第一阶段理解。稍后在发育过程中，当正常发育的婴儿可以理解"爸爸想要（而我也想要）蛋糕"时，患有 ASD 婴儿却无法理解共享的"想要"，以及对蛋糕的共同关注。他也不会使用原始陈述性沟通，例如拿来并展示，或指向有趣的事物，因为孩子没有意识到共享情感或心理状态的可能性。近期，Hobson（2014b）认为，社会相关性经验的障碍最初是由于"某些形式的感知依赖性社会经验受限"。

这个结论与 Frith 的观点接近，即注视跟随和生物运动检测的障碍是心智化障碍的根本原因。同样，Baron 和 Cohen 认为注视跟随和"从眼中读心"是这一相关核心问题的根本原因，与 Hobson 强调的"某些形式的依赖于感知的社会经验受限"（霍布森，2014b）很吻合。当然，这也与 Kanner 的假设相吻合，即源于 ASD 患者"缺乏与其他人建立通常的生物学情感联系的先天能力"。

然而，在结束本节讨论之前，我们必须认识到，几十年来，人们对 ASD 患者难以通过错误信念测试（检验一个人是否具有心智理论的"试金石"）提出了许多一些其他的截然不同的解释。这些解释提醒人们应注意，要通过"标准"的错误信念测试，如方框 3.1 中概述的测验，除了思维能力外，还需要具备以下能力：

- 一定程度的语言能力（Tager-Flusberg & Joseph, 2005; Frith, 2013）。
- 与年龄相符的**执行功能**（Pellicano, 2007; Kimhi, Shoam-Kugelmas 等，2014）。
- 正常的**中央统合能力**（Jarrold, Butler 等，2000; Pellicano, 2010）。
- 与年龄相符的智力。

就孤独症患者而言，某些执行功能和中央统合能力可能总是或多或少地受损。此外，语言和学习能力的障碍经常与孤独症同时存在，因此，在 DSM-5 诊断标准中，它们被确定为常见的特征。

总之，即使是高功能 ASD 患者，在完成错误信念测试时也会一直遇到困难，这可能是由于心智理论受损之外的其他因素造成的。

2. 关于情绪处理障碍原因的解释

大多数关于孤独症患者情绪处理能力受损的解释都是由于中央统合能力受损。这些理论围绕着这样一个事实展开，即一个人的正常体验，无论是否具有社会性，几乎总是涉及情感（即与情绪相关的）以及知觉和认知内容，而且这些部分的体验是与大脑的中央统合功能相关的。

Hermelin 和 O'Connor 在 1985 年首次提出，ASD 患者的情感和认知体验组成部分的统合存在问题，这个问题可能会导致诸如"我喜欢去充气城堡玩吗？"这样的问题（参见第 3 章关于"述情障碍"的部分）。

Ben Shalom（Ben Shalom, 2000; Faran & Ben Shalom, 2008）提出了更具体的假设，即 ASD 患者体验到情感的生理组成部分，但未能将这种体验与激发情感的事物联系在一起。因此，一个 ASD 患者可能看到一条蛇会出冷汗并产生其他与恐惧相关的生理反应，但不会自动将他们的身体感觉与蛇联系起来。同样，患有早发性 ASD 的婴儿也会体验到在被抚摸或挠痒带来的身体愉悦，但他们不会将愉悦的感觉与抚摸或挠痒的人联系起来（可参阅本章早先概述的"社交奖赏机制受损"的理论）。Ben Shalom 的假设与观察结果相符，即尽管 ASD 患者在传染性共情和基本情感的生理组成部分的体验方面完好无损，但涉及理解他人或自己的情感是关于什么的认知共情却存在障碍（见方框 3.2）。这一假设也与主流心理学中情感处理的理论模型一致。在这些模型中，通常会区分"情感"（定义为原始的生理感受）和"感觉"（定义为对情感内容的有意识识别——是什么引发了情感，情感是什么类型：例如，是"恐惧"、"娱乐"还是"惊讶"？）（LeDoux，1998）。

在这种特殊意义上，无法体验"情感"与"情感盲"理论是一致的。这一理论最初是由 Kanner 提出的，后来由 Hobson 进一步论证。如果一个人不知道另一个人的情感是关于什么，他们既不能分享这种情感（除了生理性反应之外），也无法做出适当的反应。不了解另一个人的情感内容也是 Baron-Cohen（Baron-Cohen，2005，2009）"共情系统障碍"理论的基石。根据这一理论，无法理解他人情感的内容是由心智理论（称为"心智化"）受损导致的（Baron-Cohen, 1995; Wheelwright & Baron-Cohen, 2011）。

Gaigg（2012）对 ASD 情感处理的文献进行了系统回顾，他认为，无论这些经历是社会性的还是非社会性的——即无论是否涉及心智化，ASD 患者体验的情感与引起情感的经历之间都存在脱节。这一论点比以前更加重视情感处理障碍对 ASD 患者的影响，以及这种情感处理障碍对学习各种技能的影响，因为一个人对奖赏机制的体验——无论是积极的还是消极的——都对我们如何学习和学习什么至关重要。

最后，值得注意的是，因中央统合能力障碍而导致的情感处理障碍的解释，显然与孤独症患者异常的结构和大脑连接异常的证据相一致。

3. 关于沟通障碍的解释

在第 3 章关于"沟通障碍"的部分指出，ASD 患者的人际沟通方式（语言和非语言沟通方式）以及语言和非语言符号的使用（语用学）规则和惯例都存在障碍。

关于语言障碍的理论解释将在下一章进行回顾。关于对非语言信号的理解和使用障碍，对情绪面部表情的理解障碍（Uljarevic & Hamilton, 2013; Golan, Sinai-Gavrilov & Baron-Cohen, 2015）可以根据上述关于情感处理障碍的部分中概述的一个或多个理论来解释。目前对 ASD 患者的手势使用障碍（Sowden, Clegg & Perkins, 2013; Watson, Crais 等, 2013）以及手势和言语整合障碍（Silverman, Bennetto 等, 2010; Hubbard, McNealy 等, 2012）的研究尚未得到解释。然而，后者的问题与**跨模态处理**障碍相符，这是解释配对熟悉面孔与人物的声音的能力障碍的早期假设之一（Boucher, Lewis & Collis, 1998）。跨模态处理障碍是感觉刺激统合障碍的一种形式，与大脑中异常的神经连接相一致。ASD 患者的时间意识缺陷也可能解释言语和手势整合障碍。

关于语用障碍，在很大程度上可以用心智障碍和缺乏相关的认知移情能力来解释。心智受损导致 ASD 患者在沟通时不考虑他人的心理状态，包括其他人的知识、信仰、情感等（Cummings, 2013; Fernández, 2013）。因此，ASD 患者的"读心能力"实际上是受损的，这个术语在后续章节中将与"心智化"一词交替使用。因为 ASD 患者对"对方从何而来"的理解存在问题，他们沟通的话题通常是以自我为中心的，而且在轮流发言、倾听以及适当地使用通讯和语音设备来帮助澄清意义方面也存在问题。

三、刻板和重复性行为

（一）需要解释的内容

根据 DSM-5 的诊断标准，关于刻板和重复性行为（RRBs）的描述可以在方框 2.1 找到。关于重复性和限制性行为的扩展描述可以在第 3 章中找到。刻板和重复性行为的另一面也意谓着兴趣狭隘，也在第 3 章中进行了描述和讨论。

（二）解释理论

关于 RRBs（以及由过度重复行为引起的兴趣狭隘）有两个主要的解释性理论，分别是：

- 觉醒控制障碍理论。
- 执行功能障碍理论。

此外，还有一些非特异性加重因素，包括：

- 焦虑 / 压力、学习障碍，以及存在任何发生重复行为的共病情况。

1. 觉醒控制障碍理论

这一理论重申了半个世纪前由 Hutt 等（1964）首次提出的一个假设。Hutt 等提出，ASD 患者的生理唤醒水平控制不佳。觉醒水平决定了清醒和睡眠状态，包括警觉性、注意力和在清醒状态下的反应准备水平。觉醒的生理相关因素包括心率和血压的变化。在中枢神经系统层面，觉醒由脑干到大脑皮层的**网状激活系统**调节，通过特定神经递质的活动介导。

Hutt 等（1964；另见 Ornitz, 1976）假设，ASD 中网状激活系统的异常限制了患者对自身唤醒水平的控制能力，使他们容易出现过度激活和低下激活。他们进一步假设，重复行为既是一种减少感官刺激来抵消过度唤醒（让感官更舒缓）的方式，也是一种增加感官体验以对抗低唤醒状态（期待"寻求感觉"）的方式。然而，直到 O'Neill 和 Jones（1997）以及 Gal、Dyke 和 Passmore（2002）的研究工作再次将研究者的注意力集中在 ASD 中重复行为与感觉 – 知觉异常之间的关系上，这一唤醒控制障碍理论才得以继续发展。

在对 ASD 的限制性和重复性行为研究的详细和权威性回顾中，Leekam、Prior 和 Uljarevic（2011）重申了唤醒控制障碍理论对这些行为具有潜在解释价值的观点。

然而，最令人信服的证据来自能够有能力讲述自己的感觉的 ASD 成年人，他们的解释为，刻板和重复行为通常是对觉醒失调的一种反应，"自刺激"是应对过度或低下唤醒的一种方式（见方框 9.2）。

方框 9.2 寻找感官刺激是一种自我调节方式：六名孤独症成年人反思自己的自刺激行为

卢克解释说，他可以通过有节奏地转动手腕来控制感官或内部产生的超负荷："这有助于你以一种有节奏的速度与自己对话，所以当我这么做时，我可以按照我转动手腕的节奏来思考……这非常有帮助，因为这意味着当你有内部独白时，它不会一次性涌入，你会发现自己在脑海中对自己大喊大叫，以完成所有事情……它有点像为你身体中的一切设定了节拍器，让一切都以那个速度进行……所以它只是有助于平息一切，因为你与一切都处于相同的节奏。"

迈克斯解释说，他微闭眼睛的习惯是一种帮助他集中注意力的自刺激："闭上眼睛是为了切断额外的刺激，这样我就不会感到疲倦，或者有时这样做我可以特别执着地专注于思考某件事。"

亚历克斯描述了在脑海中播放的歌曲如何触发了令人痛苦的记忆，然后又触发了他将轮椅快速地前后滚动，重复与记忆相关的词语。

罗斯描述了她对噪音的过敏反应，这可能会导致她心跳加速，但她解释说，她可以通过在午休时间坐在车里寻找"平静与安宁"来避免这种情况。她说，"坐在车里，我让环境变成了我想要的样子，我的压力，现在总的来说，更多的是我自己造成的，比如有个作业要做，触发了像腿部抖动、手指敲击和身体摇晃这样的自刺激行为。"

丽贝卡解释说，"自刺激只是任何高强度的情感释放，所以真的很焦虑，非常激动，非常高兴，非常兴奋，只要是任何高强度的情感，那时我就会自刺激。"

几位参与者解释说，当他们感到兴奋或高兴以及痛苦时，他们会拍手，例如：伊森表示，我高兴时会拍手或做手掌张开和双臂向外的类似挥手的动作，不高兴时双手和双臂下垂或交叉双臂。

感谢 Kapp 等（2019：1782–1792 页）的作者允许包含此材料。

---

2. 执行功能障碍理论

大脑中执行系统的概念源于将人脑类比为计算机，在计算机中，一个主程序控制并指挥着机器上的所有软件程序。基于这一类比，心理学中使用的"执行功能"一词通常涵盖了组织和控制心理和生理活动的一系列认知过程。最起码，执行功能可以使一个人：

> 停止做一件事：这涉及到抑制性控制以及将注意力从当前的刺激、正在进行的思维过程或行动中分离出来的能力。
>
> 切换到其他事物：这涉及心理层面的灵活性，不仅仅是停止做一件事，而是将注意力转移到一个新的刺激或改变**心理预期**。
>
> 开始做其他事情（例如，一个新的思维主题或一个不同的身体动作）：包括产生一个新的注意力焦点，比如一个主题或目标，计划如何实现目标，并启动选定的行为。

执行功能还涉及：

- 组织正在进行的行为。
- 监控正在进行的行为。
- 如果需要，排除故障或进行错误更正。

这些额外的组成部分可能涉及策略生成、决策制定、**自我监控**和**行动 - 结果监控**，以及**工作记忆**。

上述所有粗体字中的术语都出现在执行功能的描述中，还有其他未在此处包含的术语。毫不奇怪，"执行功能"经常被描述为一个涵盖多个过程的总称。孤独症谱系障碍存在执行功能障碍的证据首次是由 Rumsey（1985）在 ASD 成年人中证明的，尽管 Damasio 和 Maurer 于 1978 年发表的一篇有影响力的论文中已经提出了这一点。Rumsey 在 ASD 成年人中发现的重复行为或"困于某种固定模式"的行为很快在其他研究中得到证实，包括 Russell、Mauthner 等（1991）的一项研究，其结果尤为引人注目，如方框 9.3 中总结的那样。

方框 9.3　盒子任务实验

Russell 和他的同事们最初设计的任务是，将两个盒子并排放在被测试孩子面前的桌子上，将一块巧克力或孩子想要的食物放在其中的一个盒子里，测试者坐在孩子的对面。每个盒子有三个面是不透明的，但面向孩子的三个面都有"窗户"，可以让他们看到每个盒子里有什么。孩子的任务是指向其中一个盒子，然后让测试者打开这个盒子，留下另一个盒子让孩子打开。为了赢得奖励，孩子必须指着空盒子，这样里面有奖励（巧克力或食物）的盒子才能留给他们打开。

在最初的实验中，患有唐氏综合征和发育正常的 4 岁儿童很快就学会了指向空盒子。而令人惊讶的是，大多数 ASD 儿童完全无法成功完成盒子任务测试，连续做出了多达 20 次的错误反应。

这一惊人的发现可能表明，患有孤独症的儿童的反应抑制能力受损：他们根本无法阻止自己指向能看到巧克力的盒子。也可能是因为他们难以将注意力从食物上移开，所以指向了他们的注意力所在之处。

多年来人们已经探讨了许多其他的解释，Russell 和同事们煞费苦心地调查并试图排除其他解释。

Rumsey 及其同事以及 Russell 等的实验表明，ASD 患者在停止做某事、从持续的反应模式中脱离出来以及转移注意力以开始做其他事情方面存在问题。几乎在同一时期，还发布了关于 ASD 儿童想象力和创造力障碍的各种报告（有关参考文献，请参阅第 3 章"想象力和创造力：优势与劣势"部分）。在这些早期论文发表后，并结合高级控制低阶处理的执行系统概念，关于执行功能障碍与 ASD 行为各方面之间的假设联系得到了深入研究和讨论（参见 Hill, 2004 年的早期综述；Jones, Simonoff 等，2018 年的近期讨论）。

然而，在早期对执行功能障碍与 ASD 行为之间可能联系的研究中，观察到 ASD 患者执行功能测试的结果非常复杂，往往因被测试者的年龄和能力以及使用的特定测试而有所不同（Prior & Ozonoff, 2007）。此外，关于执行控制障碍可以解释重复行为（RRBs）的建议，也有其明显的缺陷，因为这种解释既不符合首要标准（即提出的原因必须先于提出的结果），也不满足特异性标准（即提出的 ASD 特定行为原因不得出现在非 ASD 群体中）（参见第 6 章）。关于首要标准，虽然在 ASD 婴幼儿中存在（Kim & Lord, 2010；Wolff, Botteron 等，2014 年）运动刻板行为和抗拒变化，但执行控制的大多数方面都是在整个童年延续到青少年晚期才逐渐发展起来的，即通常在 ASD 诊断后很久才出现。另外，学龄前 ASD 儿童中并未出现执行功能障碍（Griffith, Pennington 等，1999）。关于特异性标准，执行功能障碍在没有 ASD 的学习障碍个体中也很常见（Hill, 2004）。

Leekam, Prior 和 Uljarevic（2011）对上述 RRBs 相关研究和理论的扩展综述中提出了这些论点作为证据，反对执行功能障碍是 RRBs 的主要或关键原因的观点。然而，正如 Pellicano（2012a）指出的那样，执行功能障碍对 ASD 患者的现实生活有重大影响，无论它们与 RRBs 的关系如何。

3. 非特异性加剧因素

第 6 章包含了一个标题为"多对一"的部分，其中指出对于任何一组与 ASD 相关的行为，都有许多潜在的促成原因或加剧因素。正是因为涉及到如此多不同的因素，所以使用重复性行为（RRBs）来说明这一点。然而，大多数"加剧因素"既不是特定于 ASD 患者，也不是在所有 ASD 患者中普遍存在的：也就是说，它们通常会在非 ASD 人群中引起重复性行为和刻板行为，同时也会在一些（但不是所有）ASD 患者中促成这一行为特征。以下为一些公认的加剧因素。

（1）焦虑/压力：在面对压力的时候，很多人会来回走动；当对某事特别焦虑时，我们大多数人都会从那些感觉熟悉和"安全"的事物中寻找安慰。高度焦虑在 ASD 患者中非常常见，焦虑是导致 ASD 刻板行为的一个可能因素，因此，多年来对 RRB 的解释一般只是试图在一个混乱和令人焦虑的环境中创造和保持可预测性。关于不可预测性/不确定性的问题将在第 10 章中进一步讨论。

（2）学习适应不良：这最有可能发生在那些最难以用语言表达自己或以更明确和有意识的方式控制事件的个体中。例如，如果一个人觉得其他人靠近自己会让他感到紧张和不愉快，他可能会（无意识地）随地吐痰以让人们远离他，因此对这个人来说，随地吐痰就成了一种习惯，这种习惯会被强化，以此获得空间来降低他的焦虑感。一些社交上"活跃但古怪"的 ASD 个体发现，询问某人的名字或他们驾驶的汽车品牌几乎总能得到友好的回应，这是一种强化，因此提问成为这类 ASD 个体开启互动的习惯方式；由于他们无法维持对话，同一个问题可能会被反复提出，有时甚至一遍又一遍地对同一个人提出。

（3）存在与重复性行为相关的共病：诸如 Tourette 综合征、Lesch-Nyan 综合征和强迫症（OCD）等基于大脑的疾病都与某些类型的重复性行为相关。所有这三种情况都已知与 ASD 共存，尽管很少见，而在少数 ASD 个体中一些最棘手的重复性行为可能反映了存在共病。

最后需要强调的是，DSM-5 对 RRBs 描述的行为极其多样，无论是在个体内部还是个体之间，以及在不同的年龄和发展阶段都是如此。此外，ASD 中 RRBs 的发展轨迹也存在很大的不同（Richler, Huerta 等，2010）。这表明，当前定义的 RRBs 没有单一的共同原因，它是由许多促成因素相互作用的结果，不同个体中的情况差异也很大。

四、感觉 - 知觉异常

（一）需要解释的内容

在《精神障碍诊断与统计手册》第五版（DSM-5，APA，2013）中，"对感觉输入的过度反应或反应不足，或对环境中感觉方面的异常兴趣"被列为四种限制性、重复性行为（RRBs）之一，为了确诊孤独症谱系障碍（ASD），其中必须存在两种（见表 2.1）。严格来说，感觉 - 知觉异常应该在本章的前一部分进行描述和讨论。

然而，自 DSM-5 出版以来，感觉 - 知觉异常在整体 ASD 中所扮演的重要角色已被越来越多的人认识到。更准确地说，在很长的一段时间里研究人员和评论家的关注点是复杂的"心智理论"而忽视了 ASD 其他方面之后，目前他们对感觉 - 知觉异常的重要性又有了新的认识。实际上，"对感觉刺激的异常反应"是"克里克的九个诊断要点"之一（Creak，1961）；而"对环境方面的异常反应"是 1980 年出版的 DSM–III 中列出的 ASD 四个诊断标准之一（见第 1 章）。

（二）解释理论

以下是对 ASD 感觉 – 知觉异常的一些主要解释理论的概述。这些理论都集中于 ASD 个体在处理细节和处理有意义的整体之间的不平衡，它们更倾向于局部。

1. 弱中央统合理论假设

1983 年，Shah 和 Frith 的研究表明，患有 ASD 的儿童在从代表整个物体或场景的图片中找出特定的细节方面有非常强的能力。如图 9.1 所示，他们使用的测试类似于在为儿童买来打发旅途时间的书籍中的拼图游戏。

1989 年，Frith（参见 Frith 和 Happé，1994）提出，ASD 患者具有"中央统合能力较差"的特点。她的研究基于心理学中的"统合"的概念，指出神经发育正常的人有从感官

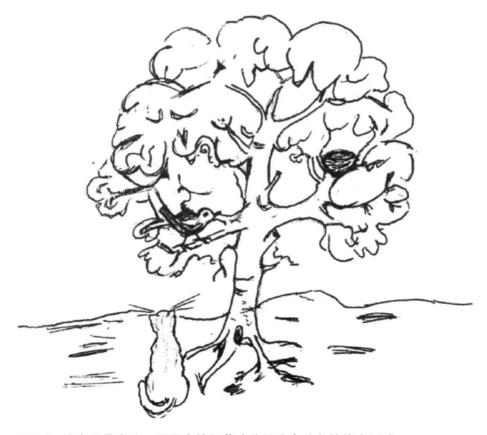

图 9.1　挑出隐藏在这一画面中的细节（此处为人脸）的能力测试。

体验中寻找意义的强烈倾向。Frith 认为，寻找意义的驱动力弱，或者她所称的**弱中央统合**（WCC），不仅可以解释她与 Shah 研究的结果，还可以解释早期报道的 ASD 儿童通过观察拼图块的形状而不是图片来完成拼图游戏；以及他们在回忆句子或相关词列表时并不比回忆的不相关词列表更好（Hermelin 和 O'Connor，1970）。

在 WCC 理论提出之后，出现了大量文献报告，这些报告的现象与高功能 ASD 个体超强的**局部处理**能力相一致（参见方框 9.4 中的一些例子）。

方框 9.4　与弱中央统合能力相关的证据

1. 对倒置人脸的优越识别能力

参与者会看到几张陌生人面孔的护照照片。过了一会儿，每张面孔再次出现在参与者面前，这次与一张参与者之前没有见过的面孔成对出现，两张面孔都是倒置呈现的。然后询问参与者："你刚刚看到了哪一张？"ASD 患者的表现优于非 ASD 人群。结论：对于大多数正常人来说，整体处理正立人脸的能力使得其处理倒置人脸变得困难，所以可以得出结论，ASD 患者不会将面孔作为一个整体来处理。

2. 在积木组合设计测试中的优越表现（比平均水平快）

高功能 ASD 患者在这个测试中的速度比非 ASD 人群更快（见方框 4.1 中的描述）。结论：普通人在看到一个个积木块时会因思考一个未分割的整体形状而变慢，但 ASD 患者不会，对他们来说模块的"部分"是立即显现的。

3. 细节集中和碎片化的绘画

参与者会看到线条图，并被要求复制它们。ASD 患者通常会从绘制一个细节开始，并绘制出原图的碎片而不是整体。

4. 在拼接句子讲述连贯故事方面的能力较差

这表明他们将部分整合成有意义整体的能力存在障碍。

这些例子摘自 Happé 和 Frith（2006）的综述，其中包含了相关参考文献。

Frith（1989）进一步提出，ASD 患者处理细节的卓越能力源于他们将零件整合为整体的能力受损。在心理学术语中，假设卓越的局部处理能力是由于**全局处理**的缺陷所导致的。这个解释在直觉上是合理的，因为如果我们在做某件事时表现不佳，我们可能会通过在下一个更好的事情上表现出色来进行补偿。然而，关于 ASD 中全局处理障碍的证据尚不明确。一些最近的证据支持整体处理障碍的说法（Booth & Happé，2018）。然而，一些较早的研究表明，如果引导 ASD 患者关注整体，他们能够感知整体而非部分，并可以关注意义而非表面外观或声音。例如，如果向他们展示由许多较小的字母"H"组成的一个大写字母"A"，并具体指导他们命名大字母，发现 ASD 个体的反应速度和准确性与对照组相似（Plaisted, Swettenham & Rees, 1999）。然而，如果仅仅问他们看到了什么字母，他们表

现出倾向于说出设计中的较小字母。

2. 知觉功能增强假设理论

知觉功能增强假设（EPF）理论（Mottron & Burack, 2001；参见 Mottron, Dawson 等，2006）是基于 ASD 患者在没有任何整体处理障碍的情况下表现出局部处理增强的证据。Mottron 和 Burack 之所以得出了这一结论，是受到了他们对两位拥有特殊能力的 ASD 个体的研究的影响，一位在音乐方面有杰出能力（Mottron, Peretz 等，1999），另一位在绘画方面有杰出能力（Mottron & Belleville, 1993）。那位拥有音乐天赋能力的年轻女性具有绝对音准（有时称为"完美音准"）和识别和弦中单个音符的超常能力，表明她对听觉细节有异常的感知。这些异常的听觉能力不仅限于有天赋者，因为许多孤独症谱系上的个体也有这些能力（Heaton, 2003）。

Mottron 和 Belleville 研究的天才绘图员能够画出完美的圆和椭圆，他的即兴绘画展示了异常精确的轮廓、比例和透视的再现，如图 9.2 所示，表明创作者对视觉细节的超常感知。这些有超常能力的 ASD 个体的异常局部处理能力促使 Mottron 及其同事假设，对视觉或听觉刺激表面属性的处理增强可以解释 ASD 患者偏好局部处理的倾向，也不会引起整体处理的缺陷。

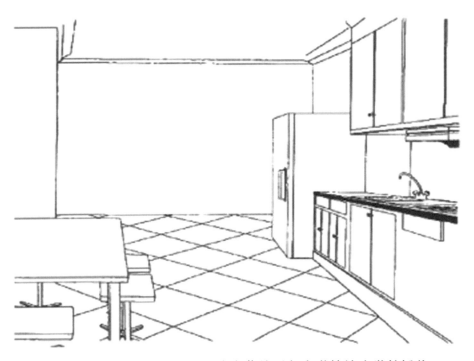

图 9.2 天才绘图员 E. C. 的即兴绘画（由蒙特利尔大学精神病学教授兼 Marcel and Rolande Gosselin ASD 神经科学研究主席 Laurent Mottron 友情提供）。

3."简单偏好"理论

面对 ASD 患者全局处理能力完好的明确证据，Happé 和 Frith（2006）放弃了全局处理能力不足的说法。相反，他们认为，ASD 患者的感官知觉处理发现可以从无价值的偏好或偏差的角度来解释，即偏向于局部处理：中央统合能力较差的人可能不善于洞察全局，而中央统合能力强的人可能是个糟糕的校对者（Happé & Frith, 2006: 15）。随后，Koldewyn 和 Jiang 等（2013）在一篇副标题为 "不是一种残疾，而是一种不情愿" 的论文中支持了孤独症患者倾向于局部处理而非全局处理的观点（另见 Booth & Happé，2018，上文已提及）。

4. "脱离和切换问题"理论

Van der Hallen 和 Evers 等（2015）对 ASD 中视觉感知研究结果进行了荟萃分析，他们得出结论认为 ASD 患者的局部处理能力并未增强，全局处理能力也没有缺陷。然而，他们指出 ASD 患者的全局处理往往较慢，这表明他们在脱离和切换两种视觉感知模式时存在困难。由于 ASD 患者最初倾向于局部处理，因此他们会固守于局部处理。这一结论在 Soriano、Ibáñez-Molina 等（2018）的研究中得到了支持。

5. "辨别能力增强 – 概括能力降低"理论

这个理论是多年前由 Plaisted、O'Riordan 和 Baron-Cohen（1998）提出的，但提出者并未对该理论进行后续研究（请参阅下文关于"低先验"理论的描述）。然而，我在这里提到 Plaisted 等的理论，因为它非常完美地捕捉了 ASD 的一个特点，这个特点对许多有 ASD 孩子的家长来说都很熟悉，那就是挑食。

Plaisted 及其同事假设，ASD 患者在辨别刺激的独特元素方面具有超强的能力，这些独特元素被用于区分刺激气味；同时，ASD 患者在处理个别事物之间的相似性方面的能力减弱，这种相似性被用于对刺激进行概括，即基于新刺激与之前经验的刺激相似来做出反应。因此，例如，一个 ASD 儿童可能对不同品牌的玉米片之间的差异异常敏感，但对它们的相似性不敏感，因此不愿意吃不熟悉品牌的玉米片。

6. 低先验假设

Pellicano（2012b）在对早期解释 ASD 感觉 – 感知异常的批评进行汇总后，认为弱中央统合假设理论和知觉功能增强假设理论都与现有的证据不完全兼容。相反，她建议，正如 Plaisted 及其同事主张的那样，概括能力降低可能对理解 ASD 中的感觉 – 感知异常至关重要。

概括是**原型**形成的基础，也就是 Pellicano 所称的先验，这些先验储存在长期记忆中，新的例证可以与之比较。在上述例子中，我们大多数人可以描述我们认为的"正常玉米片"，如果我们在外面吃的玉米片与我们在家里吃的玉米片不完全相同，我们不会争辩。而对于一个没有原型的孩子来说——她只存在对在家吃的玉米片的印象——即使是颜色、形状、质地、味道的微小差异也会出人意料，并以怀疑和沮丧做出反应。

因此，正如 Plaisted 及其同事所提出的，概括能力降低很可能伴随着增强的辨别能力：差异变得比相似性更重要。

Pellicano 和 Burr（2012）使用数学建模来支持他们的论点，即 ASD 患者存在的**低先验**（定义不清或狭窄的原型）导致他们比正常人更依赖于传入的感觉信号。他们认为，这可以解释 ASD 患者对感觉刺激的过度敏感和不敏感；感觉安抚以及感觉寻求；重复的感觉－运动刻板行为、"坚持同一性"；以及"感觉超负荷"的现象。这些理论尽管在直觉上是合理的，但迄今为止尚未进行深入的调查。此外，在三项报告的研究中，一项报告的发现支持了这些主张（Chambon, Farrer 等，2017），而两项产生了负面结果（Pell, Mareschal 等，2016；Maule, Stanworth 等，2018）。

五、评论

以上概述的六种心理学理论都在关注原始感官数据的处理与选择、组织和利用这些数据形成有意义的感知之间的高阶过程的不平衡——自下而上的处理与自上而下的控制之间的不平衡。这种不平衡的确切性质和来源仍然存在争议。

六、小结

本文概述并讨论了孤独症患者的社会情感交流障碍（SEC）、限制性重复行为（RRB）和感觉－知觉异常的主要心理根源。

关于社会交往障碍，一般被认为是由于一个或多个先天性发育过程的功能受损所致，而这些先天性过程是婴儿与主要照顾者之间正常的双向（"二元互动"）联系的基础（最初是由坎纳提出的）。正如 Frith 数十年来所论证的那样，二元互动关系受损反过来又会导致心智塑造／读心能力受损，进而导致三元互动和所谓的"心智理论"受损。心智理论／读心能力受损也可以解释情感处理和交流障碍。具体来说，一个人无法在自己的头脑中理解他人情绪表达的"内容"，是缺乏认知共情和情绪互惠的基础。同样，由于孤独症患者缺乏对他人心理状态（他们的知识、信念、情感、欲望等）的直观理解，因此他们的交流往往以自我为中心，即使是语言能力很强的人也会因此受到影响。

关于 RRB，概述并讨论了对重复和刻板行为的两种主要心理学解释：唤醒控制受损理论和执行功能受损理论。生理唤醒控制受损理论在半个多世纪前首次被提出，但在孤独症行为以认知解释占主导地位的很长一段时间内，该理论一直处于休眠状态。然而，在过去的十年中，这一理论得到了复兴，主要是因为它得到了孤独症患者自身见解的支持。在 ASD 心理调查的"认知解释"阶段，执行功能受损是 RRB 的首选解释。然而，尽管执行功能障碍无疑会导致孤独症相关行为，但它们在儿童期表现得太晚，不足以成为 RRB 的根本原因。导致 RRB 加重或促成的其他原因包括焦虑、学习适应不良，在极少数情况下还包括存在某些共病。

在感觉－知觉异常方面，孤独症心理学研究的最初阶段就注意到一种倾向，即处理感觉知觉细节而不是有意义的整体。对于"自下而上"与"自上而下"处理之间的不平衡，有不同的解释，如处理感知细节的能力增强；对有意义整体的感知和／或形成原型的能力较弱；或者最近的解释是单纯地偏好关注细节。

第10章 孤独症心理学理论 2：其他共同特征和主要说明

【摘要】 本章的第一部分直接延续了前一章，因为它旨在对第3章中描述的那些"共同特征"的直接心理原因进行说明，但这些特征不包括在诊断标准中。本章的第二部分从对共同特征的解释转向思考孤独症谱系障碍患者之间最重要的两个多样性来源的可能原因。这些是第4章所述的"主要说明因素"，即学习障碍和语言障碍。

一、其他共同特征

（一）想象力和创造力：优势和劣势

1. 需要解释的内容

"缺乏想象力和创造力"是 Wing（Wing & Gould, 1979;Wing, 1981b）描述的作为孤独症谱系障碍诊断的"三联征障碍"之一（见第1章）。在第9章中，ASD 患者缺乏想象力和创造力被称为重复性和刻板行为的"另一种表现"：如果你不能想出新的事情来做，来说，来思考，来画画等等，你将不可避免地陷入"常规"的事情，也许只是不断地重复。

然而，对 ASD 患者想象力和创造力方面的研究产生了令人困惑的混乱结果（见第3章）。具体来说，ASD 患者似乎可以富有想象力和创造力，但仅在有限的情况下。例如，如果提示或指示使用一些"废旧物品"（如纸板箱，纸巾，吸管）来玩扮装游戏，有足够语言理解能力的 ASD 儿童或青少年可以表现得和心理年龄匹配的同龄人一样好。相比之下，他们不会自发地参与游戏（Lewis & Boucher, 1988,1995;Jarrold, 2003）。同样，如果要求他们在给定类别（例如动物的名字或男孩的名字）中说出"尽可能多的不同单词"，具有足够语言理解能力的 ASD 儿童或青少年表现相对较好。但如果要求他们"尽可能多地说出不同的单词"（让他们闭上眼睛以防止视觉提示）时，他们的表现就会很差。试图解释孤独症谱系障碍患者不平衡的想象能力也必须考虑到这样一个事实：即一小部分高功能的孤独症谱系障碍患者在计算机编程、理论物理或哲学方面做出了创新贡献，可能在音乐创作方面也是如此。

2. 解释理论

在21世纪初，人们自信地提出，ASD 患者的执行功能（"启动""停止""开关"系统）受损，这不仅可以解释孤独症谱系障碍中的 RRB，还可以解释他们为什么缺乏创造力和想象力。然而，从那时起，执行功能障碍作为 RRB 的主要原因一直受到质疑（见第9章），这使得我们开始质疑"执行功能障碍"到底是不是 ASD 患者缺乏创造力和想象力的根本原因。

尽管如此，很显然 ASD 患者在产生新颖或不相关的想法、文字、图画方面确实存在问题，除非其他人能提供一些线索。这可能意味着 ASD 患者可能存在记忆提取问题，例如，如果一个人正在思考一个密切相关的想法子集，其中可以由一个事物联想到另一个事物：例如，由"猪"联想到"牛"，再联想到提"马"，联想到"狗"等；或者由（圆的）"太阳"联想到"月亮"，再联想到"脸"，联想到"苹果"，等等（例如，见图3.2）。

同样，如果将"规划"概念化为"未来思维"，则ASD患者也存在规划问题（Lind & Bowler，2010）。未来思维是将"自我"投射到想象中的未来经历或活动中，它还涉及将计划活动的各个组成部分汇集在一起，例如在哪里、何时、与谁一起、做什么准备。因此，ASD患者受损的规划能力可能更多地与自我意识的异常或综合能力受损有关，而不是与执行功能障碍有关（Lind，Williams 等，2014）。

ASD患者可能还存在发起或开始非常规活动或与当前参与的活动不同的活动的问题。方框10.1中讲述的一件我亲身经历的轶事就说明了这种"行为惯性"。

方框 10.1 行为惯性与有目的活动的对比

我刚到一家为患有孤独症谱系障碍、学习障碍的年轻成年人开设的寄宿中心，就先去了餐厅，有十几位住客正围坐在一张桌子旁喝茶。所有人都忙得不亦乐乎，有的往面包上涂果酱，有的伸手拿饼干，有的去手推车上拿第二杯茶。他们之间几乎没有交流，房间里安静得有些奇怪，但除了出奇的安静以外，这些年轻人有目的和适当的活动甚至让人怀疑他们是否真的患有孤独症谱系障碍。

然而，当吃喝完毕，每个人都收拾好了自己的盘子、杯子等（毫无疑问，这是他们习以为常的例行公事），大多数人又回到了餐桌旁的座位上，重新陷入了无动于衷的状态，不与人交流，也不环顾四周，只有一两个人在摇晃或从事其他一些刻板的活动。ASD患者正常的常规行为与用餐结束后缺乏自我发起的有目的的活动之间形成了极大的反差。

只有当工作人员来打开电视机时，一些年轻人才会坐到更舒适的椅子上，观看正在播放的节目，或翻阅一本内容丰富的广告手册，或沉浸在电脑游戏中（当时还没有智能手机）。

不能自发地开始一项行动或活动可归因于ASD患者的"精神运动障碍"。术语"运动障碍"指的是涉及自主运动损伤或丧失的神经肌肉问题（如帕金森病），而"**精神运动障碍**"则定义为"没有任何明显运动缺陷的自主运动缺失"。当它发生在非孤独症谱系障碍个体时，被描述为伴随着缺少情感、强迫和重复行为（Laplane，Baulac 等，1984）。然而，如果能给ASD患者一个提示，比如一个直接的命令或身体上的辅助，他就能够完全有效地完成复杂的需要身体和精神协调的任务。了解"精神运动障碍"对于理解孤独症谱系障碍的某些方面，或某些孤独症谱系障碍患者执行功能障碍的潜在关联是十分必要的，也许与ASD患者的日常护理和干预的潜在关联更密切相关。然而，据我

所知，目前尚没有研究报告直接调查孤独症谱系障碍和"精神运动障碍"之间的可能联系，因此，这里提出的这种情况可能有助于解释 ASD 中创造力和想象力的混杂结果的建议必须被视为推测性的。

（二）能力之岛

1. 解释理论

就像想象力和创造力的情况一样，主要是这种不平衡——"能做"和"不能做"的混合——必须加以解释。在第 3 章中，引入了"精细切割"的概念，指的是在孤独症谱系障碍中特别引人注目的两个密切相关的行为方面，其中一个受损，另一个未受损的现象。接下来，我们将简要讨论第 3 章中列出的每一种"精细切割"。此外，还将探讨对更引人注目的天赋能力现象的可能解释。

2. 关于"精细切割"的解释

（1）依恋与广泛的 SEC 障碍形成对比：根据心理学家的理解，"依恋"是指两个人之间的情感纽带，其中每个人都在寻求与另一个人的亲近感觉，并且在另一个人在场时感到更安全（Bowlby, 1969, 1982）。在正常发育的婴幼儿中，依恋表现为儿童倾向于与主要照顾者保持身体接触或亲近；与陌生人在一起时表现出痛苦；在与熟悉的照顾者团聚时，会感到宽慰和安慰。在压力或痛苦的时候，婴儿和幼儿会优先去找依恋对象，并向他们寻求安全感和安慰。成年后，如果遇到困难或麻烦，我们中的大多数人至少会向一个人倾诉和 / 或寻求安慰。依恋具有明确的生存价值，而且在进化过程中由来已久，在灵长类动物和大多数其他哺乳动物身上都以某种形式出现过。因此，我们可以很有把握地假设，依恋行为是由基因决定的，从很小的时候就会表现出来，只要主要的照顾者悉心照顾婴幼儿，并对他的需求做出反应，依恋行为就会表现出来。

因此，大多数 ASD 儿童的依恋行为相对正常，与他们更普遍的"冷漠"形成对比，可以用基因决定的易感性的完整性来解释（Teague, Gray 等，2017）。然而，安全依恋也依赖于主要照顾者对儿童需求的敏感性，但对于早发性 ASD 婴儿，他们的需求表达可能比较特殊。此外，当孩子出现孤独症谱系障碍时，主要照顾者（通常是父母）不得不接受这样一个事实：他们的孩子已经完全停止了正常的发育，这可能会干扰他们与孩子的互动，这也有助于解释为什么 ASD 儿童的依恋行为只是"相对"正常（Kahane & El-Tahir, 2015;Teague, Gray 等，2017）。

（2）原始命令语句与原始陈述语句形成对比：ASD 患儿可以完整使用原始命令语，但在使用原始陈述语方面存在障碍，这些细微差别可以从是否涉及心智化的角度来解释。原始命令行为仅仅包括以某种方式指向想要的物体或动作，例如触摸物体，或通过拉着成年人的手去触摸想要的物体，例如柜子上的饼干罐。相比之下，原始陈述性行为包括在一个人的脑海中表达"爸爸会喜欢看我的照片"、"奶奶会看到我指着的东西"的能力。

（3）完整的非陈述性（"隐性"）记忆 / 学习与受损的陈述性（"显性"）学习形成对比：涉及非陈述性 / 隐性学习的两个主要系统，即知觉记忆和程序记忆（见方框 10.2），在

ASD 患者中是完好的或相对完好的（Nemeth, Janacsek 等，2010）。然而，ASD 患者涉及**陈述性**（又名"显性"）学习的两个主要系统，即情景记忆和语义记忆，总是（情景记忆）或有时（语义记忆）存在障碍（Boucher & Anns, 2018;Anns, Gaigg 等，2020）。

方框 10.2 人类记忆 / 学习系统的定义和描述

系统	定义和说明
知觉记忆	短暂地保留单个事物的"快照"记录（例如薰衣草的气味；巧克力的味道），以提供进一步加工的选择。知觉记忆是无意识的，被描述为内隐记忆。它们不能被口头表达或报告，也被描述为非陈述性记忆。然而，它们确实会影响人们的行为。
程序记忆	用于获得联想、习惯和技能；也用于从经验中提取规律（对应于 Baron-Cohen 的"系统化"概念）。学到的东西是内隐的和非陈述性的（见上文）。大多数动物的学习是程序性的，就像人类婴儿的早期学习一样。
语义记忆	存储事实信息，包括单词的含义。学到的东西是有意识得到的，被描述为外显的。因为语义知识可以口头表达和报告，所以它也被描述为陈述性的。
情景记忆	存储有关个人经历事件的复杂信息（例如发生了什么，何时何地，我的感受如何，还有谁在场，等等）。有时被称为关系记忆，因为这种记忆中有不同元素混合在一起。记忆是明确的和陈述性的（见上文）。也是自传式记忆的同义词。
工作记忆	是一种对信息进行暂时加工和存储的容量有限的记忆系统，即视觉空间模板、语音环和中央执行系统。这些存储中的信息可以被有意识地修改、重组或以其他方式提取。

这种"精细分割"有助于解释为什么孤独症谱系障碍患者最容易通过体验和实践来学习，而不是通过上课方式的指导（见方框 10.3）。

方框 10.3 "边做边学"的两个例子

我的高智商朋友埃德蒙，可能被描述为"有点阿斯伯格症"，住在英国城市绿树成荫的郊区。埃德蒙是一位学术历史学家，因破译、音译和出版鲜为人知的中世纪文本而闻名。他与另一位学者结了婚，那个人也是我的朋友——这就是我认识埃德蒙的原因。我们时不时地互访，有一次埃德蒙的夫人说牛奶不够了，让埃德蒙步行去附近的街角商店买一些回来。我知道街角商店距离他家大约只有 5 分钟的步行路程，但埃德蒙足足用了20多分钟才买回来牛奶，我感到很惊讶。我问埃德蒙"有人排队吗？"，埃德蒙对此解释说，他第一次去这家商店时是绕道而行的，所以现在总是以这种熟悉的方式去那个商店——这也是他去商店花了很长时间的原因。

在这座绿树成荫的城市工作时，我参观了一所专门为患有孤独症谱系障碍和学习障碍的年轻人提供服务的学校。圣诞节快到了，当我到达时，学校里的年轻人还在排练耶稣诞生剧。几乎没有口头指导，但主要演员由工作人员在舞台上进行一系列"场景"的定位——随着这些场景的反复练习，工作人员的支持越来越少，直到每个学生的位置序列都可靠地建立起来。

（4）无障碍机械阅读与有障碍理解阅读形成对比：超读能力，有时被称为"机械阅读能力"或"对着印刷品咆哮"，是指能够准确无误地朗读书面文字或文本，但却不理解。机械阅读并不总是与孤独症谱系障碍相关，但在患有孤独症谱系障碍的功能较低的个体中比在其他学习障碍群体中更常见（Newman，Macomber 等，2007；另见 Lin，2014）。这种"精细切割"可以用 ASD 患者通过对书面或印刷字母形式及其语音发音之间关联的完整学习来解释，但他们存在着对词义的学习明显受损的情况。

（5）灵巧的装配和组装技能与普遍的学习困难和粗大运动技能受损形成对比：ASD 患者一些精细运动技能的相对保留与 Mottron 及其同事提出的感知功能增强是一致的，并在第9章中进行了讨论。Mottron 的研究小组已经表明，能力较差的孤独症谱系障碍患者倾向于只在脑部的初级感觉区域处理传入的感觉信息，导致对简单刺激的感知增强，但对更复杂或有意义的刺激的感知受损，比如涉及联想功能的皮质区域（Bonnel，McAdams 等，2010）。在缺乏有意义的联想的情况下，对视觉的细节感知得以增强，这可以解释为什么 ASD 患者有非常灵巧的装配能力，这在低功能孤独症谱系障碍患者中最为明显。

（6）那些存在学习障碍的孤独症谱系障碍患者的天才能力：这些惊人的能力通常可以用增强的感知学习能力（如上所述）以及广泛的自发练习来解释。有关支持这一解释的证据和论点的代表性总结，请参阅 Hermelin (2001) 的经典著作《Bright Splinters of the Mind》；还有 Happé 和 Frith (2010)，以及 Hughes 和 Ward 等的著作（2018）。

（三）不均衡的运动技能

1. 需要解释的内容

第3章指出，存在运动技能障碍几乎可以肯定是孤独症谱系障碍的普遍特征，然而至少在某些个体中，有些运动技能并没有明显受到影响，例如手指熟练的钢琴家或敏捷的登山者。此外，每个 ASD 患者的优势和劣势的模式差异很大，并且在高功能个体和低功能个体中可能有所不同。

尽管我们对 ASD 患者的运动技能障碍的认识有限，但通常会观察到以下形式的运动障碍，如第 3 章所述：

- 步态和姿势异常。
- 动作重复笨拙且慢于平均水平。
- 协调问题（"运动障碍"）。
- 对他人自主身体动作的模仿能力受损。

刻板运动模式，例如拍手（"寻求刺激"）或踮脚走路，可能已包含在"运动障碍/异常"中。然而，刺激的可能原因已在第 9 章"解释 RRB"一节中讨论过，这里不再进一步讨论。踮脚走路，就像寻求刺激一样，是刻板运动行为的一个独特亚型，如下所示。

2. 关于运动障碍的解释

孤独症谱系障碍患者存在运动障碍或异常的直接或近端原因部分是身体原因，部分是心理原因。

（1）物理因素：至少在某些 ASD 患者中，运动技能受损的生理原因包括肌肉张力减弱（肌张力低下），这可能与**关节松弛**有关（Shetreat-Klein、Shinnar 和 Rapin，2014）。这些身体异常现象可以解释或有助于解释孤独症谱系障碍患者中常见的姿势和步态异常。肌张力低下和关节松弛也有助于解释为什么粗大和精细的运动通常被描述为笨拙和/或缓慢。这种身体异常的组合在许多已知遗传起源的神经发育障碍中很常见，尤其是但不限于那些与学习障碍相关的神经发育障碍，这些疾病包括唐氏综合征、威廉姆斯综合征和普瑞德－威利综合征，所有这些疾病偶尔都会与孤独症谱系障碍谱系障碍同时发生，这可能有助于了解可能导致孤独症谱系障碍的遗传变异。

孤独症谱系障碍患者踮脚走路，有时是由一种称为"跟腱过紧"的身体异常引起的，即**肌张力过高**或先天性跟腱短缩（Barrow，Jaworski & Accardo，2011）。然而，在某些情况下，它可能源于神经系统（Accardo & Barrow，2015），与目前无法解释的（且有争议的）踮脚走路和语言障碍之间的关联一致。但有些 ASD 患者持续踮起脚尖走路的情况似乎只是由习惯造成的：如果要求他们正常行走，有些人能够服从，但一旦他们的注意力从走路的方式上转移，踮起脚尖的方式就会重新开始。由习惯引起的踮脚走路是可以纠正的（Marcus 和 Sinnott 等，2010），身体或神经原因引起的踮脚走路则很难治疗。

（2）心理因素：协调性差可能会影响粗大运动和精细运动，部分原因可能是由于神经肌肉异常，但主要原因还是源于心理因素，涉及运动规划和控制受损（Kaur，Srinivasan & Bhat，2018；Zheng 和 Naiman 等，2019）。精细运动的规划和控制可以使用"触及和抓握"任务进行评估，如图 10.1 所示（该装置显示为读者坐在被测试者对面）。

图 10.1 所示的装置选自 Hughes（1996）的一篇论文。在 Hughes 的研究中，被测试孩子的任务是按照指令用一只手拿起一根圆木棍并将其插入其中一个环中。指令包括用手握住木棒白色的一端或黑色的一端，将其插入黑色或白色的圆环中。使用的握法涉及使用"正手"（如图 10.1 所示）或"反手"，否则有些姿势很难执行。使用反手抓握需要有能力计划和控制目标导向的运动。正常发育的学龄前儿童或没有孤独症谱系障碍的智

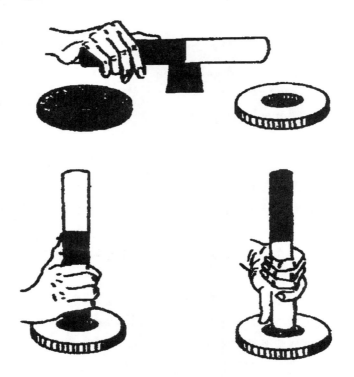

图 10.1　从正手握法开始（上图），当将木棍的黑色端放入环中时（下图，左），这样手握木棍位置会变得舒适。 然而，如果用正手握法握住木棍的白色端并将其插入环中时，会导致尴尬的对位困难（下图，右）（来自 Hughes，1996：103）。

力障碍儿童可以按照指令完成试验测试，而功能较低的孤独症儿童则很难通过测试。 随后的研究表明，高功能 ASD 患者也会出现运动规划和执行障碍（van Swieten 和 van Bergen 等，2010；Stoit、van Schie 等，2013）。

　　对于 Hughes 等研究结果背后的心理障碍的确切机质尚存在一些争议。 患有孤独症谱系障碍的人是否缺乏（在无意识的水平上）设想运动的终点或目标的能力？ 或者他们没有（无意识地）计划所需的肌肉活动顺序？ 正如本章前面所建议的，孤独症谱系障碍患者是否存在行动准备和启动问题，而不是行动执行问题？ 是否是因为计时有问题，影响了运动相关的部位的顺利同步？ 孤独症谱系障碍患者是否缺乏某种检查或纠错能力？ 他们是否缺乏身体动作的协调机制，例如可以准确指导他们的动作？ 有人可能认为这与执行功能障碍有关，但 Rinehart, Bellgrove 等（2006）和 van Swieten、van Bergen 等（2010）的研究排除了这一点。

　　将孤独症谱系障碍（ASD）中的协调性差称为"运动障碍"或"发育性协调障碍"并无益处，因为这些障碍的确切性质和心理根源尚未确定。 如果读者有兴趣对 ASD 中出现的这些障碍进行更详细的讨论，可以从 Mostofsky 及其同事近年来的研究开始，这些研究涵盖了这些障碍的性质、大脑基础以及治疗方案（例如，Mostofsky & Ewen, 2011; Bodison & Mostofsky, 2014）。

ASD 患者模仿他人肢体动作的能力受损可能是由于自我 – 他人等价映射问题（如第 3 章所述）造成的，而不是运动能力本身受损。自我 – 他人等价映射部分是由镜像神经元介导的，**镜像神经元**是当我们看到另一个人执行某个动作时大脑运动区域被激活的细胞（Williams, Whiten 等，2001；Oberman & Ramchandran, 2007）。因此，这些细胞反映了执行该动作的个体大脑中的神经活动。关于 ASD 患者模仿能力受损的"**破碎镜像理论**"的解释曾一度引起人们的极大兴趣，因为它不仅有助于解释 ASD 患者模仿能力受损的原因，还有助于解释同理心和心智化能力受损的重要原因（例如，见 Gallese, Rochat & Berchio, 2013）。然而，随后的研究未能支持这一理论（相关证据综述见 Yates & Hobson, 2020）。

3. 关于 ASD 患者保留的一些运动能力的解释

即使在功能相当低下的个体中，某些运动能力的保留（见第 3 章）也反映了这样一个事实：他们有时可以很好地完成一些训练有素、高度自动化的动作，而获得新的技能则需要有意识的、努力的学习。这些发现与本章后面描述的孤独症特有的记忆 / 学习的优势与劣势是一致的。

（四）自我意识受损

1. 需要解释的内容

各种证据表明，孤独症谱系障碍患者的自我概念在某些特定方面存在问题。尽管有些 ASD 患者对自己的身份有很好的了解（"男孩"、"15 岁"、"我叫达伦"、"我在 X 学院上学"、"我擅长数学"、"我喜欢游泳"），但他们缺乏那种能够激发我们自我意识的自传式记忆（"那次我打进了致胜球"，"当我不得不去医院时"，"我陷入的争论……"）。他们还缺乏对自己情绪的理解和命名它们的能力（"述情障碍"），而且他们对其他人如何看待自己也缺乏了解。

2. 关于自我意识受损的解释

（1）心智受损：Frith 首先提出，孤独症谱系障碍患者的心智受损是由于无法在自己的头脑中理解他人的心理状态造成的，他接着提出，心智受损也会影响对自己心智的认识和理解（Frith & Happé，1999；Happé，2003）。因此，举例来说，患有孤独症谱系障碍的人可能会有与快乐相关的生理感受，但无法在自己的脑海中表达并知道"我很快乐"。而一个微笑的或咯咯笑的发育正常婴儿却知道并能有意识地表达出来她很幸福。

心智受损不仅会削弱对自己情绪状态的了解，还会削弱对自己心理状态和倾向的了解，例如"我容易抑郁"、"我对其他人没那么感兴趣"。它还会降低我们用别人看待我们的方式来看待自己的能力，例如"我可能给人的印象是有点自以为是"，"我很受欢迎，因为我能让人们发笑"。

（2）自我体验受损：在下面关于"学习障碍"的部分中，我们注意到，众所周知，高功能孤独症谱系障碍患者对事实的记忆力相对较好，包括如上所述的有关他们自己的事实信息。然而，他们对自己经历的记忆却很差——对他们自己积极参与的事件和发生的事情（"我进医院的那次"，"我今天在大学做了什么"）。对自己经历的记忆受损，即

"自我体验"受损（见方框 10.2），会削弱孤独症谱系障碍患者的自我意识，即体验性的，而不是基于纯粹的事实。

然而，这里存在一个潜在的"先有鸡还是先有蛋"的问题，因为对自己经历的记忆的本质是，人会保留一种身临其境的感觉——当时曾在那里，或者积极参与了事件，或以某种方式对某些看到或听到的事件做出反应。因此，这类"自我体验"记忆总是以某种方式涉及到"自我"，Jordan 和 Powell（1995）将其称为"自我体验"。因此，从理论上讲，自我体验记忆可能会因自我概念贫乏而受损，而不是因为自我体验受损而导致自我概念贫乏。

然而，自我体验记忆的另一个关键特征是它涉及将一种体验的不同元素结合在一起，因此，对自己经历的记忆有时被称为关系记忆。Bowler，Gaigg 和 Gardiner（2014），Lind，Williams 等（2014）和 Gaigg，Bowler 等（2015）的研究表明，孤独症谱系障碍患者对事件或"情节"的记忆受损的主要问题是因为将复杂体验的元素结合在一起的功能受损，而不是自我意识受损。因此，可以肯定地得出结论，"关系"或"情景"记忆的受损是自我体验受损以及自我概念受损的基础，而不是相反的因果关系。

二、主要说明

在本节中，按 DSM-5 中确定的两个最常见的核心障碍（即学习障碍和语言障碍）的心理原因进行讨论。本书不会考虑其他列出的障碍的原因：有些是在病因学和／或神经生物学水平上更容易解释的医疗状况（例如脆性 X 综合征、结节性硬化症）；有些病症比较罕见（例如紧张症）；关于多动症、焦虑症和抑郁症等相对常见的神经发育和精神并发症的心理病因，可参见相关专业文献。

（一）学习障碍

1. 需要解释的内容

第 4 章报告的 Wechsler 量表（Wechsler，1999，2004）等智力测试的结果表明，存在学习障碍的 ASD 患者的非言语智力（NVQs）通常高于言语智力（VQs）。NVQs 考试主要反映流体智力（一般推理能力，很大程度上但不完全由基因决定），而 VQs 则主要反映言语或晶体智力，可以被理解为"知识"，例如从日常经验和教育中获得的知识。这些知识包括事实信息，例如巴黎是法国的首都，还包括单词和词义，例如"狗"指的是一种有四条腿的动物，它会吠叫、摇尾巴等。对存在学习障碍的 ASD 患者的解释必须能够讲明白为什么晶体智力通常比流体智力受损更严重。

2. 解释理论

尽管学习障碍在 ASD 中极为常见，而且与孤独症和语言障碍结合在一起会造成极大的障碍，但有关学习障碍原因的研究却少得可怜。人们似乎普遍认为，学习障碍只是另一种并发症，可能与广泛的大脑异常有关，并不具有重大的理论意义。然而，如果这是真的，那么流体智力（主要由基因决定）受到的影响至少应该与反映后天事实知识的晶体智力一样大。然而，事实并非如此（见第 4 章）。

因为有必要解释 ASD 患者 VQ < NVQ 差异的原因，以下将重点讨论功能低下的孤独症谱系障碍者出现学习障碍的四个原因，分别为：流体智力低于平均水平、语义记忆受损、语言受损和社会文化剥夺。这四个因果因素很可能是累积和相互作用的。

（1）流体智力低于平均水平：由于一般推理能力（可能与处理速度有关）涉及大多数种类的学习，无论是在 ASD 患者中，还是在没有孤独症谱系障碍的学习障碍者中，如果存在低于平均水平的流体智力，都必然会构成整体学习障碍的一个促成因素。在存在学习障碍的 ASD 患者中，通过非语言智商测试评估的流体智力一般低于平均水平，有时甚至明显低于平均水平，这无疑有助于解释他们的学习障碍。然而，低于平均水平的流体智力本身并不能解释 VQ < NVQ 差异，下文讨论的一个或多个其他因素更容易解释这种差异。

（2）语义记忆受损：我们记住的任何东西实际上都是学过的：记忆与学习密不可分。然而，不同形式的记忆蕴含着不同类型的学习。例如，学习骑自行车与学习欧洲首府城市的名称所涉及的能力截然不同；学习背诵字母表与通过经验得知自己对花生过敏所涉及的能力也不同。事实上，心理学家已经确定了五种不同的记忆系统，它们是不同类型学习的基础，如方框 10.2 所述。

正如上文"精细切割"一节所指出的，泛谱系孤独症谱系障碍患者的记忆 / 学习能力明显参差不齐（Boucher, Mayes & Bigham, 2008, 2012）。"优势"的方面包括，辅助非陈述性 / 内隐学习的知觉和程序记忆系统（见方框 10.2）通常不会受到影响。例如，孤独症谱系障碍患者学会了完全正常地识别巧克力的味道或薰衣草的气味。此外，如第 3 章所述，感觉 – 知觉学习可能对一些孤独症谱系障碍患者具有不同寻常的重要性，可能弥补陈述性 / 显性学习的缺陷。ASD 患者的即时 / 短期记忆通常也相对正常，可以用于死记硬背的学习。

劣势方面包括，ASD 患者的情景记忆（又名关系记忆或"自我体验"记忆）总是受损的，即使在 ASD 的高功能个体中也是如此（Gaigg, Bowler & Gardiner, 2014;Desaunay, Briant 等，2020），尤其是对自我意识的影响，如上所述。对于学习障碍的解释以及在低功能 ASD 患者中普遍观察到的 VQ < NVQ 差异，与之特别相关的是，在谱系中能力较差的人总是存在语义记忆受损，而且这种损伤与更有能力的人的完整的（通常是更好的）语义记忆形成了鲜明对比。语义记忆受损不仅降低了获取事实性知识的能力，还降低了获取心理感受的能力（见下文），由此产生的语言障碍进一步影响了获取各种信息的能力，这些信息对学业成功和在晶体智力测试中取得好成绩至关重要。

（3）语言障碍：智力测验（和许多学校考试）中评估的事实性知识主要是通过语言获得的，无论是从父母、同伴或老师那里，还是从书本或互联网上。语言障碍，尤其是语言理解能力的障碍，会降低儿童获取这类知识的能力。此外，词汇量和解释词义的能力在智力测验中被直接评估，任何形式的语言障碍如果影响了词汇的掌握，都会降低这些测试的分数。

（4）社会文化剥夺：缺乏环境刺激的社会文化剥夺也会导致学习障碍。然而，对于 ASD 患儿来说，来自儿童家庭环境的剥夺通常不是主要因素——至少在 ASD 得到承认并提供支持服务的国家是这样。另一方面，孤独症谱系障碍儿童回避社会交往和交流，他们不喜欢新鲜事物或变化，也会减少他们学习的机会和获得经验的途径，如前一章所述。这种"自发剥夺"往往会影响晶体智力。

（二）语言障碍

1. 需要解释的内容

表 10.1 总结了第 4 章中对各种不同语言能力的 ASD 人群的描述要点。在该表中，按高功能 - 语言功能正常（HF-LN）、高功能 - 语言功能受损（HF-LI）、低功能 - 语言功能受损（LF-LI）和低功能 - 无语言功能（LF-NV）四个亚组进行了描述。但这种分组方式掩盖了一个事实，即实际上语言能力是一个连续的谱系。不过，这样做更容易探讨可能造成语言能力差异的一系列原因。

表 10.1　孤独症谱系障碍患者的语言异常和障碍分类

HF-LN	有些人（并非所有人）的语言起始稍有延迟，发育缓慢。 单词或短语的用法不一致。 对单词 / 短语含义的理解狭隘或仅从字面上理解。 用于描述自己的"心理状态"的词汇贫乏。 早期难以使用指代性词语。 在语言意义的基础概念的内容和组织上存在细微差别。 有公式化倾向，即重复使用某些短语或表达方式。 尽管存在这些轻微的异常，但从临床角度看，他们的语言和言语是"正常"的。
HF-LI	HF-LN 的轻微异常，+ 临床上显著的语音 / 发音障碍。
LF-LI	开始说话显著延迟，发展缓慢，达到"临床受损"水平。 理解单词 / 短语含义中度至重度受损。 轻度至中度（与 MA 相适应）语法和语音 / 发音障碍。 语言表达能力明显优于理解能力，这是因为他们倾向于逐字逐句地复制。 重复或死记硬背的语言片段。 心理状态用语和词缀持续存在问题。
LF-NV*	对口语的理解非常有限。 可以使用一些通过回声语言获得的习惯用语，有时毫无意义，有时具有特殊含义，但很少具有常规含义。

★ 不包括选择性缄默症病例。

在以下各节中，将讨论表 10.1 中总结的语言异常和障碍的根本原因。然而，这里没有考虑听力损失、癫痫、脑瘫、腭裂或其他医疗状况等合并症对语言和言语的影响，尽管在考虑个人的干预和支持需求时，这些合并症至关重要。

2. 关于所有 ASD 患者常见的语言异常的解释

孤独症谱系障碍中所有个体（包括 HF-LN 中的个体）都存在语言异常，必定是由与孤独症谱系障碍本身相关的因素引起的。这些共同因素包括二元互动作用障碍、心智理论 / 读心能力受损以及感官知觉异常。可能还涉及另一个因果因素，尽管其尚未得到广泛认可，这就是外显记忆障碍（在上文有关学习障碍的章节中提到过）。下文将逐一讨论这些致病因素及其可能对语言产生的影响，另外还讨论了运动技能和语言习得之间的联系的起源。

（1）二元互动障碍：这将会剥夺婴幼儿口语习得的大部分原始材料，包括从婴儿和母亲（或其他亲密照顾者）交流发声的最早的原始对话，到兄弟姐妹和其他人与孩子的持续语言对话。此外，有研究表明，与发育正常的婴儿相比，患有早期孤独症谱系障碍的婴儿不太可能注视说话人的嘴形，而这种注视的减少预示着未来的语言障碍（Merin, Young 等，2007；另见 Macari, Milgramm 等， 2021）。一对一互动的这些异常可能会延迟孩子语言的开始，减慢接受性语言和表达性语言的习得。

（2）心智理论 / 读心能力缺陷：Bloom（2000:55）在论证心智理论缺陷是孤独症谱系障碍患者语言障碍的原因时指出：

学习一个单词是一种社会行为。当孩子们知道"rabbit"指的是兔子时，他们正在学习一种由一群说话者共享的任意约定，一种隐含的约定俗成的交流方式。当孩子们学习一个词的意思时，无论他们是否知道，他们都在学习别人的想法。

早期的单词学习通常部分基于对社交线索的理解，比如说话者注视的方向。与其他儿童相比，患有 ASD 的幼儿不太可能利用这些线索（Baron-Cohen, Jolliffe 等，1997;ParishMorris, Hennon 等， 2007），从而导致他们因为无法共同注意而无法理解那些特殊的词义。与此相一致的是，ASD 儿童的共同注意障碍已被证明与语言延迟有关，并通常与以后的语言能力障碍有关（例如 Siller & Sigman, 2008;Adamson, Bakeman & Deckner, 2017）。

心智理论 / 读心能力受损也可以解释年轻人或能力较差的 ASD 患者在理解和使用"你" / "我"、"这里" / "那里"、"现在" / "那时"等以人为中心（指示）术语时遇到的问题（Hobson, García-Pérez & Lee, 2010）。对"思考"或"知道"等心理状态词汇的使用减少（Tager-Flusberg, 2000），以及对涉及情绪的词汇的理解能力障碍（Hobson, García-Pérez & Lee, 2010），也可能是由于心智理论缺陷造成的。

心智理论 / 读心能力受损有助于解释为什么 ASD 患者的语言理解能力障碍一直比语言表达能力障碍更大，因为 ASD 患者在理解他人的言语时不能考虑他人的知识、想法和感受（Surian, BaronCohen & Van der Lely, 1996）。然而，ASD 患者的表达能力明显优于接受能力，这也与短期 / 即时记忆和死记硬背有关（见方框 10.2）。

（3）感觉知觉异常：在第 3 章和第 9 章中描述和讨论的各种异常情况会对语言习得和处理产生一定的可预测的影响。特别是，异常的言语感知可能会导致孤独症谱系障碍患者的语言发育迟缓（Feigsti & Fein, 2013）。这也可能是在大多数 ASD 儿童中发现的发展出语言之前发声异常（Oller, Niyogi 等，2010），以及在对 HF-LN 成人的研究中发现的许多语音的轻微异常（Shriberg, Paul 等，2001）的原因。

正如 Hermelin 和 O'Connor（1970）的早期研究以及 Järvinen-Pasley 和 Wallace 等（2008）的最新研究所示，以中央统合能力较差（Happé 和 Frith, 2006）或感知处理增强（Mottron、Dawson 等，2006）为特征的感官 – 感知处理异常容易导致 ASD 患者对听到的语音的声学特征进行编码以取代其语意。再加上良好的即时记忆和死记硬背，可能有助于解释为什么即使是临床语言正常的高功能 ASD 患者在表达语言时也如此**公式化**（Perkins、Dobbinson 等，2006）。对短语或句子的死记硬背也会造成阿斯伯格所指出的"小天才"效应。

正如最近关于 ASD 感觉知觉加工异常的理论所建议的那样，由于 ASD 患者的类别和概念的形成（"先验"）受到损害，语义知识也会相应地受到影响（参见 Plaisted 及其同事的工作，以及 Pellicano 及其同事的工作。在前一章）。

（4）工作记忆障碍：有证据表明，ASD 患者的被称为"音韵回路"的工作记忆部分的运作效率略低于发育正常的个体（Schuh 和 Eigsti, 2012），这很可能是上述感官 – 知觉异常的连锁反应，也会对语言产生类似的影响。

（5）情景记忆受损：正如上面关于学习障碍的部分所述，所有孤独症谱系障碍患者，包括高功能患者，其外显记忆都会受损。外显记忆又称关系记忆，是自发回忆与个人经历事件有关的背景细节的能力的基础。上下文信息可以包括事件发生的地点和时间、与谁在一起、当时的感受、天气怎么样、事件发生之前或之后发生的事情等等。情景 / 关系记忆障碍会减少词义所依据的信息范围。患有孤独症谱系障碍的高功能儿童可能会利用他们保留的记忆能力来弥补事实、联想和死记硬背的顺序（Tyson、Kelley 等，2014）。例如，对于大多数 6 ~ 7 岁的正常发育儿童来说，"派对"具有丰富的含义，这些含义是从许多不同派对的不同经历中总结出来的，而对于患有孤独症谱系障碍的 HF-LN 儿童来说，"派对"的含义充其量可能是由一组事实组成，例如"有蛋糕"、"有很多人"、"它很吵"。由此可见，尽管 ASD 患者使用语义（事实）记忆也可以获取大量词汇，但单词含义相对狭窄且特殊。

3. 关于 HF-LI 组语言障碍的解释

在大约 10% 的高功能 ASD 个体中，语音 / 发音障碍的可能原因尚未得到研究。正如第 4 章（方框 4.2）所指出的，这种语言障碍可能是由于对口语音韵学的认识受损，进而导致言语感知异常，甚至不注意他人的言语，正如 Cleland 和 Gibbon 等（2010）所认为的那样。临床上，患有发育性语言障碍（DLI）的儿童通常会出现明显的语音障碍，也有理由认为，一部分 ASD 患者，包括 HF-LI 患者，合并有发育性语言障碍（见下文）。另一方面，严格意义上的"发音"障碍与"语音"障碍不同，很有可能是运动障碍（Donnellan、Hill & Leary，2015）导致的言语障碍。需要对发生在高功能个体身上的语言障碍的潜在解释进行系统研究。

4. 关于 LF-LI 患者的语言障碍的解释

LF-LI 组孤独症患者的语言障碍特征见表 10.1，部分原因与 HF-LN 组患者在语言习得方面的微妙异常相似。

然而，为了解释大多数高功能孤独症谱系障碍患者与所有低功能孤独症谱系障碍患者在语言能力方面的差异，必须涉及一些其他因果因素。这些附加因素中最明显的是低于平均水平的流体智力，下面首先讨论这一点。然而，也有人认为他们存在发育性语言障碍可能是一个主要因素，并且也讨论了这种可能性。最后，讨论了陈述性记忆普遍受损对 LF-LI 组语义和情景记忆的影响。

（1）流体智力低于平均水平：流体智力是指一般推理能力和/或处理速度，是人类大多数学习和行为的基础。因此，在中低功能的 ASD 患者中，流体智力低于平均水平与语言习得延迟和语言习得受限有关（Stevens、Fein 等，2000）。然而，这种普遍性的学习障碍并不能轻易解释孤独症特有的语言障碍特征，即某些方面的语言障碍比其他方面更严重。这其中一定还涉及到其他一些因素，接下来我们将对此进行探讨。

（2）合并 DLI：在孤独症谱系障碍研究的早期，有人认为与孤独症谱系障碍相关的语言障碍是由合并的"发育性失语症"引起的（Rutter，Bartak & Newman，1971；Churchill，1972），现在称为发育性语言障碍（DLI）。DLI 被定义为在没有其他已知疾病的情况下出现的持续性语言障碍。它是一个总括术语，涵盖语言理解或表达的任何方面的早期表现异常，无论是与语音系统（语音学和音位结构学）、语言意义（词汇语义）、语法（句法和形态句法）有关，还是与在沟通中使用语言（语用学）有关。然而，最常见的是，ASD 患者的表达能力受到的影响大于理解能力；语音学和语法学受到的影响大于语义学或语用学（Leonard，2000; Loucas、Charman 等，2008）。

Bartak、Rutter 和 Cox（1975, 1977）试图验证孤独症谱系障碍患者语言障碍是由共病 DLI 引起的早期假设，结果表明这一假设未能证实。然而，确实存在一小群"孤独症谱系障碍合并 DLI"的儿童。当语言障碍（相对于沟通）不再被视为孤独症谱系障碍的必要伴随因素时，人们对"共病 DLI"理论的兴趣下降了。

然而，2001 年，Kjelgaard 和 Tager-Flusberg 重新启用了这一假设。当时，人们对某些被认为是 ASD 和 DLI 危险因素的基因以及受影响的大脑区域的某些相似之处产生了相当大的兴趣。Kjelgaard 和 Tager-Flusberg 认为 ASD 和 DLI 的语言障碍特征也相似。这些说法均未在后续研究中得到明确支持（参见 Williams, Botting & Boucher, 2008；Bishop, 2010；Luyster, Seery 等, 2011）。所有这些综述的结论是，尽管有一些证据表明这两种疾病在遗传、神经生物学和临床特征方面存在联系，但差异大于相似之处。

特别是，DLI 中最常见的语言障碍特征在一些关键方面与"孤独症特异性语言特征"

不同，后者是通过对 LF-LI 组 ASD 年长儿童和成人进行大规模研究得出的。事实上，这些语音和语法障碍（除了那些与心理年龄相称的障碍）相对罕见，强烈反对共病 DLI 是孤独症谱系障碍语言障碍的主要原因。与 DLI 群体相比，LF-LI 群体的句法处理能力更胜一筹（Botting & Conti-Ramsden, 2003; Shulman & Guberman, 2007; Riches, Loucas 等，2010）强化了这一结论。然而，这些论点并不排除共病 DLI 作为少数病例的一个诱因——可能占病例的 10% ~ 20%（Bartak, Rutter & Cox, 1975; Rapin, Dunn 等，2009; Cleland, Gibbon 等，2010）。假设这个百分比在整个谱系中是稳定的，那么共病 DLI 的影响应该在高功能个体中最为明显，并且可以解释在 HF-LI 组中出现的发音障碍。在 LF-LI 组中，合并 DLI 将是造成该组异质性的众多次要因素之一。

（3）陈述性记忆普遍受损：我和我的同事假设，语义记忆受损是整个谱系中出现的外显记忆受损的表现，它不仅是导致 ASD 患者学习障碍的重要原因（如上所述），也是导致该群体语言障碍的重要原因（Boucher, Mayes & Bigham, 2008, 2012; Bigham, Boucher 等）。

这一假设是基于 Ullman（2001, 2004）提出的正常语言习得模型，其中，年幼的正常发育儿童使用内隐 / 非陈述性程序记忆可以相对轻松地学习音韵和句法；而语义是通过使用情景记忆系统（最重要的是语义记忆系统）在更有意识的（明确的 / 陈述性的）层面上获得的（有关不同记忆系统的定义，请参见方框 10.2）。利用 Ullman 的模型，我们假设 LF-LI 组中的个体普遍存在陈述性记忆障碍，影响了他们获取单词含义的能力，也影响了他们获取事实知识的能力（从而影响了晶体智力）。在缺乏功能完善的陈述性记忆 / 学习系统的情况下，功能较低的 ASD 儿童会利用他们完好的程序性记忆来学习与心理年龄相适应的语音和语法，并利用他们完好的背诵学习能力来学习一些单词和短语。对死记硬背记忆的异常依赖与回声言语一致，这也是 LF-LI 患者语言表达能力优于理解能力的原因之一。

此外，LF-LI 患者对联想学习的依赖程度不同寻常，比如 A 触发了对 B 的记忆，C 触发了对 D 的记忆，这与 LF-LI 患者使用的单词或短语通常由某些特定情境或线索触发的观察结果是一致的。Fay 和 Schuler（1980）将这些最初的联想描述为"被顽强地储存和循环使用，就像被浇铸在混凝土中一样"。他们还指出，通过单次联想学习获得的新单词或短语只有一个特定的所指，类似于专有名词的有限含义（如"艾米丽·史密斯"、"珠穆朗玛峰"或"柏林"）。随着时间的推移，LF-LI 患者通过在大量不同的语境中听到的单词，可以联想广泛和概括的指代物。

5. 关于 LF-NV 组缺乏语言的解释

尽管功能极低的孤独症谱系障碍患者也保留了一些小能力，并且可能在日常生活中实现一定程度的独立，但他们几乎没有语言（无论是口语还是手语）。除了极少数持续性缄默症的情况外，这种**无语言能力**不仅影响了他们的语言表达，还影响了语言理解。持续性沉默症很可能是由言语障碍引起的，包括协调言语动作方面的困难（Rapin, 1996），也可能是精神性运动障碍，即在自主启动动作而非执行动作方面存在困难（Donnellan, Hill &

Leary, 2015）。更常见的近乎完全无法理解或使用语言的情况，似乎可能是由于流体智力、思维能力和陈述性记忆系统所支持的学习能力严重受损的综合结果。

三、小结

本章概述并讨论了试图解释孤独症谱系障碍患者中常见的一些其他行为特征的心理学理论，以及与孤独症谱系障碍相关的两个主要"特征"。

关于常见的其他行为特征，强调了 ASD 患者明显不均的优势和劣势。首先讨论了涉及想象力和创造力的成就的参差不齐，并认为 ASD 患者在想象力和创造力方面的差异可能是由以下部分或全部原因造成的：记忆提取障碍；难以组装和整合计划的各个组成部分；自我意识受损；自己发起新动作或活动的困难。接下来讨论了一些值得注意的能力之岛，通过"精细切割"的概念，探讨了 ASD 患者保留的能力及受损的能力。概述并讨论了以下各项之间的细微差别，依恋 /SEC 受损；原始命令 / 原始陈述；隐性 / 显性学习；机械 / 有意义的阅读；精细运动技能 / 粗大运动技能；学习能力 / 整体学习障碍。在随后的部分中更详细地讨论了不均匀的运动技能，其中包括对肌张力减退和关节松弛等身体因素的讨论；自愿运动的规划、执行和控制也可能存在困难。另外还探讨了自我意识受损，特别关注两个可能的促成因素：心理理论受损和情景记忆受损。

本章的第二部分概述并讨论了这两个主要因素可能的心理原因。关于学习障碍的原因，值得注意的是，在功能较低的孤独症谱系障碍患者中，非语言能力（或"流体智力"）通常优于语言能力（或"晶体智力"）。因此，尽管非语言智商低于平均水平几乎总是孤独症谱系障碍患者学习障碍的一个原因，但主要原因还是事实知识和单词含义的获取受损，这意味着语义记忆受损。

自从孤独症谱系障碍的诊断标准在 20 世纪 80 年代末发生变化（可以包括具有正常智力和临床上语言正常的人）以来，关于孤独症谱系障碍中语言障碍（而不是沟通障碍）的可能原因，一直没有得到充分研究。在此之前，人们认为语言障碍是孤独症谱系障碍的一个重要方面，也许是关键方面；而在 20 世纪 70 年代初，一些有影响力的临床医生研究人员假设孤独症谱系障碍本身是由一种极其严重的发育性语言障碍 (DLI) 引起的。现在认为更有可能的是，共病 DLI 只发生在少数孤独症谱系障碍患者中——可能在 10% ～ 20% 之间。因此，共病 DLI 可以解释在高功能个体子集中观察到的语音 / 发音障碍，它还可能有助于解释功能较低的群体语言特征的一些异质性。

本章还讨论了可能导致 ASD 患者语言障碍的另外两个心理因素，分别是：非语言智力低于平均水平，以及某种程度的"自发的社会文化剥夺"，这两者都会导致语言习得的延迟和限制。然而，这些促成因素都无法解释最常发生在功能较低的孤独症谱系障碍人群中的语言障碍，也无法解释该群体中学习障碍和语言障碍之间的紧密联系。有人认为，最好的解释是陈述性记忆普遍受损，进而影响了语义和情景记忆系统。

第三部分

实践部分

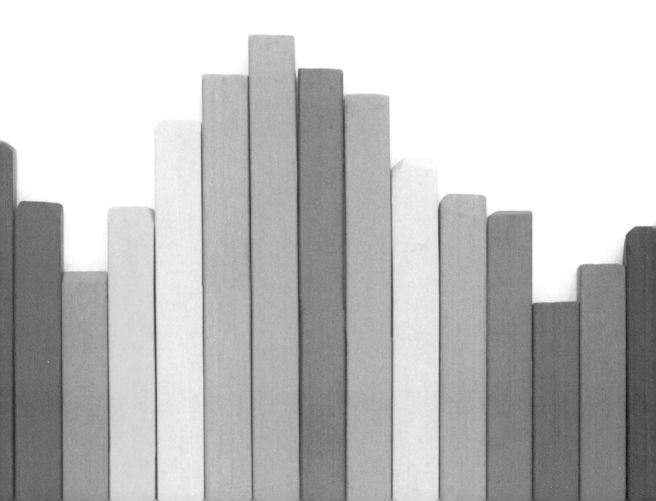

第 **11** 章　评估、诊断和筛查

【摘要】 本章的目的是：①阐述评估、诊断和筛查这三者之间的不同功能，以及它们之间的相互关系；②在综述诊断 ASD 所涉及的过程和可能使用的方法之前，考虑诊断的一些利弊；③提供有关筛查 ASD 的不同功能和方法的基本信息。

一、评估

- 孤独症领域的评估有多种目的，其中最重要的目的是进行诊断。首先筛查是第一步。整个评估程序旨在预测个体儿童患有孤独症的可能性，但并不能得出可靠的诊断，这一过程通常被称为筛查。评估还有助于确定孩子的教育方案或进展情况，以及相应饮食上的调整，或作为提出发放残疾津贴的理由。

- 对孤独症谱系障碍的儿童，筛查评估的目的是确定哪些人可能存在特定的疾病或障碍的重大风险，需要立即进行诊断评估，或者未来需要进行追踪随访，这与干预、教育和护理有关的评估个人的能力、问题和需求等，并且关注个体的目的截然不同。这与本书前文所述的诊断手册中对孤独症相关行为的概括性描述，与不同个体在不同生命阶段和不同环境中的特殊或明显行为之间的对比如出一辙。诊断或筛查是收集与孤独症行为相关的信息，而干预评估等则是收集有关个体的详细和特殊信息。这两类评估之间没有冲突：它们具有不同的功能，但都很重要。

- 干预、教育和护理等专业领域所使用的评估方法种类繁多，在此无法进行全部介绍。关于专业领域所使用的评估的信息，例如，神经评估、言语和语言评估、教育进展评估、就业潜力评估或独立生活能力评估，可以在相关文献中找到。

二、诊断

（一）为什么要进行诊断?

诊断是一种工具，具有多种用途，其中最重要的用途如下：

1. 诊断的用途

第一，帮助孤独症患者本人及其家人。诊断的主要目的是帮助孤独症患者本人、其家人和其他参与者达到一个有益的目标。因此，以幼儿为例，ASD 诊断可以实现以下目的：

- 为家长提供一个为孩子争取适当教育或其他干预措施的依据。
- 帮助家长从根本上理解孩子的问题（"这就是为什么她从来不看我"、"这就是为什么我想让他穿新鞋他就发脾气"）。
- 引导家长对孩子未来有一个正确的希望和期待。

- 帮助家长和其他人分享他们孩子的问题，并向他人学习（通过加入家长小组、阅读、参加会议、研讨会或讨论小组）。
- 保护父母免受他人负面反应的影响。比如说："有些孤独症患者的嗅觉非常灵敏——恐怕她不喜欢你的香水"、"他不是故意的"、"他不是不礼貌——他有孤独症，不喜欢别人碰他"。

同样，对年龄较大的儿童或成人的诊断也是非常需要的，诊断有助于解释某个孩子的特殊行为。例如，一个十几岁的孩子晚上不愿意和朋友出去玩，被同学欺负，被贴上"书呆子"的标签，这可能会让父母感到沮丧和不安，一度怀疑自己的孩子是不是有问题，直到他们知道儿子为什么喜欢独处，仅仅是因为喜欢学习自己感兴趣的科目而已。在已婚的家庭中，丈夫不会表达爱意和缺乏情感，可能会被误解为缺乏爱和承诺，直到妻子知道丈夫是名高功能 ASD 患者才明白其中的原因。对高功能的 ASD 青少年或成年人进行诊断，也可以使他们更好地了解自己，更加认清"自己是谁"，这样可以减轻因误解或曲解个人行为而产生的沮丧和痛苦。最后，正式的诊断为孤独症患者获得实际帮助提供了依据，如 ASD 患者可以进入专门的教育机构，获得临时护理、经济支持或支持性住宿的帮助。

第二，诊断有助于促进从业人员之间的交流，也有助于从业人员和专业人员之间的交流。例如，一个家庭医生在为一个孩子做听力测试转诊单时，可能会写上"Joe 患有轻度孤独症"，而不用更详细地描述 Joe 与孤独症有关的行为，因为听力学家可以明白孤独症的相关行为。

如果在儿童进入新学校之前的文件中，提及被诊断为"孤独症"，可即刻向教学人员传达重要的信息。当然，在专门从事这方面的工作者之间使用诊断标签进行交流的效果，取决于他们对所用诊断的理解（Preece & Jordan,2007）。同时，它所传递的信息量也并不是针对个人的方案，而是针对整个孤独症群体。

第三，为被诊断为 ASD 的患者提供资助和服务所需的资料。提供医疗资助、教育和社会服务的统计学专家、决策和行政人员需要根据权威诊断掌握有关 ASD 流行情况的信息。如果不进行诊断，就无法提供具体的服务项目。当然，即使提供了良好的诊断，也不一定能确保完美无缺的服务，因为总有一些限制因素。不过，至少有了可以作为患者提供服务的依据。方框 11.1 中讲述的轶事说明，诊断对于稀缺资源的分配是多么重要。

方框 11.1　两个城市的故事：使用和滥用诊断标签争取教育资源

在 A 市，有一段时间，教育界人士极力提倡反对对儿童进行诊断，理由是"贴标签"会给其带来不好的名声，会降低教师对儿童的期望，或造成对儿童的偏见。这些都是合理的担忧。然而，不使用"标签"的最终结果是，患有孤独症的儿童被描述为有"沟通障碍"（并被转诊给言语和语言治疗师）；或有"情感或社交障碍"（并被转诊给心理学家或辅导员）；或有"学习障碍"（并被送往学习障碍儿童特殊学校）。因此，善意的"政治正确"使得一代患有 ASD 儿童的特殊需求得不到充分的满足。

相比之下，B 市很早就认识到，与孤独症有关的早期诊断是至关重要，这样后续可以为孤独症儿童提供从婴儿期到 16 岁后的良好教育。然而，在这个城市，为具有某些其他类型特殊教育需求的儿童提供的教育却不尽如人意。因为，一些没有孤独症，但在社交、情感、沟通或学习方面存在一定困难的儿童的家长，希望自己的孩子被诊断为孤独症，因为"孤独症"这一标签能使他们的孩子有资格接受孤独症儿童可获得的特殊教育和支持，即使这并不完全适合自己孩子的实际情况。

第四，确保在不同研究中接受评估的参与者之间具有可比性。假设，为了扩大研究小组的规模和提高统计能力，两个研究中心计划对患有 ASD 的成年人睡眠时大脑活动进行研究。为了使这一计划成功，每个研究中心所的参与者不仅在年龄和性别分布方面必须相似，而且在详细的诊断特征方面也必须相似。如果两个研究中心招募的参与者的诊断情况不同——可能是严重程度不同，也可能是存在 / 不存在特殊情况——那么将减少数据的准确性，从而也会降低得出重要结论的可能性。

再举一个例子，假设有两项关于为有学习障碍的年轻人进行求职面试准备的特定方法的研究产生了截然不同的结果，研究 A 表明这种方法非常有用，而研究 B 则表明培训对面试者的成功只有很小的影响，造成这种结果差异的一个可能原因是，研究 A 明确排除了有学习障碍的孤独症患者，而研究 B 的研究对象则比较混杂，其中一些人被描述为"低功能孤独症"或"存在孤独症倾向"。综合来看，这两项研究的结果表明，评估的训练方法有助于消除学习障碍对面试成功的不利影响。然而，该方法在消除 SEC 障碍和 / 或 RRB 对面试结果的不利影响方面却不太成功。

2. 反对诊断的理由

尽管诊断有许多用途，但也有一些反对诊断的争论，以及一些误用或滥用的情况，如下所述。

（1）对个人和家庭的不利影响：在方框 11.1 中提到，诊断可能会产生歧视效应。包括降低教师对特定儿童的期望，或对他们产生偏见。"孤独症"或"自闭症"这两个词会让许多人无法理解，他们认为孤独症患者可能是一种威胁，因此会做出相应的反应。因此，患有孤独症的孩子一旦被诊断，可能会被排除在全班邀请参加生日聚会的名单之外；一个公开自己孩子患有孤独症的家庭可能会被拒绝预订假期活动；一个在简历上写有"孤独症"的成年人可能不会被考虑参加工作的面试，尽管他们被强烈推荐为合适人选。

有时 ASD 患者被贬义地贴上污名化的"标签"与大众对 ASD 的知之甚少，以及由于无知而产生的刻板印象有关。**包容**性教育的论点之一就是帮助减少普通人群对孤独症认识上的无知（见第 13 章）和由于诊断产生的鄙视效应。全国性和地方性的孤独症协会也在努力消除这种常见的无知和偏见。在这方面，他们有时会得到媒体的帮助，但有时也会受到媒体的阻碍。最重要的是，孤独症患者本人和家庭可以通过公开讲述他们经历，来消除成见。如果这些家长能够笑着谈论这些经验时，可能效果会更好。正如一位患有孤独症的孩子的父母马丁－艾夫斯和内尔－芒罗所写的那样：

> 大多数孤独症孩子的父母迟早都会达到这样的境界，即对别人的看法或言论不再那么敏感。正是这种坚强的承受力加上洒脱的幽默感，使大多数父母得以渡过难关。（Ives & Munro，2002）

具有讽刺意味的是，诊断标签的使用对于消除人们对孤独症的无知和污名化至关重要：如果不使用"孤独症"一词，就不可能揭开孤独症的神秘面纱，消除人们对孤独症的恐惧。此外，不使用诊断标签并不能使人们消除对孤独症认识上的差异，也不能防止其他人做出负面反应。根据 DSM-IV 诊断标准，被诊断为阿斯伯格综合征的克莱尔－塞恩斯伯里（Claire Sainsbury）写道：

> 当我没有正式的诊断标签时，老师们非正式地给我贴上了"情绪失常"、"粗鲁"等标签，同学们非正式地给我贴上"书呆子"、"怪人"、"怪胎"等标签；坦率地说，我更喜欢正式的标签。我的问题在于因与众不同所带来的耻辱感，而不是标签。（Sainsbury，2000:31，转引自 Ives & Munro，2002）

幸运的是，与几年前反对诊断"贴标签"的论调相比，现在克莱尔－塞恩斯伯里最后一句话的真实性得到了更广泛的认可。但遗憾的是，偏见和成见依然存在。

（2）诊断标准的过分放宽：对于孤独症发病率的明显上升，有人指出，这可能是由于诊断标准放宽或对这些标准的解释放宽，将处于"正常"和"非正常"之间的人也包括在内。这种对处于"高功能"的个体的更大包容是否构成过度使用 / 滥用，取决于诊断是否对个体及其亲近者有益。Baron-Cohen、Wheelwright 及其同事（2001）指出，许多在他们广泛使用的筛查测试——孤独症谱系商数量表（见下文）中得分很高的个体并不值得诊断，因为他们的孤独症特征和倾向即使很明显，也没有给他们的生活带来明显的困扰，至少在目前是这样。当然，这种情况也可能发生变化，例如方框 2.5 中描述的"乔治"的情况，他一直带着孤独症特征自由自在地生活着，直到他的未确诊（轻度）孤独症行为威胁到他的婚姻。方框 11.1 中 B 市的故事就是一个公然滥用诊断的例子，在那里，父母有时可能会说服临床医生将他们有语言障碍、情感障碍或智力障碍的孩子描绘是孤独症谱系中的一员，以便让他们的孩子在该市优秀的孤独症教学单位接受专业教育。

总之，可以对诊断提出一些反对意见，诊断偶尔也会被过度使用或滥用。然而，诊断的合法和重要性远远超过了任何反对所谓"贴标签"的论点。

（二）诊断途径

Anagnostou 及其同事（2014）为加拿大医护人员撰写的"最佳诊断实践指南"一文，涉及对疑似孤独症患者的推荐**诊断途径**见图 11.1。在英国，针对疑似孤独症患者的推荐诊断路径［见英国国家临床优化研究所（NICE）网站］也概述了一个类似的复杂而漫长的过程，其中涉及各种专业人员。不幸的是，根据英国（Crane、Chesteretal，2016）和其他地方（Milbourn、Falkmeretal，2017；Samms-Vaughan、Rahbaretal，2017）对家长和成年孤独症患者诊断经历的调查，实际情况往往大相径庭。Braiden，Bothwell 和 Duffy（2010）一书中介绍了更积极的诊断经验，包括有关支持性干预和教育的信息。

在美国，幼儿获得孤独症的诊断途径并不那么理想，全国孤独症协会（NationalSocietyforAutism）的建议强调，家长有责任发起、组织和协调适当的评估和预测。令人惊讶的是，在美国，社会经济地位（SES）与诊断年龄密切相关（Mandell、Knashawnetal，2010；Fountain、King,Bearman，2011）。据报道，加拿大（Frenette、Doddsetal，2013）和澳大利亚（Bent、Dissanayake&Barbaro,2015）患者的诊断年龄有地区性差异，这反映了专业服务的可用性。有关国家和地区诊断实践差异的讨论请参见 Freeth、Milne 等（2014）。在下文中，将对诊断路径进行一般性讨论，涉及何时需要诊断、由谁诊断以及在何处诊断，并将幼儿与年龄稍大的儿童和成人进行比较。

1. 何时进行诊断？

鉴于诊断对孤独症患儿家长有很多的益处（可以见上文），人们可能会问"什么时候应该进行诊断？"这个问题的答案显然是"尽快"。在正常情况下，这无疑是最合适的答案，大多数现有证据表明，至少在某些情况下，早期诊断和强化干预可以减轻与 ASD 相关行为的严重程度并改善预后（Webb 和 Jones 等，2014）。可以参考本书第 12 章。

但是，事实证明早期诊断对儿童和家庭并不总是最好的。一些研究表明，有一部分儿童在 2 岁时被诊断为 ASD，但到了 4 岁时诊断又被推翻了（Sutera 和 Pandey 等，2007）。这与大规模调查的结果是一致的，这些调查显示，根据目前可用的方法，对有社交和沟通障碍的幼儿的诊断并不是百分之百准确的。如果孩子被诊断患有孤独症，即使仅仅是怀疑，对父母来说也总是痛苦的，甚至有时是创伤，需要对家庭内部的期望做出许多调整。如果诊断结果在一两年后被推翻，那么这些家庭的焦虑和调整努力显然是多余的。"什么时候诊断最准确？"这是一个值得深思的问题。

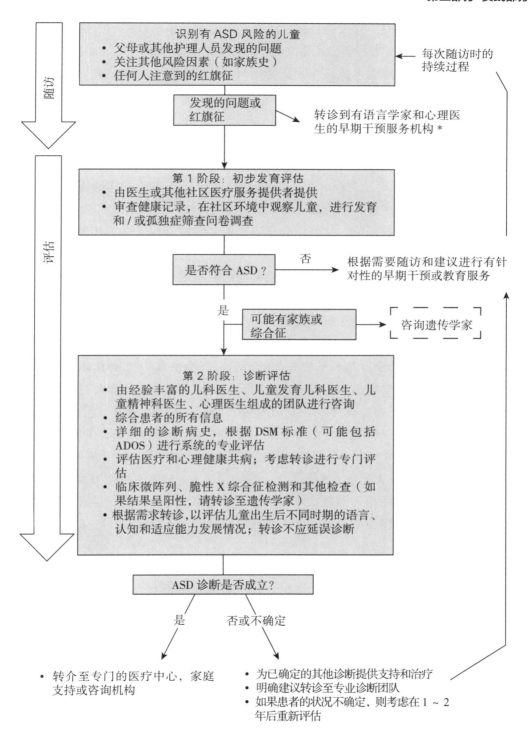

图 11.1 推荐的诊断路径来源于 Anagnostou 和 Zwaigenbaumetal 的报告（2014）

因此，对于幼儿来说，应该是"在可以确定的情况下尽早诊断"，或者"在诊断对儿童和家庭的益处大于可能的误诊所带来的不利影响时尽早诊断"。

在实践中，每个临床医生或临床团队必须对每个病例做出判断。几年前，英国政府领导的一个工作小组建议采取一种策略，即分阶段进行诊断，最初阶段侧重于儿童和家庭的迫切需要，而不是为儿童的问题命名（LeCouteur 和 Baird 等，2003）。从一开始就关注和满足需求，然后慢慢地进行诊断，这样既能减少出错的机会，又不会剥夺对儿童及其家庭的支持。

（1）对于年龄较大的儿童和成人：以前未被诊断患有孤独症的年龄较大的儿童和成人，往往是孤独症谱系中较为极端的一种。在功能非常低下的个体中，由于与身体和智力残疾有关的需求占主导地位，这可能会导致孤独症的迹象被忽视，直到孤独症的行为变得突出，需要加以解决时才会引起重视。例如，在方框 4.4 中介绍的"康纳"，他表现出明显较差的社交和沟通能力，并不能简单地用威廉姆斯综合征的诊断来解释。孤独症的附加诊断，可以帮助他的父母能够更有效地提供帮助，能够让老师更好地理解他，因此，对于低功能儿童，"什么时候诊断"这个问题的答案是："如果孤独症的诊断可以更好地满足他们的需要，那就尽快诊断"（Bennett，Wood & Hare，2005）。

（2）对于高功能儿童：与孤独症有关的行为可能会被高功能 ASD 儿童优异的学习成绩所掩盖。家庭和小学所提供的结构也可能有助于高功能儿童在没有过多压力的情况下应对自如。然而，在中学、大学和独立的成年期，高功能 ASD 患者可能会在要求更高、复杂的环境中显示出来应对能力不足，如人际关系的失败，出现与压力有关的抑郁或焦虑，这时高功能大龄儿童或成年人才会得到教育或临床心理学家或精神病学家的关注（例如，参见方框 4.5 中描述的"A 先生"的案例）。高功能孤独症成人有可能被误诊为有心理健康问题，而忽视与孤独症相关问题，并被给予不恰当的治疗。因此，对这些高功能大龄儿童或成年人必须进行仔细的鉴别诊断（如与精神分裂型人格障碍、焦虑症或强迫症进行鉴别诊断）。

因此，对于能力较强的年长儿童或成人来说，"什么时候诊断？"这个问题的答案还是很实际的："当诊断有助于他们了解自己，或被周围的人更好地理解或接纳，那么这就是最佳时间。"方框 2.5 中描述的"乔治"就是这样一个例子。另一个例子是方框 11.2 中"PJ"的精彩描述，它说明了获得诊断（尽管姗姗来迟）对其本人产生的积极意义。

方框 11.2　从"Peter"到"PJ"：对晚期诊断的思考

几年前，有人请我为一个年轻人（他向我介绍说自己叫"Peter"）面诊，尽管他拥有一个非常有市场前景专业的学位，尽管他经常入围他所在领域的合适职位，但在面试中却屡屡失败。他变得很沮丧，认为问题可能出在他的演讲上。我与 Peter 聊天后，发现他的语言表达基本清晰，但从他告诉我的情况表明，他可能患有阿斯伯格综合征。因为我没有诊断资格，所以我把 Peter 介绍给了一位专门从事高功能 ASD 患者诊断和治疗的同事。我怀疑 Peter 患有孤独症的猜测得到了证实，Peter 用以下的话描述了他接受诊断后的效果：

30 年后，我仿佛从昏迷中醒来。在确诊之前，我一直觉得自己活得很不寻常。因为我以前就感觉到有什么东西存在，但我不知道是什么；诊断结果回答了我的很多问题，我有一种如释重负的感觉。感觉我的生活终于有了转机，它帮助我找到了真正的自己。因为它不仅回答了我的许多问题，让我的生活有了正确的方向，而且还给了我一个"重建自我"的机会。自从确诊后，我的名字就叫 PJ，因为这是我的新身份，我和 Peter 做了彻底的告别。（摘自 PJ Hughes，2007）

在 PJ 被诊断出来后的几年里，他在向其他人宣传和解释孤独症方面做了很多惊人的事情，他还在当地孤独症支持小组和全国范围内发挥着重要作用。他以个人视角撰写了孤独症的相关文章并发表演讲。他曾担任英国国家孤独症协会（NAS-UK）理事四年，并在 2012 年唐宁街 10 号举行的英国国家孤独症协会金禧庆典上受到款待，他还是英国国家孤独症协会全国专家和顾问论坛的成员。

感谢 PJ 提供上述信息，并同意出版。

2. 应该由谁来诊断，在哪里诊断？

（1）婴幼儿：父母亲对幼儿的发育特别关注，一旦出现问题，通常首先会咨询家庭医生。接下来发生什么，取决于一系列因素，包括特定儿童发育迟缓和差异的程度、首次就诊医生对孤独症的知识和经验，以及家庭所在国家或地区是否有专科设施。

最好的情况是立即将患儿转至多学科儿童诊所进行评估。参与评估的专业人员可能包括儿科医生或儿科神经病学家、临床或教育心理学家、言语和语言治疗师 / 病理学家，以及患儿所在地诊所的医生，以及学前教育或家庭联络专家。方框 11.3 举例说明了幼儿诊断评估的良好实践范例。

方框 11.3 幼儿诊断评估的良好实践范例

Loma Wing 诊断和评估中心隶属于英国全国孤独症协会，可以为可能患有孤独症谱系障碍的儿童、青少年和成人提供神经发育评估。参与评估的人员包括临床和教育心理学家、精神病学家、社会工作者、言语和语言治疗师，以及专门的行政人员。评估幼儿时使用的程序要点如下：

在预约之前，我们会通过填写一份详细的转诊表格来获取儿童的基本信息，并酌情让家长或照护者提供以往的健康、护理和教育报告，同时征得家长 / 主要照看者的同意。根据儿童的年龄和对自身困难的了解程度，我们会通过电话与家长／主要照顾者取得联系，然后，带领他们参观孤独症中心，并且告诉他们参观时的注意事项，请他们与孩子谈谈参观的目的和希望取得的结果，在参观之前，我们会向家庭提供将要参观的中心的基本情况，以及在中心工作人员的照片和简历。

诊断和评估需要一整天，这样可以有足够的时间为家庭提供了一个安然悠闲的场所。通常以厨房为重点参观区域，那里有饮料和点心，如果还有时间，可以参观中心的其他房间，并与工作人员见面。通常一天只进行一次评估，陌生面孔的数量越少，孩子越容易安顿下来。评估小组的一名成员会与孩子的家长／照看人进行临床和发展方面的详细访谈，包括进行残疾儿童体格检查（DISCO）（见下文）。当儿童愿意与父母分开时，他们会被邀请与小组的另一名成员一起前往评估室，在那里由评估人员对他们的行为、学习和语言能力进行评估。随后，我们将与家长／监护人进行长时间的反馈／问答，其中包括对儿童整体情况的回顾，对未来的跨学科学习提出建议，以及治疗、管理、教育安置和可能的预后。

访问结束后，进行评估的专业人员会召开会议，并起草一份报告寄给家长／照护者。报告通常会同时提供给孩子的全科医生，并在征得家长同意后提供给其他服务机构。

感谢 NAS 临床主任提供这些信息。

然而，并非所有国家或地区都有提供多学科评估的儿童发育诊所。有些儿童可能会被转介给儿童精神科医生或儿科医生，或专门研究孤独症相关问题的临床或教育心理学家进行诊断评估。然而，更常见的是由单一专业人员提出诊断建议，同时参考其他专业人员提供的信息，并且在汇总其他专业人员所提供信息的基础上作出诊断。最为重要的是，在诊断过程中必须有多名专业人员参与，因为事实证明，合作评估比一个人的诊断更早、更可靠（无论这个人多么有经验）（Risi 和 Lord 等，2006）。

遗憾的是，在很多的情况下，孩子在转诊到多学科中心或其他诊所后，得出的诊断并不是家庭医生初诊的结果。如果医生确实怀疑就诊的孩子可能有严重的发育问题，而不是孩子只是发育有点迟缓，他们可能会让孩子接受评估，这些评估可能有助于澄清孩子行为异常的性质和原因，但并不是为了评估孩子是否可能患有孤独症。例如，如果全科医生怀疑孩子的情绪问题与家庭内部的困难有关（当然，这也可能是由于孩子的问题导致的压力），可能会将孩子转给听力学家进行听力评估，转给言语和语言治疗师进行交流发展评估，转给教育心理学家进行发展水平或智力评估，转给神经学家进行运动异常检查，或转给学前临床心理服务或家庭治疗诊所。这类转诊可能有助于排除造成儿童发育差异的某些可能因素，从而有助于鉴别诊断。然而，这些评估本身都不足以对儿童孤独症做出权威诊断，而将儿童转介给一系列专家评估，可能会延长诊断时间。另外更糟糕的是，有一些医生还会说出这样的话："她很好；你没什么好担心的"之类的毫无根据的、也可能是善意的谎言，或者是"他可能只是起步有点慢——让我们看看他六个月后的情况如何"之类的暂时性答复。

（2）大龄儿童和成年人：大龄儿童及成年人更有可能因为人际关系或心理健康问题，尤其是焦虑和抑郁，而被转给精神科医生、临床心理学家或辅导员。有时年轻人或成年人因犯罪行为才被医生发现他的行为与孤独症相关，例如加里·麦金农（Gary McKinnon）就是一个例子，这个年轻人在黑进五角大楼的电脑文件后，被诊断出患有阿斯伯格综合征。

英国国家临床优化研究所（NICE）（2013）制定的指南建议，对疑似 ASD 的成年人进行诊断时，应该：

- 由训练有素、有能力的专业人员进行。
- 以团队为基础，利用各种专业和技能。
- 在可能的情况下，让家庭成员、伴侣、照顾者或其他知情者参与进来，或使用有关当前和过去行为及早期发育的文件证据（如学校报告）。

（三）诊断 ASD 的方法

尽管寻找可靠的生物标志物的研究已经缩小了范围，但目前还没有使用物理测试诊断 ASD 的方法（Frye 和 Vassall 等，2019；Guo、Ding,Li，2020；Vargason 和 Grivas 等，2020）。鉴于孤独症风险因素的特殊性（见第 7 章）以及孤独症大脑相关因素的特殊性（见第 8 章），可能无法找到一种生物标志物来可靠地诊断所有的孤独症（Anderson，2014）。孤独症既不能根据外貌来诊断，如许多先天性疾病的初步诊断特征；也不能根据行为测试来诊断，如出现视觉障碍或脑瘫的明显特征。相反，诊断必须通过评估个体的发育史和当前的行为模式，并将这些评估结果与 DSM–5 或 ICD–10 中详述的 ASD 诊断标准进行比较。

在接下来的小节中，将介绍一些经过充分验证的收集个人生长发育史方面的方法。所谓"经过充分验证"，是指这些方法已被证明既可靠又有效。所谓"有效"，是指测试具有较高的**敏感性**（指产生**假阴性**的比例较低）和较高的**特异性**（指产生**假阳性**的比例较低）。

1. "金标准"程序

（1）孤独症诊断访谈–修订版 ADI–R（Rutter，LeCouteer & Lord，2003）：ADI–R 最初是为诊断 DSM–IV 中定义的孤独症而设计的。然而，它并不为了区分 ASD 亚型，在 DSM–5 发布后它仍然是最广泛使用的访谈表。ADI–R 包括一个冗长的半结构化访谈，在该访谈中，由训练有素的临床医生使用一组设计的问题，以引出关于方框 11.4 中列出的主题的信息。

方框 11.4　ADI-R 诱导信息的题目

- 接受评估的儿童或成人的家庭背景、教育程度、既往诊断（如有）和药物（如有）。
- 概述他们的行为特征。
- 早期发育情况和发育历程。
- 语言学习和语言或其他技能的丧失情况。
- 目前在语言和交流方面的功能状况。
- 社会交往与游戏能力。
- 兴趣和行为。
- 其他临床相关行为，如听力障碍、自伤或癫痫。

评估者以一种标准化的方式记录和编码信息，同时提供与孤独症相关行为的关键领域的总体得分和得分。如果这些领域的得分达到一定水平，那么就可以根据 DSM-5 标准进行 ASD 的诊断。关于每个孤独症的严重程度分级，也是根据每个领域内的问题行为，按照 DSM-5 的要求进行的。

用于学龄前儿童和学步儿童的 ADI-R 版本已被证明不太可靠，尤其是对能力较强的幼儿和非常年幼的儿童来说，缺乏对 ASD 症状的**敏感性**（de Bildt，Sytema 等，2015）。ADI-R（当单独使用时，但见下文）诊断成人 ASD 的可靠性也受到了质疑（Fusar-Poli，Brondino 等，2017）。

（2）孤独症诊断观察量表（ADOS）：在"最佳实践"诊断评估中，多年来一直使用 ADOS 作为 ADI-R 的信息补充（Lord，Rutter 等，1999）。最初的 ADOS 由四组指定的活动组成，使用测试提供的材料进行评估。一系列的活动被称为"模块"，每个模块都是为特定年龄或能力范围内的个体而设计的，从很少或没有语言的学龄前儿童到语言流利的成年人。每个模块中指定的活动由临床医生指导，他们与被评估的儿童或成人进行互动和观察。一系列的"按键"被写入测试说明中，旨在引出被测试个体的某些行为和反应，但并不涉及直接的指导。以下是评估儿童"口语表达流利"情况的活动，按以下顺序排列：

布置场所……扮装游戏……参与互动游戏

自由活动……零食……对自己名字的反应……观察孩子对提示信号的反应……

生日派对……泡泡游戏……参加常规的日常活动

演示任务（"告诉我你是如何做的"……如"刷牙"）……对话……描述一幅图片……看书

评估者必须接受程序和评分方法方面的培训，在评估过程中做记录，并在评估结束后立即根据列出的项目对个体的行为进行编码。根据这些信息得出一个分数，然后应用特定的**算法**或计算程序来确定是否适合诊断为 ASD。

为了满足人们对早期诊断日益增长的需求，ADOS 于 2012 年出版了第二版。ADOS-2 由五个模块组成，而非四个模块，并增加了一个"幼儿模块"，旨在评估 12 个月以上儿童的沟通、社会交往、游戏以及局限和重复行为。幼儿模块具有良好的诊断有效性（Luyster，Gotham 等，2009），并符合 DSM-5 标准（Guthrie，Swineford 等，2013）。

当 ADOS-2 和 ADI-R（如上所述）一起使用时，对幼儿进行评估的诊断有效性很高（Kim & Lord,2012）。对高功能儿童或成人，同时使用 ADOS-2 和 ADI-R 可以避免单一使用其中一种诊断程序时出现的缺陷。

2. 临床信息更全面、更广泛的访谈量表

尽管 ADI-R 和 ADOS-2 的组合使用被普遍认为是诊断 ASD 的一种非常可靠的方法，但这些评估程序只关注孤独症的检测。由于这种过分的关注，忽略了"孤独症"并不是一种明确的病症：它有时会以部分形式出现，或合并其他病症（如多动症、特殊语言障碍、学习障碍或肢体障碍）同时出现。接下来将概述两种诊断程序，这些诊断程序不仅可以发现孤独症（如果存在的话），而且可以建立个人的能力高低的档案，以便无论是否做出孤独症诊断，都能提供适当的建议和帮助。这两种程序都由受过训练的专业工作人员在面对面的情况下进行。在对低功能 ASD 儿童患者进行评估时，会与家长或其他主要照顾者进行面谈。如果是高功能成年人，则与被评估者以及从小就认识他们的一名家庭成员进行面谈。在正常情况下，受访者的回答都会按照规定的方案进行评分，并使用规定的**算法**进行分析。

下文概述了两种经过充分验证的方法，用于确定一个人是否会被诊断为孤独症，同时建立一个关于患者能力的评估记录，从而有利于确定制定他们的干预和支持措施。

（1）社交和沟通障碍诊断访谈量表（DISCO）（Wing,Leekam 等，2002）：是一个标准化半结构访谈式教育评估诊断量表，主要是通过问答以下方框 11.5 中的问题来得到我们想要的结果。

方框 11.5 评估范围更广泛、注重全面临床信息收集的 DISCO

- 婴儿期发育情况。
- 发展受挫的年龄。
- 运动技能。
- 自理能力，如吃饭、穿衣、家务技能、独立性。
- 沟通能力。
- 与成人和同龄人的社交互动，包括社交游戏。

- 模仿能力。
- 想象力。
- 技能，如阅读和写作、数字、金钱、日期和时间、特殊能力。
- 运动和发声。
- 对感官刺激的反应。
- 重复行为，刻板动作。
- 情绪。
- 运动模式。
- 适应不良行为。
- 睡眠情况。
- 紧张性特征。
- 社会互动的质量。
- 任何的精神病史或性问题史。

DISCO 是根据 Lorna Wing 的主张——孤独症是一系列相关疾病谱系的概念开发的，事实证明它是诊断 DSM-5 定义中的孤独症谱系障碍的准确评估工具（Kent 和 Carrington 等，2013）。

（2）由计算机生成的发展、维度和诊断访谈（3Di）：3Di（Skuse 和 Warrinton 等，2004）是一项基于 ASD 是一系列疾病谱系这一概念的访谈量表，即 ASD 患者的许多不同的行为维度可能（可能或可能不会）或多或少地受到影响。与 DISCO 一样，3Di 评估的行为维度不仅仅与 ASD 的优点和缺点有关。该程序的主要创新之处是，训练有素的采访者将回答输入计算机，计算机会分析数据并立即生成报告。3Di 是一种经过充分验证的诊断程序，该访谈计划的最新版本 3Di-5 所产生的结果与 DSM-5 的症状相一致。

3Di 访谈程序最初是用于诊断儿童 ASD，最近开发的程序也可以用于成人 ASD 诊断。3Di- 成人访谈也被证明具有良好的灵敏度（产生的假阴性很少）和较高的特异性（Mandy，Clarke 等，2018）。

3. 其他诊断工具

多年来，还开发了许多其他诊断检查表、评分量表和访谈量表，每一种都是为了根据当时的诊断标准来对孤独症患者进行鉴别诊断。随着诊断标准的修改，其中一部分诊断标准也在不断地更新。然而，这些鉴别诊断工具都不能像 ADI-R（尤其是与 ADOS-2 结合使用）或 DISCO（也可能是 3Di，尽管该程序的验证还不够详尽）那样可靠地用于诊断。当然，这并不能够代表目前推荐的诊断方法百分之百可靠，将来完全有可能被修改或取代，它们只是目前最可靠的诊断工具。

三、筛查

（一）为什么筛查？

医学领域的筛查是用来确定哪些人可能有患某种疾病或失调的重大风险。筛查可以在整个人群中进行，例如对某个年龄段的所有妇女进行筛查[注2]，以发现乳腺癌的早期症状。另外，筛查也可以在被认为罹患某种疾病风险较高的特定人群中进行，例如有乳腺癌家族史的妇女被确定为可能罹患该疾病或日后罹患该疾病风险较高的人群可能会被转诊接受更全面的诊断评估、建议预防性治疗，以及/或者接受未来监测。研究人员也广泛使用筛查测试来检查：①研究对象组中的参与者是否确实患有所调查的疾病；②任何对比组中的参与者是否患有该疾病，即使是非常轻微的疾病。

筛查试验必须具有较高的灵敏度和特异性（见上文），才能在整个人群的临床评估中发挥作用，并具有经济上的合理性。经过"充分验证"或"充分鉴定"的筛查检验也具有较高的**预测值**。筛查检验的预测值在某种程度上能准确预测筛查人群中患有或可能患有某种疾病的人数比例，另外，可以得出哪些人不需要进一步的随访观察和治疗。

有证据表明，孤独症可在2岁儿童中可靠地检测出来（Lord 和 Risi 等，2006），早期强化干预可改善 ASD 患者的预后，因此，美国呼吁对幼儿和年幼儿童进行普遍筛查，许多其他国家也在讨论有关普遍筛查问题。鉴于迄今为止，尚无可靠的 ASD 生物标志物，开发有效的行为学方法来筛查幼儿 ASD 已被视为当务之急（Camarata，2014；另见 Robins，Adamson 等，2016）。

（二）筛查 ASD 的方法

1. 学步儿童和幼儿

García-Primo 和 Hellendoorn 等（2014）综述了18种不同的早期筛查幼儿和青少年孤独症的方法。此外，一些广泛使用的一般发育进展筛查也有专门用于检测可能的孤独症的部分。例如在广泛使用的"年龄与阶段问卷"（布鲁克斯出版公司）中，"沟通"部分的结果可能表明应进行进一步随访观察（Hardy，Haisley 等，2015）。

用于早期发现孤独症的最广泛的测试和改进的筛查工具是幼儿孤独症检查表（CHAT，Baird 和 Charman 等，2000）。CHAT 是为医生和护士在例行检查时使用而设计的，包括对儿童行为的某些结构化观察，以及九个"是/否"问题，由家长或其他主要照顾者回答。其中两个问题被认为是孤独症相关行为的关键性筛查问题。这些问题是：

- 例如，您的孩子是否曾经假装用玩具杯子和茶壶泡茶，或假装做其他事情吗？
- 您的孩子是否曾用食指指向某物，以表示对某物的兴趣？

注 2：在美国，初级或一级筛查和二级筛查分别用于全人群筛查和特定人群筛查。

事实证明，CHAT 具有良好的特异性，但灵敏度相对较差，也就是说，它产生的假阳性很少，但产生假阴性的数量却很多。

经原作者许可，Robins 和 Fein 等（2001）在美国开发了婴幼儿孤独症修正核对量表（M-CHAT）。M-CHAT 由 23 个问题组成，以书面核对表的形式呈现，由家长或其他主要照顾者回答。前九个问题来自 CHAT，其他问题是新设计的。M-CHAT 的适用范围比原来的更广，即适用于从 16 个月到 30 个月的幼儿。在对该筛查程序的有效性和实用性进行大规模研究后，发现其灵敏度、特异性和预测能力都很高（Dumont-Matthieu & Fein，2005）。

最近，又引入了一个随访问卷，作为怀疑可能患有 ASD 的儿童的筛查，这是一个包含两个步骤的家长筛查工具，被称为 M-CHAT- 修订表和随访版 (M-CHAT-R/F)。对这一最新修订版的测试结果表明，它有望成为一种普遍筛查 ASD 的方法（Robins 和 Casagrande 等，2014）。该测试以调查问卷的形式进行，由家长使用"是 / 否"回答来完成，既快速又便宜，不依赖于受过专门培训的临床医生，并确保那些怀疑患有 ASD 和 / 或相关疾病的幼儿都能够接受全面的临床评估。该测试最初只有英语版本，但现在在一些非英语国家也有翻译版本。

2. 成人版

孤独症谱系商数（Autism-Spectrum Quotient），有时也称为 ASQ，但通常称为 AQ（Baron-Cohen 和 Wheelright 等, 2001；Woodbury-Smith 等, 2005），是一种自我报告问卷（见方框 11.6）。英国国家临床优化研究所（NICE）建议将 AQ 作为成人诊断的信息来源之一。

方框 11.6　孤独症谱系商数（AQ）——成人版

内容调查问卷是一份自我报告式问卷，共有 50 个项目，由 10 个问题组成，评估五个不同的领域：

- 社交能力
- 注意切换
- 注意细节
- 沟通
- 想象力

与五个不同领域相关的项目随机分布在问卷中。每个问题后都列出了四种回答，答卷人必须圈出 / 划出其中一种。回答选项包括：
完全同意；稍微同意；稍微不同意；完全不同意

评分：每个问题都经过专门设计，以诱导具有孤独症或孤独症相关特征的个人

做出"同意"或"不同意"的回答。对于具有 ASD 预测性的"完全同意"/"完全不同意"回答,得 2 分;对于具有 ASD 预测性的"同意"/"不同意"回答,得 1 分;对于不具有 ASD 预测性的回答,不得分。总分达到或超过 32 分,则表明患者具有严重程度的孤独症和行为倾向。

家长报告使用的 ASQ/AQ 版本已被开发用于青少年(Baron-Cohen、Hoekstra 等,2006)或小学学龄儿童(Auyeung 和 Baron-Cohen 等,2008),但与经过充分验证的成人版本相比,这个版本的验证程度较低,使用也较少。

3. 跨年龄段:从幼儿到成人

从本章上一节概述的诊断工具中衍生出了三种经过充分验证的筛查工具,适用于儿童和成人。

(1)社会交流问卷(SCQ):由从 ADI-R 中选取的 40 个问题组成(见上文)。问题的设计是为了作出"是/否"的回答,并由父母、主要照顾者或(对于高功能成年人)个人在家庭成员的协助下完成。SCQ 的优点是可以快速完成,然后由临床医生进行评分。例如,它可以在患者到达诊所之前完成,为临床医生在咨询过程中提供最佳指导方案。

(2)DISCO Signposting Set(DISCO 标识集):DISCO 标识集是一份共包括 14 个项目的问卷,使用的问题来源于 DISCO。设计 DISCO 诊断标识集的目的是为临床医生提供指导依据,帮助他们确定是否应继续进行全面的临床评估。与 DISCO 一样,DISCO 标识集也是一份访谈表,由临床医生向家长/主要照护者或接受评估的成人提问并评分。据报道,该程序的初步测试具有较高的灵敏度和特异性,并与 DSM-5 标准高度一致(Carrington 和 Leekam 等,2015)。

(3)发展、维度和诊断访谈量表——简易版(3Di-sv):3Di-sv(Santosh 和 Mandy 等,2009)是一个访谈表,由训练有素的临床医生或研究人员实施。它由 112 个问题组成(问题数量少于完整版 3Di 一半),实施时间为 45 分钟,并将回答输入计算机程序。与 3Di 表一样,可以立刻获得结果报告。Santosh 等的报告显示,该测试具有良好的灵敏度和特异性,与完整版 3Di 和 ADI-R 的结果一致。虽然这是一项功能强大的筛查测试,但由于实施这项测试需要的时间长,而且需要经过专门培训的工作人员,因此它对广大临床医生或研究人员的实用性不高。

(4)社会响应量表(SRS):SRS 是一份包含 65 个项目的调查问卷,由家长、教师或其他被评估者的亲朋好友回答。对于每个项目,都必须在从"不正确"(得 1 分)到"几乎总是正确"(得 4 分)的四个回答中的一个回答上划圈或下划线。设计这一调查量表的目的是发现个人(包括成年人)可能有与孤独症有关的特征或倾向,也可能没有表现出完全形式的孤独症。

这些年来,人们还开发了许多其他筛查 ASD 或 ASD 相关特征或风险因素的方法。这些方法包括各种访谈量表、评分量表和观察表，其中有些是针对特定语言和/或文化的（参见上文提到的 García-Primo，Hellendoorn 等的幼儿筛查方法综述，2014）。一些较早的英语测试，如孤独症行为检查量表（ABC）（Krug，Arick 和 Almond，1978）和儿童孤独症评定量表（CARS）（Schopler，Reichler 和 Renner，2002），经受住了时间的考验，现在仍可作为快速简便的筛查表以发现孤独症迹象。

四、小结

孤独症领域的评估有多种用途，最主要的是用于诊断和筛查，也可用于评估孤独症在干预、教育和护理方面的优势、需求，以及进展。诊断和筛查（本章的主题）旨在整个群体中发现孤独症或成为孤独症的可能性，而用于干预、教育和护理的评估（本章的主题）则旨在确定孤独症儿童个体的优势、需求和事态进展。干预、教育和照顾相关的重点是结合个体的优势、需求、进步，决定是否适合支持等。

诊断是一种具有特定功能的工具，主要功能包括：让能力较强的孤独症患者了解自己；帮助家人和照护者更好地了解患者可能会遇到的问题，从而获得社会服务项目的支持；以及未来规划。另外，因为诊断术语可以在参与者之间达成共识，不必详细说明，从而有助于从业者之间的交流。诊断也是估测患病率所必需的，因为需要估测教育、医疗保健和其他服务需求所必需的费用。最后，诊断对于确保不同研究中接受参与者之间的可比性也是必要的。

有时有人认为，给被诊断出患有某种疾病的人"贴标签"是一种侮辱，会造成偏见并降低对该人的期望。对此，有人认为，患有孤独症的个体应被视为"与众不同"的群体，孤独症诊断为他们贴上了不同于正常人的标签。

一旦个人及其家庭获得孤独症诊断的收益远远超过了可能出现误诊的弊端（婴幼儿可能出现误诊），就应尽快做出诊断。获得诊断的程序因国家和地区而异。对于婴幼儿来说，比较令人满意的诊断途径，最好从家庭医生开始，然后由家庭医生转给专科医生，再由专科医生综合从其他专家那里获取的信息，最终做出可靠的诊断。遗憾的是，即使在发达国家，许多家庭在对幼儿进行全面有效的评估时也会遇到延误和困难。未确诊的高功能成人孤独症患者在学生时代可能很好地应对生活，但他们进入中老年之后，随着生活压力的增加，达到无法承受的程度时，可能会表现出孤独症倾向。在这种情况下，临床心理学家或精神科医生通常会对这些患者进行评估，从而获得孤独症的诊断，他们可能会从诊断中受益。

目前最权威的诊断工具是孤独症诊断访谈-修订版（ADI-R）和孤独症诊断观察量表-2（ADOS-2）的组合使用。社交和沟通障碍诊断访谈量表（DISCO）和发展、维度和诊断访谈量表（3Di）可更细致地了解个体的优势和需求，其中可能包括孤独症诊断。

在孤独症领域，筛查是用来早期识别有明显孤独症个体的风险，然后做出可靠的诊断。

有效的筛查方法具有较高的特异性、敏感性和预测值。有证据表明，早期干预比后期干预更有效，因此，对整个人群或选定人群的幼儿进行孤独症筛查非常有必要。改良的幼儿孤独症检查表（M-CHAT）、孤独症谱系商数问卷（Autism Spectrum Questionnaire，AQ）是大量儿童筛查程序中最可靠的问卷。对于成人，孤独症谱系商数问卷（AQ）被广泛使用。社会沟通问卷（SCQ）和社会反应性问卷（SRS）使用自我报告或家长 / 照护者报告的方式，操作简单，通常从孩子 4 岁左右开始，使用年龄范围较广。DISCO-SignpostingSet 和 3Di 量表需要训练有素的评估者，一般需要临床医生自己操作，进行鉴别诊断。

第 **12** 章　干预措施

【摘要】 本章的核心目标在于介绍一系列当前可采纳的具有代表性的干预策略。从宽泛的角度来看，这些干预策略包括了所有旨在促进 ASD 个体发展、学习以及减少不当行为的预防和治疗措施。本章的次要目标是通过以下两种方式激发对干预相关问题的深入思考：首先，概述了神经多样性运动的观点，这一运动对干预措施的适宜性提出了质疑；其次，构建一个评估治疗方法效果的框架体系。

一、干预的目标

干预措施主要涉及预防和治疗两大领域。本章节将重点探讨针对特发性孤独症的干预策略。综合征型孤独症的表现形式多样，如果能识别出特定综合征型孤独症的遗传基因，并且这些基因结构相对简单，理论上，此类综合征是可预防的。然而，通过降低结节性硬化症或普瑞德－威利综合征等特定疾病的发病率，是否能够显著降低孤独症谱系障碍（ASD）的总体发病率，这一点尚存疑问。我们对孤独症症状在某些综合征病例中出现而在其他病例中缺失的具体原因尚未完全理解。因此，预防或治疗与孤独症共存的综合征，可能并不足以完全阻止孤独症的发生。当然，这并不意味着减少那些可能与综合征型 ASD 相关的疾病对于降低人群中的 ASD 发病率没有价值。

预防工作的目标是尽可能地消除孤独症在人群中的存在，或者至少降低其发病率。这可以通过确保孤独症患者不生育；或者，如果已经怀孕，那么不将孩子生下来；或者，如果孩子已经出生并展现出孤独症前驱症状，那么就要避免让他们接触到可能诱发潜在孤独症进入可诊断状态的环境因素。

治疗孤独症的目的是降低该病在人群中的发病率。这可以通过两种途径实现：一是通过"纠正"大脑潜在的异常情况，以实现行为的"正常化"；二是无论大脑结构或功能是否发生变化，直接对行为进行干预，使其达到"正常"或"相对正常"的标准。

大多数治疗方法旨在通过提升患者的日常生活能力和自我管理能力，促进其个人发展并提升生活质量，还有一些治疗方法专注于消除或改善不良行为或伴随疾病，这些不良行为或伴随疾病会给孤独症患者带来极大的痛苦，或对他人产生明显的负面影响。

乍一看，干预措施的目标——广泛意义上包括预防、矫正和治疗——似乎是无可争议且值得推崇的，然而，实际情况并非总是如此。因此，我们需要首先权衡干预的利弊。

注 1：首次出现的粗体字或短语可在术语表中找到。

二、干预的利与弊

（一）预防和治疗

1. 赞成的论点

从个体视角出发，致力于预防或治疗孤独症不仅是一种积极的努力，更有可能预防未出生儿童未来可能遭受的痛苦。对家庭来说，这种努力同样具有深远的意义，因为它有助于减轻由于与孤独症谱系障碍（ASD）患者共同生活和照顾而带来的牺牲、压力与紧张。由于为 ASD 患者，特别是那些低功能的患者，提供健康、教育、社会和护理服务所需的经济成本巨大，预防或治疗 ASD 对整个社会而言，同样具有显著的益处。综上所述，预防或治疗 ASD 可能为个人、家庭乃至整个社会带来一系列积极的影响。然而，我们同样需要认真考虑一些重要的反对意见，以确保我们对这一复杂议题有全面而深入的理解。

2. 反对的论点

（1）个体层面的考量：很多人认为所有孤独症谱系障碍（ASD）患者都渴望被"治愈"或希望自己从未存在，这是一种误解。实际上，许多高功能 ASD 个体坚定地认为，他们与所谓的"神经正常"的人群在本质上是不同的。他们认为，从医学的角度来看，ASD 并非一种"紊乱"或"疾病"。他们相信，孤独症是社交性、持久性、注意力集中等行为特征的正常变异，这表明，尽管某些人可能天生社交能力较弱，但他们对特定兴趣领域有着强烈的专注和持久的关注。这些高功能个体的观点与神经多样性运动的观点同出一辙，这一运动的观点已远远超越了 ASD 的范畴，他们认为，许多历史上被视为"残疾"的人实际上只是具有不同的特质。

对于那些坚持"不同而非残疾"理念的高功能 ASD 个体而言，预防或治疗的概念是不存在的，甚至可能是令人反感的。然而，如果我们因这一理念而认为对那些患有严重 ASD 形式且能力受限的个体进行预防、治愈或治疗是不恰当或不必要的，同样会引起人们明显的反感。我们无法向那些伴有严重学习障碍、语言能力极低、结节性硬化症、癫痫、恐惧症、强迫症和睡眠障碍等复杂症状的孤独症患者询问，他们是否希望没有这些问题发生，或者是否希望被"治愈"。尽管如此，我们也应当考虑他们可能经历的沮丧和痛苦，以及他们在追求快乐和生活质量方面的限制，并据此审慎地得出结论，他们的生活质量受到了这些行为状况的严重影响。例如，像"杰克"这样的案例（详见方框 12.1），即使知道无法完全治愈，他难道不愿意抓住任何可能的治疗机会吗？关于神经多样性运动的论点与 ASD 的关系，可以参考 John Elder Robison 在 2013 年于 Autism Speaks 网站上发表的平衡而富有人情味的博客，以及 Simon Baron-Cohen 在 2017 年发表的相关文章。

方框 12.1　杰克——一个深受困扰的严重而复杂的孤独症患者

杰克，一位二十出头的年轻男性，父母均为非洲裔加勒比人。目前，他居住在一个配备有一对一专业护理人员的安全居所。杰克在刚入学不久后就被诊断出患有孤独症谱系障碍（ASD）。当时，他的主要自伤行为包括咬自己的手背（即便戴着护腕）、反复用头撞墙（即便戴着防护头盔）、在受限时尖叫和挣扎。这些自伤行为引起了精神科医生的高度关注。

众所周知，杰克除了 ASD 外，还伴随有学习和语言障碍。从三岁起，他经历了多次癫痫发作，这些发作可能对他的大脑造成了损伤，进而影响了他的行为。尽管从小接受药物治疗，杰克在童年时期因癫痫摔倒多次，一次摔倒甚至导致了他的脊柱轻微侧弯，给他留下了慢性背痛。此外，杰克还患有对声音极度敏感的"听觉过敏症"，突如其来的响声可能会让他失控。由于多次尝试自杀——包括服药过量、将湿手指插入电源插座以及吞食肥皂——杰克被安排在了这个安全的环境中，以确保他的安全。

值得注意的是，杰克从未将他的挫败感和不适发泄到他人身上——至少不是故意的：他并不具有攻击性。这种情况在深受困扰的 ASD 患者中相当典型。

（2）家庭观点：普遍观念认为家庭和其他亲密照顾者与 ASD 患者共同生活是一种纯粹负面的体验，这种看法是不准确的。实际上，许多父母在长期养育孤独症儿童的过程中持有积极的态度，他们认为这段经历为他们的生活带来了宝贵的色彩和不同的感受（Park，2001；Hewitson，2018）。

（3）社会贡献论点：最后，认为孤独症患者对社会没有贡献的观点同样是错误的。如第 3 章所述，世界上许多成就卓越的人士似乎都具有，或历史上曾具有与孤独症相关的特质和倾向，这些特质和倾向直接促进了他们在学术或创造性领域的成就。实际上，消除这些行为特质对人类的发展没有任何益处，反而可能导致人类的进步受阻。

然而，对于功能较低的孤独症谱系患者来说，他们对社会的显著贡献可能不那么明显。然而，他们的成就——无论是学者和艺术家的作品在全球展出，还是那些拥有超凡计算或估算能力的天才在公众面前展示他们的才华——都令人赞叹。此外，他们还以更微妙的方式贡献社会，即所谓的"生活教训"，教会我们如何欣赏个体的独特性，重视能力而非缺陷，并珍视每个人的价值（Isanon，2001）。重要的是，我们从这些教训中学习，而不是以那些生活困苦的人的痛苦为代价。总而言之，我们不能简单地认为消除世界上的孤独症谱系障碍（ASD）患者会带来无可争议的积极结果。与此同时，我们也必须认识到许多 ASD 患者所经历的真实痛苦、家庭和其他照顾者所承受的压力，以及社会所承担的巨大经济负担。

我们面临的挑战在于，一方面要致力于预防或治疗那些复杂而具有挑战性的 ASD 形式，另一方面要确保不削弱那些有利于对分析思维、对复杂的思想及项目有执着的持久性的基因变异在人类遗传库中的长期存在。对于那些被诊断为"纯粹"孤独症的个体，他们的生活同样可以充满美好。家庭所承受的压力和经济负担并非不可逾越，也绝非永恒不变。社会因他们的存在而获得的益处远大于任何损失。最为关键的是，他们自身强烈主张拥有被接受和珍视的权利。

（二）治疗

1. 治疗的支持观点：

需要重申的是，对于那些虽然存在某些社交、情感和沟通（SEC）方面的障碍以及兴趣范围有限，但整体生活相对无忧无虑的个体，他们并不需要孤独症谱系障碍（ASD）的诊断（Baron-Cohen, Wheelwright 等，2001）。因此，对于这些人来说，"治疗"并不是必需的。只有当个体的社交、情感和沟通障碍以及重复刻板行为（RRBs）严重，并且伴随着第 4 章所描述的其他问题，这些问题显著降低了个体的生活质量，给家庭和其他照顾者带来了重大负担，或者给家庭及国家带来显著财政成本时，治疗才显得尤为重要。

对于这一群体，从各个角度来看，治疗都是有益的。特别是：

- 减少核心症状的干预措施：这些措施能够提升个体的自理能力，增强他们对生活的掌控感，从而增强自尊心。
- 减轻照顾者负担的干预措施：这些措施有助于改善照顾者与被照顾者之间的关系，使之更加互惠互利。
- 降低国家财政负担的干预措施：例如，如果一个 20 岁的青年，尽管有学习障碍，但能够学会安全地过马路和使用公共交通工具，那么他们就能够独立前往学校或工作场所，或参与休闲活动。如果他们能够掌握一定的交流语言并理解货币价值，他们就可以自主购物，甚至为父母或照护者购买物品。这可能会推迟个体因无法自理而需要进入某种形式的养护机构的时间，从而减少对国家的财政负担。同样，支持一个 20 岁有高成就但内心焦虑的个体完成大学学位课程，将增加他们获得有偿工作的机会，进而实现独立生活和提升自我价值感。

2. 反对治疗的论点

尽管治疗的益处显而易见，但针对治疗也存在一些明显的反对意见。特别是：

- 认为达到"正常"或"典型"状态的观点可能会受到质疑。正如许多不同类型的残疾人士越来越多地主张的那样，与众不同也可以有其独特的优势，并不一定意味着需要被改变（参见上文关于"神经多样性"的讨论）。
- 同样，有些人可能会认为，干预措施的主要方向应该是提高生活质量，追求满足和幸福，而不仅仅是追求难以实现的"治愈"的目标（McConachie 和 Livingstone 等，2018）。因此，增强个体能力和减少不适应行为应被视为治疗的双重目标，而不是单纯地消除 ASD 的诊断标准。
- 还必须确保治疗的益处大于任何可能的副作用。这一点对于那些侵入性治疗尤为重要，例如药物治疗、饮食补充剂或电刺激治疗等方法。

最后，我们必须询问 ASD 患者本人是否希望被"改变"。对于有些非孤独症人士来说，很容易先入为主地认为"患有孤独症"是一种负面体验，是需要承受的"负担"。在进行任何治疗之前，这种假设需要根据每个案例进行具体分析，并尽可能地让相关的个体以及家庭成员和亲密照顾者参与讨论。

三、防治方法

（一）预防

我们可以通过遗传咨询来降低孤独症谱系障碍（ASD）的发病率。特别是，对于有 ASD 家族史，或具有更广泛的孤独症表型（BAP）的家庭成员，或自身患有 ASD 及 BAP 的夫妇，他们生育出患有谱系障碍孩子的风险较高。然而，这也重新引发了一个问题：我们是否应该干预那些在人群中自然分布且可能促进高学术成就和优质生活的特质的遗传基因表达的频率。

通过产前检测结合随后的选择性堕胎，理论上也可以降低 ASD 的发病率。但目前，我们尚无法识别出哪些胎儿将来可能发展为 ASD。即便未来我们有能力进行这样的识别，由于众多原因，堕胎仍将是一个极具争议的话题。

如果存在证据表明孤独症完全可以在胎儿期或婴幼儿时期由某些环境因素引起，并且没有家族遗传倾向的证据，那么避免这些环境因素的暴露，就可能在不改变基因库的前提下降低 ASD 的发生率。截至目前，我们还没有可靠地识别出这样的环境因素（相关内容请参见第 7 章）。

有 ASD 家族史的家庭中出生的孩子，他们发展为 ASD 的风险较高，可以在他们出生后第一年进行早期干预，以降低这种风险。Green 和 Pickles 等在 2017 年报告了一个针对极高风险婴儿父母培训项目的积极结果。然而，我们需要进一步的长期跟踪研究来证实这种"预防性"干预的有效性。

（二）治疗

大多数孤独症谱系障碍（ASD）儿童的父母在孩子被诊断后的几周甚至几个月内都急切地希望寻找治愈孩子孤独症的方法（Krishnan，Russell & Russell，2017）。对于那些家中有 6 岁孩子喜欢啃食泥土且不言语，或者有 10 岁孩子每天上学时紧抓车门、尖叫不止的父母来说，"神经多样性运动"所提倡的"不同，而非残疾"的理念可能显得格外空洞。这些年轻的孤独症儿童父母不仅要面对"孩子并不正常"的悲痛（Fernández-Alcántara、García-Caro 等，2016），也就是说，他们的孩子可能没有玩伴，不能参与学校的课外活动，未来可能没有男 / 女朋友，无法稳定下来拥有一个可预见的未来，甚至在父母年老时无法陪伴在左右；他们还被告知孤独症是伴随终生的，目前没有治愈的方法。因此，这些父母很容易成为各种声称能治愈孤独症的奇迹疗法的目标人群。

然而，在众多声称能治愈孤独症的干预措施中，只有极少数经过了有效性和安全性的严格评估。

不少未经验证的孤独症"治疗方法"是出于好意提出的，可能源自那些看到自己孩子孤独症症状显著减轻，并希望与其他父母分享经验的父母。还有一些治疗方法是由行为实践者如特殊教育教师、心理学家或职业治疗师提出的，无论是旨在治愈孤独症还是减轻症状的严重程度，他们坚信自己找到了"有效"的方法，但这些方法尚未经过独立第三方的客观评估。遗憾的是，大多数宣称能"治愈"孤独症的方法，都是那些利用绝望父母的希望，通过向他们销售某些产品或服务来获利的不法商家所提供的。正如 Shute 在一篇文章中指出的那样：

> 网络上充斥着各种骗子。例如，有网站向父母宣称，只需购买一本价值 299 美元的书籍，就能"战胜孩子的孤独症"；还有网站大肆宣传一段视频，展示一名孤独症女孩在接受昂贵且可能存在风险的干细胞注射后有所改善（Shute，2010：82）。

在一些传言中，声称能够治愈孤独症的干预措施包括一些颇为奇特的方法，例如与海豚共泳、饲养大型友善犬类作为宠物，甚至给孩子服用类似漂白剂的物质。

然而，还有一些更为积极和鼓舞人心的报告。有研究显示，一些在儿童早期被诊断为孤独症谱系障碍（ASD）的个体，在儿童期后期或成年早期可能不再符合 ASD 的诊断标准（见第 2 章）。这表明，对于一些个体而言，从儿童早期开始进行密集的心理社会或行为治疗，是有可能取得"最佳结果"的（Fein 和 Barton 等，2013；但需参考 Bölte，2014 的观点）。即便如此，达到最佳结果（Optimal Outcomes, OO）的个体仍可能保留着一些在诊断时所表现出的社会交流障碍和重复行为的特征。但只要个体拥有几个亲密的朋友，且兴趣范围虽有限但并不构成心理健康障碍，那么，除非他们因残余的孤独症特征而感到焦虑或抑郁，否则原先的诊断标签实际上已无太大意义。

在接下来的主要部分中，我们将讨论可能有助于达到最佳结果的治疗方法，这些方法的目标不是追求"治愈"，而是显著改善个体的生活质量。

四、干预方法

（一）方法的选择

对于那些无法达到"最佳结果"的孤独症谱系障碍（ASD）患者，目前有多种治疗方法可供选择。面对如此多的选项，家长们可能会感到不知所措。对于医疗专业人员而言，无论是开处方还是推荐其他干预措施,权衡各种治疗方法的利弊是一项极具挑战性的任务。尽管如此,我们仍可以通过几个关键标准来区分不同的治疗选项,并在本节中进行系统化讨论。这些标准包括:

- 基于证据的治疗方法与并非基于证据的治疗方法的区别:区分哪些干预方法是基于证据的,哪些方法并无证据支持至关重要。正如 Matson 及其同事所强调的:"在孤独症治疗领域,使用的干预措施种类繁多。遗憾的是,尽管存在一些经过验证且研究充分论证的方法,但许多家长采用的干预方法却缺乏实证支持。这些干预不仅成本高昂、耗费宝贵时间,有时甚至可能带来危险。"(Matson, Adams 等,2013:466)。下文将进一步探讨有效且经过充分研究的方法与缺乏实证支持的方法之间的差异。
- 综合干预模式(CTMs)与聚焦干预模式(FIP)的区别:CIMs 旨在全面应对孤独症谱系障碍(ASD)的一系列行为特征,而 FIP 专注于 ASD 相关行为的特定方面。CTMs 可能专注于 ASD 的核心障碍方面,例如社交冷漠或重复性言语,或者针对与孤独症相关的其他问题,比如挑食或睡眠障碍(参考 Wong, Odom 等在 2015 年对循证 FIPs 的综述)。
- 非物理治疗与物理治疗的区别:非物理治疗,包括社会心理和教育干预等;而物理治疗包括药物治疗、饮食补充剂、排他性饮食、感觉或感觉运动刺激(可能对大脑产生影响),或直接刺激大脑活动的方法。

治疗方法在多个层面上各有不同,虽然这些差异在后续内容中不会逐一展开,但在针对个别案例选择治疗方案时,这些差异可能非常关键。需要考虑的方面包括:

1. 适宜的年龄范围。
2. 治疗的实施环境、执行者及实施方式,包括家庭、学校或专业诊所。执行者可能是家长或照护者,也可能是一位或多位专业人士,甚至是付费助理。治疗方式多样,可以是自助式的,如通过电子学习包进行,也可以是个别指导,或者在正式或非正式的小组环境中进行。
3. 治疗的费用。

(二)基于证据的治疗与非基于证据的治疗

所谓"循证(基于证据)",是指治疗方法经过严格的方法学**疗效研究**评估,被一致认定为有效、安全和具有成本效益。所有经国家机构如美国食品药品监督管理局(FDA)或英国国家临床优化研究所(NICE)批准的药物和其他治疗方法,都属于循证治疗的范畴,循证干预措施可以自信地使用。而对于那些未经严格评估的治疗方法,无论它们在个人博客或杂志文章中被如何强烈推荐,都不能同等地信任。方框 12.2 总结了评估针对孤独症干预措施的疗效研究应遵循的一些"方法学严格性"标准。

方框 12.2　方法严谨的疗效研究应遵守的方法要点

参与小组必须：

- 规模足够大，以确保统计效能。
- 完全代表治疗目标群体，避免抽样偏差。
- 在诊断、性别、年龄和能力方面具有合理的同质性。

干预措施必须：

- 干预措施应以一致性为原则，对所有参与者平等实施，这不仅适用于药物剂量的精确控制，也适用于非物理干预的细致执行。当心理社会或教育干预由多个执行者在不同的学校或研究中心进行时，这一点尤为关键，且可能涉及到对执行人员的专项专业培训。
- 在实施非物理干预时，应由不同的教师或治疗师与个体进行合作。在平行设计的研究框架下，负责执行研究干预的团队成员的投入和承诺，应与执行对照干预的团队成员保持一致，以确保研究的公正性和有效性。

用于评估干预效果的测量方法必须：

- 与目标行为直接相关，以确保评估的针对性。
- 明确定义并具有可操作性，以便不同的评估者能够遵循统一的标准进行评估。

执行评估人员（即那些负责评估治疗前后行为变化的专业人员）必须：

- 不参与干预措施的实施，以保证评估的客观性。
- 经过专业培训，能够依据既定的测量标准准确评定行为变化，并将评定结果通过编码系统录入数据库。应由多个评估者对同一部分评估会话进行评定，系统地检验评估者的一致性和可靠性。

我们必须不断开发并尝试新的干预方式，以适应孤独症谱系障碍（ASD）个体的多样化特性。在物理干预领域，大多数国家都已经制定了严格的法规，用以防范不道德或风险过高的实验。然而，在心理社会或教育干预方面，针对特定 ASD 个体群体的有效方法往往是在"实验性"的基础上发展起来的——它们可能起源于某个特定的学校或研究机构，有时甚至是在某个专业从业者的个人实践中逐渐形成的。例如，应用行为分析（ABA）这一孤独症治疗手段，就是源于临床医生艾沃·洛瓦斯（Ivor Lovaas）的工作方法。

在我的职业生涯中，我有幸遇到了一些极具启发性的从业者，他们创立了自己独特的干预方法，并成功地应用于与孤独症儿童的互动——无论是通过音乐、戏剧还是艺术的形式。遗憾的是，我观察到他们成功的关键往往在于从业者自身的品质——包括他们的同理心、想象力、创造力，以及他们投入的精神和专业技能，而并非一套可以简单复制的方法或材料。例如，在参观一所学校时，我亲眼见证了一位极具启发性的老师的工作，详见方框 12.3。

方框 12.3 迈克——一位鼓舞人心的特殊教育者

在访问一所设有"特殊需求班级"的大型小学期间，我遇到了迈克。迈克不仅负责这个特殊教育班级，还在整个学校教授英语和戏剧。他是一个极具个人魅力的人：朴实无华、谦逊有礼、善良无私。我曾非常荣幸并愉快地观摩了他与一小组 5 ~ 7 岁孤独症和 / 或有语言障碍的儿童共同上课的情形。

虽然我不完全清楚迈克在这些孩子教育中的正式职责，但我相信他的使命是激发他们的社交互动、沟通和语言表达能力。在我所观察的课堂中，迈克巧妙地利用孩子们耳熟能详的《三只小猪》故事来达成教学目标。他带来了一箱道具，让孩子们扮演故事中的角色，或者参与到吹倒代表草房子和木房子的脆弱结构的游戏中。这种活动虽然看起来有些混乱，但孩子们在其中学习了如何互动与合作，同时也在语言学习上有所收获。更值得一提的是，迈克显然给孩子们带来了快乐，这难道不是教育中最重要的部分吗？

如果迈克本人读到这段文字并认出了自己，我相信他会乐于被提及。

在我拜访后不久，迈克出版了一本书，详尽介绍了他用来激发和支持有特殊需求儿童语言和沟通能力的游戏疗法。然而，我深感迈克在这一领域取得成功的关键在于他的个人素质，而非他所使用的具体材料和方法。

一套有用的"以证据为基础的临床实践建议"再现了迈克的工作方法。摘自 Landa（2018），见方框 12.4。

方框 12.4 兰达（Landa，2018）提出的一系列循证临床实践建议

这些建议可以为孤独症儿童的早期干预提供指导：

1. 一旦发现孤独症风险迹象，应立即进行干预。
2. 干预应覆盖儿童发展的所有领域。
3. 随着儿童表达性语言技能的提升，相应调整干预策略和目标。
4. 为家长提供至少 9 ~ 12 个月的指导，每月指导频率超过一次，以促进学习成果的巩固。
5. 向家长提供视频反馈，帮助他们理解干预策略，并深入了解孩子的社交和沟

通信号，以及家长的自身行为与孩子行为的关联。

6. 提供直接的实践操作指导，而不仅仅是少量或没有实践的心理教育。

7. 在结构化环境中进行部分培训，尽量减少干扰，以实现更集中的干预（即更高的频率），并为家长提供更多练习实施策略的机会。

8. 一次性教授家长多种响应孩子需求的互动策略，以促进学习成果的巩固。

9. 在多种环境中为家长提供指导，以促进家长与孩子之间的泛化学习。

10. 提供家长强化课程，以支持在指导结束后持续使用和调整干预策略。

11. 当儿童语言发展较晚时，考虑使用辅助增强沟通（AAC），如语音生成设备或图片交换沟通系统；使用 AAC 不会影响口语的学习。

12. 专业人员与家长的协同干预：结合专业工作者所提供的干预措施和由家长主导的干预活动。

13. 对干预实施者进行专业培训，确保他们在执行干预方案时能够保持高度的一致性。

（三）心理和教育治疗

本节内容概述了 16 种（或更多）基于证据的心理社会和教育治疗方案。这些方案已经通过了时间的检验，并且在本文撰写时，至少在世界上的一些地区仍在被有效地应用。文中简要说明了每种治疗方法在何种程度上可以被视为"基于证据"的。虽然这个列表并不全面，但它相当广泛，涵盖了许多在方法上存在很大共性的治疗方案。然而，这些方案在目标年龄范围、治疗目标［如综合干预模式（CTMs）或聚焦干预模式（FIPs）］以及实施环境和人员等方面也存在差异。下文将这些干预措施按相似类型进行分组，但排列顺序并不代表任何评价性的判断。

1. 应用行为分析（ABA）

应用行为分析（ABA）是一种以行为主义学习理论为基础的孤独症治疗方法，以"洛瓦斯模型"（Lovaas, Calouri & Jada, 1989）为代表。该模型的核心特点包括：① 精确且客观地观察并记录个体行为数据；②理解行为的直接原因——即什么触发并维持了这种行为；③ 通过控制这些触发和维持因素，逐步将不适应行为转变为适应性行为。对于期望的反应或接近期望的反应的行为给予奖励，如口头表扬或小奖励，而在其他情况下则不给予奖励。

多年来，ABA 在治疗孤独症儿童方面取得了相对成功（尽管无法完全治愈）（Granpeesheh, Tarbox & Dixon, 2009; Ivy & Schrek, 2016）。当 ABA 在家庭、学校或工作场所同时使用，以增强社交反应能力、减少自我刺激和其他重复行为，并发展个体的能力时，这种治疗可视为一种**综合干预模式**（CTM）。然而，ABA 在具有高度具体目标的**聚焦干**

预模式（FIPs）中最为成功，例如改善具有挑战性的行为或增加语言请求的使用（Matson, Sipes 等，2011; Bishop-Fitzpatrick, Minshew & Eack, 2014）。

当 ABA 以密集形式应用于孤独症幼儿时，通常由训练有素的治疗师（或治疗师团队）在孩子家中进行一对一治疗。这种方法存在一些缺点，因为家庭生活往往需要围绕治疗课程重新安排。此外，长期密集使用专业人才成本较高。尽管许多国家现在会资助 ABA 或其他基于 ABA 的治疗，但资金可能不足，或未能及时分配（可能是因为孩子尚未获得权威诊断），家庭可能需要承担部分或全部费用。然而，并非所有家庭都面临因干预措施扰乱生活和费用问题。例如，一些家庭中父母双方都从事全职高薪工作，在这种情况下，雇佣治疗师实际上比需要父母自己进行密集投入或前往诊所的治疗方式对家庭生活的影响更小。

ABA 在未经调整的情况下应用于 ASD 幼儿治疗的一个主要争议点在于，其本质上是成人主导的干预方法，对儿童来说可能显得具有强制性。此外，ABA 过去的一些实践在伦理上受到了严厉的批评。幸运的是，这些具有争议的做法已经被淘汰。当前，ABA 治疗师的培训更加重视与接受治疗的儿童建立积极、建设性的关系。然而，即便如此，ABA 作为一种干预手段，其成人主导和控制性的本质仍未改变。

2. 认知行为疗法（CBT）

认知行为疗法（CBT）是一种结构严谨、目标明确的聚焦干预模式（FIP），它在治疗普通人群中的心理障碍方面应用广泛，并且已成功应用于解决患有 ASD 的高功能青少年的特定问题（Danial & Wood, 2013）。研究证据显示，CBT 在治疗焦虑（Ung, Selles 等，2015；Spain, Sin 等，2018）以及暂时性的强迫行为（Vause, Hoekstra & Feldman, 2014）方面具有疗效。一项使用 CBT 对孤独症成人进行干预的研究的荟萃分析表明，这种治疗形式可以有效减少心理健康问题，但对提升社交或交流行为效果不明显，即它并非（也不声称是）一种全面综合干预模式（Binnie & Blainey, 2013）。

3. 早期密集行为干预（EIBI）

早期密集行为干预（EIBI）是应用行为分析（ABA）的一种集中应用形式，顾名思义，为了发挥最大效用，必须在孤独症谱系障碍（ASD）儿童的早期发展阶段介入。根据 Klintwall 和 Eikeseth(2014)的研究，为了达到最佳效果，EIBI 应在儿童早期生活中尽早实施。这种干预通常由专业培训的治疗师在儿童家中进行，每周至少需要 20 小时。

EIBI 的潜在缺点与 ABA 作为 CTM（综合干预模式）用于孤独症幼儿时相似，特别是成本较高且可能对生活具有侵扰性。然而，目前关于 EIBI 实施的描述在很大程度上减少了 ABA 本质上的控制性(更多信息请访问 www.childautism.org.uk/ABA)。EIBI 已被广泛采纳，并成为许多资助机构和家庭的首选治疗方法。

关于 EIBI 效果的证据评审得出了不同的结论。Eldevik 和 Hastings 等（2009）将其描述为孤独症或初期孤独症幼儿的"首选治疗方法"，而 Reichow 和 Hume 等（2018）在一项更全面的审查中得出结论，认为有"一些证据"显示 EIBI 对"一些儿童"是有效的行为治疗。Landa（2018）对孤独症干预的另一项全面审查也得出了类似的结论。EIBI 作为治疗孤独症的有效性证据之所以存在不确定性，部分原因是缺乏方法论上的严格有效性研究（Reichow, Hume 等，2018），还有部分原因是这种特定治疗可能只能改善行为的某些方面，而不能改善其他方面（Landa, 2018）。

4. 功能性沟通训练（FCT）

功能性沟通训练（FCT）是一种广泛使用的基于行为的聚焦干预模式（FIP），主要用于处理语言沟通障碍个体（无论是否患有 ASD）的问题行为。Carr 和 Durand 在 1985 年首次描述了这种治疗方法，它包括识别问题行为发生的特定情境，并分析这些行为背后的原因——例如，通过打人、发脾气或咬手来达到某种目的。然后，向个体提供并训练使用一种更可接受的非言语沟通方式，来表达他们无法用言语表达的需求，如"我受够了"、"我做不到"或"让我一个人呆会儿"。有充分的证据表明 FCT 是有效的（参见 Muharib & Wood, 2018 年对评估研究的回顾）。FCT 也是符合伦理和安全的治疗方式，与其他一些可能涉及身体限制的问题行为处理方法相比，FCT 不易滥用。方框 12.5 提供了一个在课堂情境中有效使用 FCT 的简短案例。

方框 12.5　功能性沟通训练实践案例

数年前，我访问了一所中学，并被邀请进入一间教室进行观摩。这间教室里有一位名叫卡梅隆的 15 岁孤独症学生。卡梅隆在学业上表现优异，预计在 16 岁时将参加包括数学在内的八门科目的 GCSE 考试。

在我访问的那天，班级正在学习代数中的同解方程，这通常是卡梅隆擅长且能获得高分和老师表扬的内容。但那天，卡梅隆在作业中遇到了难题。当老师走过来检查他的作业并在几个计算结果上打叉时，卡梅隆开始感到焦虑，起身发出了响亮的哀鸣，并用手击打自己的头部。老师试图通过把手放在他的肩膀上来安抚他，但这对卡梅隆来说却是火上浇油（他不喜欢被触碰）。他疾步走到房间的一边，开始用头撞墙，以此来表达他对失败的不接受和对被触碰的厌恶。

我观察到老师走到离卡梅隆一两英尺远的地方——这样做不会侵犯他的个人空间——并以平和的语气指导他："用手击墙，卡梅隆……用你的手……"。这显然是功能性沟通训练的一次成功应用，使卡梅隆得以表达自己的感受，同时避免了自伤或对班上其他同学造成干扰。

---

5. 早期丹佛模式（ESDM）

这种综合干预模式是专为 12～60 个月大的婴幼儿设计的。它采用系统化的方法，与家庭协商制定具体的个性化目标，并运用基于应用行为分析（ABA）原则的结构化教学策略。通过持续的数据收集来衡量每个目标的进展。与 EIBI 类似，只有在进行密集治疗时，ESDM 干预才有效。

然而，ESDM 在某些关键方面与 ABA/EIBI 有所不同。最重要的是，它基于游戏，可以有效利用儿童的个人兴趣和偏好。此外，这种治疗还基于关系，通过共享活动和人际交流进行，强调积极情感的培养。ESDM 治疗通常是一对一进行的，部分由在诊所或儿童家中工作的受过训练的治疗师执行，部分由在治疗师指导下的家庭成员执行。为了降低成本，ESDM 治疗也可以在小组环境中进行。

ESDM 治疗的目标是在各个领域加速儿童的正常发展，同时减少孤独症症状。其背后的原理是，早期密集的行为刺激不仅可以改变患有 ASD 儿童的行为，还可以促进大脑的生长和活动变化。ESDM 在一项设计良好的群体效果研究中已被证明在行为上是有效的，并且在几项方法学上可接受的单一案例效果研究中也得到了证实。Dawson 和 Jones 等（2012）报告了大脑活动正常化的初步证据。

目前，全球范围内有多种语言版本的 ESDM（早期丹佛模式）培训手册和课程。治疗师的培训、ESDM 治疗以及家长支持服务通常在大学相关部门的支持下进行，这些部门同时也开展孤独症谱系障碍（ASD）的研究工作。在美国，有许多这样的机构，例如杜克大学的孤独症和脑发育中心，就从事着 ESDM 治疗和相关的脑部研究；加拿大和澳大利亚也有类似的机构（见方框 12.6）。

方框 12.6　大学环境中结合应用研究与为 ASD 患者及其家庭提供服务的实例

维多利亚州孤独症早期特殊学习和护理中心（V-ASELCC）在墨尔本的拉筹伯大学成立。这是拉筹伯大学心理与公共卫生学院的孤独症研究中心、社区儿童中心（提供全天幼儿护理服务）和皇家儿童医院之间的合作项目。V-ASELCC 由澳大利亚联邦政府资助，参与以下工作：

1. 采用 ESDM 方法早期干预：具体方法详见正文。由接受过 ESDM 培训的专业人员在儿童中心的专门区域内为一小群非常年幼的 ASD 儿童提供治疗。

2. 家长支持：家长的理解与合作是 ESDM 的一个关键组成部分。中心定期为家长举办培训研讨会和信息交流会。孩子的治疗目标与家长共同商定，并由家长和治疗师共同监控进展。

3. 员工培训：V-ASELCC 提供 ESDM 治疗师的培训课程。此外，利用孤独症研究中心的研究成果，为中心工作人员提供培训，以便他们能够在社区工作中早期识别可能的 ASD 病例。同时，还为社区从业者和研究人员提供孤独症诊断观察量表（ADOS）的培训。

4. 应用研究：孤独症研究中心开展的应用研究不仅包括对早期识别方法的研究，还包括评估为患有 ASD 的幼儿和学龄前儿童提供的 ESDM 治疗方法的研究。该研究中心也在进行关于 ASD 特征和原因的研究。

特别感谢 Cheryl Dissanayake 教授在起草本报告时所提供的协助。

6. 关键反应训练（PRT）

关键反应训练（PRT）是一种治疗方法，它采纳了一些行为主义学习理论的原则，例如应用行为分析（ABA）、认知行为疗法（CBT）、早期密集行为干预（EIBI）和早期丹佛模式（ESDM）。不同于其他方法，PRT 是在自然环境中实施，并采用自然奖励的方式。当 PRT 作为综合干预模式（CTM）使用时，它的治疗目标更为广泛，覆盖了包括动机、行为自发性、对环境线索的反应能力以及情绪自我调节等在内的"关键"领域（Koegel, Kern & Koegel, 2006；Koegel & Koegel, 2012）。这些目标旨在促进儿童的全面发展，特别是在社交、情感和沟通技能方面。PRT 也可以作为聚焦干预模式（FIP）来提升特定技能，如增强共同注意（Vismara & Lyons, 2007）或促进自发提问的能力（Verschuur, Huskens 等，2017）。

PRT 与其他治疗方法的不同之处在于，它专门设计用于在多种环境中一致性地应用，以促进目标行为的泛化。虽然 PRT 最初被描述为"以家庭为中心"的治疗方法，但职业治疗师、言语治疗师等专业人员也可以参与实施。PRT 还被开发用于学校环境，由教师或同伴提供干预（Stahmer, Suhrheinrich 等，2012；Brock, Dueker & Barczak，2018）。

关于 PRT 有效性的研究普遍得出了积极的结论（参见 Cadogan & McCrimmon，2015年的评审和批判）。然而，这些研究主要是针对学龄儿童进行的，PRT 在婴幼儿中的应用尚未广泛普及（但参见 Steiner, Gengoux 等，2013 年的研究）。

7. 随机教学（Incidental teaching）

这种治疗方法起源于早期的"沃尔登幼儿计划"（McGee, Daly & Jacobs, 1994；同时参见 Alai-Rosales, Toussaint & McGee, 2017）。随机教学法利用儿童的兴趣和自然动机，通过基于应用行为分析（ABA）的方法来塑造行为。随机教学的核心特点包括：

- 它旨在利用学习者在不同环境中的个人兴趣和偏好。
- 在托育环境中应用时，治疗是在包含有孤独症儿童和无孤独症儿童的包容性小组中进行的（详见下文描述的 LEAP）。
- 父母在家中接受该项目的培训，以确保治疗在不同环境中的一致性和高效性。
- 每个孩子的进步都经过客观监测，这也符合 ABA 的核心原则。

尽管这是一种与孤独症幼儿长期建立且广为人知的方法，但据我所知，沃尔登 / 随机教学法的有效性尚未在任何方法学上严格的效能研究中得到评估。然而，这种方法的一个核心特征是可以客观监测每个孩子的进步，为其有效性提供了间接证据。

8. 学龄前孤独症沟通干预（PACT）

学龄前孤独症沟通干预（PACT）是一种由父母主导的辅以视频及以沟通为基础的治疗方法。这一方法可由一支多学科专业团队在英国与孤独症幼儿家庭合作提供。PACT 源于对缺乏基于证据的孤独症干预措施的关注（Aldred & Green, 2009），自最初使用起便进行了随机对照试验（RCTs），以评估该治疗在多个领域的有效性（Green, Charman 等，2010, 2015；Green, Pickles 等，2017），包括对长期结果的评估（Pickles, Le Couteur 等，

2016）。这些研究结果表明，PACT 总体上是一种有效的综合干预模式（CTM），在促进两人互动方面取得了具体成果（尽管在语言方面没有显著进步）。

9. 学习经验：学龄前儿童及其父母的替代课程（LEAP）

由 Strain 和 Bovey（2008）开发的这一综合干预模式（CTM）的关键组成部分是，它在融合学龄前环境中进行，孤独症儿童在教室里与发育正常的学龄前儿童一起学习。孩子们每周参与 15 小时的课堂教学，由一名受过培训的教师和一名助教为大约 10 名发育正常的儿童和 3 ~ 4 名孤独症儿童提供教学。语言治疗师，有时还有职业治疗师或物理治疗师，通常会在特别安排的教室中为儿童提供教学，在这些教室里可以指导由儿童主导的游戏。课程的主要目标是让孤独症儿童可以与正常发育的儿童互动，仅在必要时才为孤独症儿童调整相应课程。与正常发育的同龄儿童的社交互动、同伴示范和同伴介导的教学是该计划的核心内容，不包括一对一的成人与儿童的训练。然而，适时提供系统教学也是课程的一部分，ABA 相关的教学策略被系统地用作聚焦干预模式（FIP），例如提示和强化目标行为。家长参与和家长培训也包括在计划中，目的是将行为收益从学校扩展到家庭。

有大量证据支持 LEAP 的有效性。大多数积极的证据来自个案研究，尽管也有两项基于群体的效能研究表明其有效性（Strain & Bovey, 2011；Boyd, Hume 等，2014）。然而，实施该项目对教师和助教的需求相当大，因此存在一定的忠实度丧失和教师倦怠的风险（Coman, Alessandri 等，2013）。

10. "社会沟通 – 情绪调节 – 协作支持"教育模式（SCERTS）

"社会沟通、情绪调节、协作支持"（SCERTS）是一种由 Prizant 和 Wetherby 等（2006）开发的系统化教育治疗手段。该干预方法起初是基于教室、由教师执行的项目，当其仅在教学环境中应用时，有时被称为"教室 SCERTS 干预"（CSI）。然而，SCERTS 方法通常涉及家庭成员、治疗师和教师的共同合作，目的是提升孤独症儿童（包括幼儿）的社会情感和沟通技能。根据 Wetherby 和 Guthrie 等（2014）、Morgan 和 Hooker 等（2018）以及 Yu 和 Zhu（2018）报告的效能研究，SCERTS 方法能够显著提高社会互动、沟通能力和执行功能。

11. 人际关系发展干预（RDI）

人际关系发展干预（RDI）（Gutstein, 2000；Gutstein, Burgess & Montfort, 2007）是一种目前以"RDIConnect"品牌销售的专有治疗方法。这种以专业顾问为主导的高度结构化干预尤其适合用于孤独症幼儿，尽管也适用于年龄较大的儿童。它包括初期的家长培训阶段，随后对儿童及其亲子关系进行评估。经过专业培训的顾问通过一系列具体且符合发展阶段的目标来支持家庭，运用调整后的行为技术来构建亲子关系。

关于 RDI 的两项早期效能研究分别报告了积极的结果（Gutstein, 2004；Gutstein, Burgess & Montfort, 2007）。然而，这两项研究都承认在方法上存在缺陷，据我所知，至今没有方法严谨的效能研究被报道。实际上，RDI 被 Zane, Davis 和 Rosswurm（2008）描述为一种"时髦"的治疗方法。在进行控制良好的效能研究并获得积极结果之前，RDI 可能应被视为一种"可能基于证据"的孤独症治疗方法。

12. 基于发展、个体差异和人际关系的模式（DIR）– 地板时光

基于发展、个体差异和人际关系的模式（DIR）– 地板时光（Greenspan & Wieder, 1999, 2009；参见 Hess, 2013）是一种基于游戏的综合干预模式（CTM），它利用儿童的兴趣和活动偏好作为建立共享游戏关系的基础。起初，治疗师会不显眼地参与到儿童的游戏活动中，可能通过模仿或扩展儿童的行为来吸引他们的兴趣和注意力。一旦儿童对治疗师的活动表现出意识或兴趣，便会引入简单的互惠或共享游戏形式。虽然关于这种治疗的效能研究有一些积极的发现，但这些研究在数量上并不多。对这些研究的审查表明，它们在方法论上较为薄弱，需要进一步的效能研究（Mercer, 2017; Boshoff, Bowen 等，2020）。

13. 谈话疗法

根据定义，"谈话疗法"只对年龄足够大和 / 或能力足够强，已经掌握正常或接近正常语言的人有用。然而，在对幼儿进行心理治疗时，可以使用游戏疗法（例如，见 Josefi & Ryan, 2004；另见方框 12.7）。对于语言能力有限的年长儿童和成人，可以通过绘画来表达情感（Rhode, 2009）（见图 12.1）。

方框 12.7　两种形式的互动式游戏治疗

针对孤独症幼儿的互动式游戏治疗方法可能已经被富有创意的父母、照护者、临床医生和教师所开发和运用。由于这些方法会根据治疗的基本目标以及每个孩子的优势和需求而有所不同，因此很难一概而论。以下例子中，概述了两种形式的"互动式游戏治疗"。这两种形式都旨在促进孤独症幼儿的社会参与和互惠性，帮助他们打破自我封闭的"泡泡"。

1. 粗鲁的翻滚游戏。患有孤独症的学龄前儿童通常偏爱这类游戏，这类游戏可以在家中自然而然地进行。孩子们可能会享受被追逐和挠痒的快感；或者骑在父亲的背上，体验父亲四肢爬行的乐趣；或者在窗帘后躲藏，等待被"大姐姐"发现。关键在于鼓励孩子们轮流扮演追逐者和被追逐者的角色，或者轮流寻找和被找到，以改变他们在活动中的"行动者"和"被动者"角色（可能需要第二位成人帮助孩子扮演积极的角色）。这样的活动不仅增强了孩子的社交能力，还让他们体验到了"互惠"和"轮流"的概念。

2. 模仿游戏。此类活动适宜在家中或在诊所、幼儿园的游戏区进行，而"治疗师"可能是家庭成员、托儿所护理员或其他孩子所熟悉的成年人。起初，应鼓励孩子自由地使用任何现有的玩具进行游戏。一旦孩子放松并专注于自己的活动——无论是在地板上推着玩具车观察车轮的转动，还是在"湿润游戏"区域用手指操纵水流——成人便模仿或以其他方式"回应"孩子的行为。通过这种方式，建立起一种沟通的桥梁，让孩子作为互动的发起者，而治疗师则作为回应者。这种互动不仅增强了孩子的社交互动能力，还促进了最基础的沟通形式的发展。

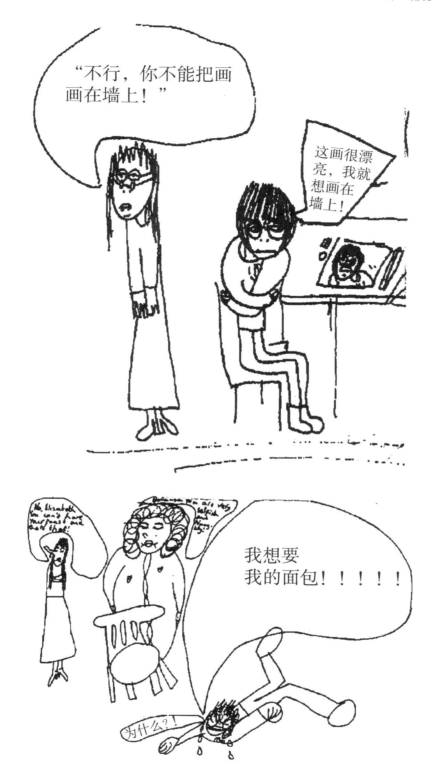

图 12.1 展示了如何通过绘画来外化和理解感受，作为增强行为自我控制的手段（特别感谢莉齐及其家人）。

采用精神分析的方法对孤独症的行为进行解释，如贝特尔海姆（Bettelheim, 1967；见第一章）所述，在 20 世纪末之前非常普遍（例如，Tustin, 1981/1995；Alvarez & Reid, 1999）。然而，随着时间的推移，在英语国家中，将精神分析作为孤独症综合干预模式（CTM）的倾向已经减弱。尽管如此，在法国，精神分析作为谈话疗法的一种，仍然保持着首选治疗方法的地位。有关使用精神分析治疗孤独症的更多信息，可以参考《当代精神分析杂志》和《精神分析研究》（2011 年）的特刊。

14. 心理治疗和咨询

心理治疗和咨询最常用于治疗抑郁症（Lipinski, Blanke 等, 2019）或社交焦虑（Danforth, Struble 等, 2016）等心理健康问题，而不是直接作为孤独症的治疗方法。

15. 语言治疗的有效性

目前，并没有确凿的证据显示，对于孤独症谱系障碍（ASD）患者而言，无论是将语言治疗作为综合干预模式（CTM）还是聚焦干预模式（FIP），都具有明确的疗效。然而，对心理治疗干预的综述分析指出，尽管现在还没有形成坚实的证据基础，但治疗结果呈现出"充满希望"的趋势（Hillman, 2018）。

16. 辅助沟通系统（AACs）

对于那些因各种原因无法或难以使用语言进行沟通的孤独症患者，辅助沟通系统（AACs）可能有帮助。造成语言能力障碍的常见原因包括中度或重度听力损失、言语运动障碍、严重的学习障碍和失语症等。

在计算机技术普及之前，AACs 主要依赖于手势符号和 / 或图片 / 图标，有时还会结合一些表达性发声或单词语音。例如，"Makaton"系统（Grove & Walker, 1990）就是一种结合了符号、标志和表达性语音或发声的综合系统；而图片交换沟通系统（PECS）（Bondy & Frost, 2001; Frost & Bondy, 2011）则仅使用图片和图标（参见图 12.2；同时参见方框 4.3，介绍了一个无语言的儿童成功使用 PECS 的案例）。随着计算机技术的发展，现在市场上出现了各种适用于平板电脑的应用程序和各种大小的专用语音生成设备（SGDs），这些设备取代了早期的 AACs 形式。许多这类设备仍然包含有图标和图片，而一些设备还具备"文本到语音"的功能。有关目前可用 AACs 的详细综述，可以参考 Lorah 和 Parnell 等（2015）和 Iacono, Trembath 与 Erikson（2016 年）的研究。

尽管现代 AACs 比早期的系统更为复杂，但它们仍存在一些共同的缺点，尤其是，这些材料或设备必须便于携带并易于访问。此外，在任何系统或设备能够被轻松使用之前，用户和可能需要与其沟通的人必须接受相应的培训或至少熟悉该系统。电子生成的语音也缺乏自然语音的非语言表现力，比如节奏、语调、停顿和强调等。因此，所有的 AACs 都必须有一些发声和语音支持或补充软件包，这样才能满足个体需求。

17. 孤独症与沟通障碍儿童的治疗教育计划（TEACCH）– 结构化教学

"TEACCH 分部"是一个以北卡罗来纳大学为中心的组织，为孤独症患者或有相关问题的个体、他们的家庭以及参与治疗、教育和照顾孤独症患者的专业人士提供广泛的资源和服务。结构化教学作为其中一种多年前开发的干预措施，在全球范围内的家庭、学校、

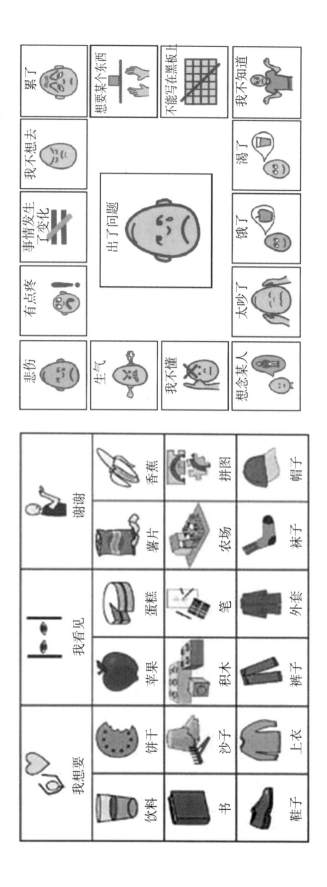

图 12.2

诊所和成人居住设施中得到了广泛应用。

结构化教学法运用了一些行为主义学习理论的原则，这与前文描述的其他基于证据的治疗方法相同。然而，TEACCH方法的独特之处在于，它旨在充分利用孤独症患者的两个显著特点：一是他们倾向于形成并坚持日常的例行程序；二是他们可以相对较好地利用视觉信息，而在处理听觉信息方面存在一些困难。结构化教学是尽可能在相同的环境中、以相同的方式、按照熟悉的时间表来进行。教学任务的设计尽可能基于处理材料本身，并利用图片来传达或辅助任何特定任务的指示。视觉支持也用于指导日常生活中的序列和时间表，如制作一杯咖啡的步骤，或在学校某一天需要遵循的日程。视觉提示还用于支持良好习惯和日常程序的发展，例如饭前洗手。

当与家庭中的幼儿一起使用时，任务的设计通常旨在根据发育时间表增加日常生活技能。然而，TEACCH结构化教学方法更广泛地应用于教育环境以及语言治疗或职业治疗诊所中，特别是针对非常具体的能力，如数字概念、将书面标签与图片配对或系鞋带等。因此，这种治疗方法属于多功能的聚焦干预模式（FIP）范畴，并且一些证据已经证实了结构化教学方法的有效性，这些证据来自于针对特定狭窄兴趣的研究。

尽管TEACCH结构化教学方法非常知名，并且一直在一家历史悠久且备受尊敬的孤独症谱系障碍患者服务中心使用，但根据Virués-Ortega，Julio和Pastor-Barriuso（2013）的观点，TEACCH结构化教学方法并不符合循证的综合干预模式（CTM）标准。Virués-Ortega及其同事认为，作为孤独症谱系障碍干预方法，TEACCH相比其他一些可用方法效果较差（Virués-Ortega、Arnold-Saritepe等，2017）。

在第13章中，我们将进一步探讨TEACCH在家庭和护理环境中的广泛使用方法。

18. EarlyBird 和 EarlyBird Plus

EarlyBird（针对5岁以下儿童）和EarlyBird Plus（针对4~9岁儿童）是由英国国家孤独症协会（NAS）主办的家长教育和培训计划。这些计划的明确目标是：①在孩子被诊断出孤独症谱系障碍后立即为父母提供支持；②鼓励父母培养对孤独症谱系障碍孩子的积极认知；③提供有关如何照顾年幼孤独症儿童的策略和方法的建议和指导。这些计划通过培训课程、研讨会以及支持性的书面和视频材料进行实施。尽管这些计划非常受欢迎并被广泛使用，但据我所知，在同行评议的文献中尚未发表其有效性的研究（有关讨论请参阅Dawson-Squibb、Davids和de Vries，2019）。

（四）评论

上述许多社会心理和教育治疗方法，以及这里未提及的其他方法，都被其支持者积极而善意地推广着，尽管它们的有效性非常有限或者只有传闻式的证据支持。那些没有牢固循证支持的干预措施，无论是作为综合干预模式（CTM）还是聚焦干预模式（FIP），可能对于一些孤独症谱系障碍患者是有效、安全且具有成本效益的。它们可能对孤独症谱系障碍的个体子集表现出良好的效果，在某些关键指标上可能会取得成功的结果，但在其他方面可能不会。但这些都是没有数据支持的。

（五）物理治疗

1. 综合干预模式（CTMs）

截至目前，尚无被证实既安全又有效的物理综合干预模式（CTMs）专门用于孤独症的治疗。不过，有两种物理治疗方法在一定程度上获得了支持，具体如下：

（1）针灸治疗：针灸是一种在中国长期广泛用于治疗孤独症的传统疗法。最新的研究综述指出，针灸对于患有孤独症谱系障碍（ASD）的儿童不仅有效，而且安全（Lee 等，2018）。尽管针灸有可能符合循证治疗的标准，但在西方社会，它还没有被正式认可为一种有效的治疗手段。西方监管机构是否会改变其立场，还需要更多的支持性证据。

（2）催产素治疗：催产素是一种天然存在的神经肽，它在情感和社会联系的建立中起着关键作用（更多信息参见方框 8.1）。催产素最初被尝试作为孤独症的治疗药物时，人们对其潜在的有效性抱有很高的期望（Liu, McErlean & Dadds，2012），随后进行了一系列随机对照试验（RCTs）。然而，对这些试验结果的审查发现，催产素对孤独症核心行为的影响微乎其微，几乎可以忽略不计（Wang, Wang 等，2019）。至今，这种治疗方式还没有得到任何国家级审批机构的批准。尽管如此，关于催产素作为孤独症治疗方法的研究仍在继续进行。

表 12.1 列出了一些经过严格方法学评估后被证明无效和／或不安全的物理治疗方法。这些治疗方法虽然曾被提出可以用于孤独症治疗，但已有的研究证据并不支持其应用。

表 12.1 无效和／或不安全的物理治疗方法

治疗	安全性和有效性
螯合治疗（补充微量元素）	无效（Davis, O'Reilly 等，2013）；不安全（Brent, 2013; National Institute for Clinical Excellence, 2013）
无谷蛋白或无酪蛋白饮食	无效，有许多不良反应（Mulloy, Lang 等，2010; Harrison & Zane, 2017）
高压氧疗法	有效性未经证实（Ghanizadeh, 2012; Halepoto, Bashir &Al-Ayadhi, 2014）；不安全 (NICE, 2013)
维生素和矿物质补充剂	可能是不合理的，可能导致过量摄入（Lundin & Dwyer, 2014; Stewart, Hyman 等，2015）
分泌素（一种胃肠多肽激素）注射	无效（Williams, Wray & Wheeler, 2012）
感觉统合疗法	无效（Lang, O'Reilly 等，2012）
听觉统合疗法	无效（Sinha, Silove 等，2011; NICE, 2013）

表 12.1 中列出的一些治疗方法可以被委婉地归类为**补充和替代医学**（CAMs）的范畴，有时也被称作**替代和辅助医疗**（AAH）。若以更直白的语言描述，它们可能被称为"时尚"治疗方法。

2. 聚焦干预模式

一些针对孤独症谱系障碍（ASD）中特定问题行为的药物已经获得若干国家咨询或监管机构的批准，并被推荐谨慎使用。包括：

（1）褪黑激素：被发现对治疗 ASD 儿童的睡眠问题有效，建议在行为干预无效后使用，最好与行为疗法相结合。

（2）利培酮和阿立哌唑：这两种抗精神病药物已获批准用于治疗和管理易激惹、挑战性行为和自伤行为。使用这些药物时需要注意的是，建议不要用于儿童，确保仅短期使用，并监测服用者的不良副作用，以确保副作用不会超过行为改善的益处。

（3）盐酸哌甲酯（商品名为"利他林"的兴奋剂药物）：已被一些国家机构批准用于治疗伴随 ASD 的注意力缺陷多动障碍（ADHD）。但需注意，这类药物只对某些个体有效，并存在严重不良副作用的风险。

（4）抗惊厥药和抗抑郁药（包括氟西汀）：被严格推荐用于控制 ASD 患者可能同时出现的癫痫或情绪障碍，如焦虑和强迫行为。

尽管许多广泛宣传的孤独症治疗方法，包括非物理和物理治疗，缺乏证据或主要是负面证据，但可能对某些 ASD 患者有用，而对另一些患者则无效。鉴于 ASD 患者之间的巨大差异，这种情况并不意外。因此，需要更多的研究来确定哪些患者群体能从特定的治疗方法中获益。

此外，一些声称能调节与孤独症相关行为的干预措施，可能并未达到宣称的目标，但确实对父母与孩子之间的互动产生了积极影响，这种影响可能会对孩子的长期发展产生益处。

安慰剂效应在这种情况下也可能很常见。我们所有人都可能受到安慰剂效应的影响，特别是当我们迫切希望通过一些行动来改善重要的健康问题时（如孩子的孤独症，父母的癌症）。这种感觉自己可以控制局面的需求，至少在心理上，有时甚至在身体上，能让我们感觉更好。

父母对待孩子的方式对孩子有着深远的影响，无论孩子是否患有 ASD。减少父母在早期照顾孤独症儿童时的无助和绝望感，可能会对孩子产生间接的积极影响。如果一种未经证实的治疗方法无害，并且父母或照护者认为它有效，尤其是当没有其他可行或负担得起的基于证据的治疗方法时，反对使用这种方法可能会适得其反。

提出这些观点，并不意味着支持继续使用未经证实的治疗方法，更不是为那些已被证明不安全或具有明显不良副作用或存在伦理问题的方法辩护。目前，针对 ASD 的大多数方面的基于证据的干预措施已被证明是有效、安全且在伦理上可接受的，并且具有成本效益。除非或直到任何未经证实的治疗方法已被可靠证明符合这些标准，否则应优先考虑使用那些基于证据的干预措施。

五、未来研究方向

当前正是深入探讨孤独症谱系障碍（ASD）患者干预措施的重要时刻。一些治疗方法已被证实是有效、安全，并且是"基于证据"的。特别是，尽管最佳疗效并不常见，但有证据显示，早期被诊断为 ASD 的儿童能从一些明确定义且强度适度的治疗方案中获益。更令人兴奋的是，早期的强化治疗可能利用大脑的可塑性，来逆转或补偿那些起源于婴儿和幼儿期的大脑生长和功能异常。目前，已有多种基于证据的干预措施，包括物理和非物理方法，用于治疗经常与 ASD 共存的问题行为和精神健康障碍，这些通常见于较大儿童或成人中。尽管取得了这些积极进展，但有关干预措施的研究文献仍存在一些明显的空白，具体如下：

1. 到目前为止，尚无证据表明早期强化的非物理治疗的积极效果能够持续至成年期。
2. 早期强化治疗能否逆转或补偿大脑生长和功能异常的说法还未得到证实，而且尚未确立将特定治疗方法（包括潜在的物理治疗）与大脑变化联系起来的理论基础。
3. 两个主要的 ASD 特征，即学习障碍和语言障碍，在干预文献中并未受到足够的关注。预防这些主要特征的共同出现可能有助于达到我们在前面所述的目标：既能保留与孤独症优势相关的基因变异，同时又能减轻患有低功能 ASD 患者及其家庭所遭受的困扰，并减少对国家支持和供养系统造成的重大压力。

我们期待未来在这一领域的研究能够扩展，以回答上述问题。

六、小结

在本文中，"干预"一词被定义为涵盖预防、治愈（cure）或治疗孤独症的各类方法。预防和治愈的目的在于减少孤独症在人群中的发生率和患病率，而治疗则旨在改善受影响个体的生活质量，并减轻家庭、社区服务和国家的压力。

本章讨论了关于预防或治疗孤独症的正反两方面的理由，包括神经多样性运动成员提出的观点。目前的结论是，试图消除那些可能使个体在特定领域取得显著成就的孤独症相关基因变异，可能对人类不利。然而，神经多样性运动中提出的一些极端观点，即反对治疗那些影响生活质量的 ASD 相关行为和共病，也是不能被认同的。因此，我们面临的挑战是如何在保持基因库多样性的同时，减轻大多数 ASD 患者所面临的困境和难题。

文中概述并简要讨论了几种潜在的预防方法，包括遗传咨询（这可能会导致基因库的贫乏）、对已确定的 ASD 前驱症状进行选择性终止妊娠（这在实际操作中存在争议，并且可能带来基因库贫乏的风险），以及识别和消除那些可能导致或显著促进 ASD 发展的环境因素。

　　至于治愈方法，该领域的专家普遍认为，目前还没有百分之百成功的孤独症治愈方法。由于许多家长渴望为孩子找到治愈孤独症的方法，这为一些利用网络或大众媒体销售未经测试且可能危险的"治愈方法"的人创造了市场。然而，也有一些权威的报告显示，在一些个体中，从婴幼儿时期开始接受强化的行为、社会心理和教育治疗，可以实现"最佳结果"。这些个体虽然保留了一些孤独症特征，但这些特征可能对个体和社会有益，通常不会引起显著的困扰或困难。

　　关于非治愈性的治疗方法，在过去 50 年中，已经提出了许多针对孤独症或孤独症特征或与孤独症相关的共病的干预措施。然而，只有少数 ASD 治疗方法是确凿且基于证据的。一种治疗方法要被认可为"基于证据"，无论是针对孤独症还是其他疾病或精神健康障碍，都必须在方法论上严格的疗效研究中被证明是有效、安全和具有成本效益的。

　　文章还讨论了综合干预模式（CTMs）和聚焦干预模式（FIPs）以及非物理和物理治疗的区别。其中，最有效的治疗方法是从 12 个月大开始的非物理干预方案，并在经过专业培训的从业者指导下进行强化。所有这些方法都采用了应用行为分析（ABA）的一些原理，但大多数方法在使用以儿童为中心的活动、父母的积极参与以及跨不同环境的系统协作交付方面超越了 ABA。这些有效治疗方法的元素可以在适当情况下通过学校一直维持到成年。

　　一些治疗方法虽然进行了有效性、安全性和成本效益评估，但在一个或多个这些标准上并未成功。了解哪些干预措施被权威机构描述为不安全是非常重要的，应避免使用这些治疗方法。然而，被权威机构判断为无效但安全的治疗方法也不应被轻易否定，这些方法可能对一些 ASD 患者有用，或者它们可能具有在疗效研究中未被预测到的有用效果。特别是，它们可能对父母或照护者产生有益的安慰剂效应，从而直接或间接地使接受治疗的孤独症患者受益。

　　在"未来研究方向"这一小节中，我们认识到在如何治疗、治愈或选择性预防 ASD 方面，我们仍然存在重大的知识空白，这些主要困难和挑战需要在未来的研究中加以解决。

第 13 章　孤独症的照护

【摘要】   本章的目标是在包容原则的背景下，对孤独症谱系障碍（ASD）人群照护这个广泛而复杂的主题进行介绍，并说明尽管可以引用各种良好实践的案例，但包容的理想往往在实践中难以实现。

一、包容

（一）包容原则

在本章中，"包容"一词广泛地指代每个人都有作为社会宝贵成员被接纳的道德权利，并且不应因差异而受到歧视（Renzaglia, Karvonen 等，2003 年）。根据正常化原则[注1]（Nirje, 1969），以及包容的概念，残疾人应被赋予尽可能与非残疾人相似的生活；他们应当能够实现高质量的生活；并且他们应当享有与非残疾人相同的人权。以包容和正常化的概念为出发点，我们必须承认并尊重多样性，社区、学校、工作场所和其他地方也应为多样性提供支持。在上一章中提到的最近发生的"神经多样性运动"重申了这些原则。

在本章中，包容原则为确定孤独症谱系障碍（ASD）患者的护理需求和权利，以及评价所提供的服务的质量制定了标准。根据大多数发达国家当前的理想，包括残疾人在内的所有社会成员都应被提供或有权获得以下权利：

- 食物、住所、温暖和免受伤害。
- 情感、社交需求与支持。
- 提供体力、脑力和社会活动的机会，促进能力和技能的发展和维持。
- 享有医疗保健、教育和就业或财政支持的权利，并可根据需要获得社会服务、经济和法律咨询及代理。

此外，还应承认以下权利：
- 在护理和日常生活方面的自决权。
- 与他人平等地受到重视和尊重的权利。

接下来的部分，将从三个主要方面讨论为 ASD 人群提供照护的问题：首先是家庭为 ASD 患者提供的照护支持；其次是对住宅安排和家庭外照护服务的提供；第三是上述列表中提到的服务和权利的获取。

在本章的最后一节，也是本书的最后一节，将讨论在多大程度上实现了对孤独症患者的包容理想。

注 1：首次出现的粗体字和短语可以在术语表中找到。

二、家庭与照护

确保 ASD 个体获得他们所需的照护，通常依赖于父母及家庭成员的积极参与。父母或承担父母角色的个体，不仅负责满足孩子的基本生存需求，有时还包括满足无法自理的成人 ASD 的需求（见上述第一个要点）。尽管外部机构的支持在提高孤独症儿童的生活质量方面也扮演着重要角色，但父母与其他家庭成员对保证孤独症孩子的生活质量无疑起着至关重要的作用。健康护理、干预措施和教育服务通常由家庭外部的机构提供，但父母往往是获取和监督这些服务的关键渠道。此外，父母也可能直接参与到为 ASD 儿童及无法自理的成人 ASD 提供健康护理和干预措施中，无论是在专业人士的指导下还是自主进行。父母还承担着抵抗社会偏见的责任，并努力争取他们的孩子被视为有价值的个体。

一个 ASD 儿童会给家庭带来非常大的压力，如果家庭结构不稳定，孩子或成年人获得上述照护的机会可能会受到威胁（Hayes & Watson, 2013; Nicholas & Kilmer, 2015）。因此，识别这些压力源并提供适当的支持至关重要。支持家庭不仅是帮助 ASD 个体的一种方式，也是确保他们的照护需求得到满足的关键途径。

（一）压力来源

1. 父母的压力

父母的压力来源包括：

- 照顾残疾家庭成员所需的时间、注意力和精力。
- 经济成本，常常因无法外出工作而经济拮据。
- 失去正常的家庭生活和休闲活动；家庭成员之间关系的改变和中断。

这些压力来源可能是所有照顾残疾儿童的家庭所共有的。然而，一般来说，照顾 ASD 儿童比照顾其他残疾儿童的压力更大（Hayes & Watson, 2013; Gorlin, McAlpine 等）。造成这种情况的因素包括：

- 孩子的行为问题，包括挑战性行为。
- 孩子缺乏情感反应，非语言沟通能力差。
- 家长们对 ASD 的本质和成因感到困惑，ASD 的发展过程和结果难以预测，干预方法的效果也存在争议。
- ASD 介于精神发育障碍和学习障碍之间，这加剧了获取服务的困难。

尽管生活中充满了各种压力，许多家庭却展现出了惊人的适应力和应对能力，在照顾患有 ASD 的孩子所遇到的问题面前表现出了极大的韧性（Bitsika, Sharpley & Bell, 2013）。随着时间的流逝，家庭成员们不仅发展出了个人应对策略，还共同协作，以适应和改善家庭关系，从而减轻了承受的压力。值得注意的是，一些 ASD 患者随着年龄的增长，他们的行为变得更加易于相处，开始学会理解并回应他人的需求，他们通过有意识的行为表达关怀，而不仅仅是本能的自我反应。我记得一位单身母亲与她成年的患有中度学习障碍的孤独症儿子之间，有着一种深刻的相互理解和支持。他亲切地称呼妈妈为"亲爱的"，不仅帮助她购物和泡茶，还会在照顾她的同时提醒她放松休息。

然而，面对抚养 ASD 儿童所带来的压力，一些父母可能会在短时期内出现临床抑郁、焦虑或身体疾病的症状，这不仅是因为照顾孩子本身的困难，还因为受家庭其他成员的影响。特别是母亲，她们可能受到这种压力的影响更大（Bitsika, Sharpley & Bell, 2013）。在对近期文献进行的一项搜索中，关键词"育儿压力"、"母亲"和"孤独症"/"自闭症"共产生了 30 个相关标题，而将关键词"母亲"替换为"父亲"后，搜索结果仅有一篇。这表明母亲和父亲在应对策略上存在差异，其中一些策略在维持幸福感方面更为有效（Hartley & Schultz, 2015）。一些性格特征，如"乐观"、"坚韧"和"韧性"，已被证明能够对抗压力带来的负面影响（Bitsika, Sharpley & Bell, 2013）。此外，拥有一个支持性的伴侣或亲密家庭成员，以及一个坚实的朋友圈，都能显著降低个体对压力的脆弱性（Marsack & Samuel, 2017）。坚定的宗教信仰同样能够提供保护作用，帮助人们抵御压力（Bekhet, Johnson & Zauszniewski, 2012）。

2. 兄弟姐妹的压力

家中有 ASD 儿童的兄弟姐妹同样在很大程度上受到他们的影响。虽然目前对兄弟姐妹的影响进行的研究很有限，但已有的证据表明，与 ASD 儿童共同成长的经历是复杂多面的，既有积极的一面，也有挑战性的一面（Petalas, Hastings 等，2012；Chan & Goh, 2014）。方框 13.1 中的内容生动地展示了这一点，它收录了兄弟姐妹们在一系列非正式访谈中，对于与 ASD 儿童共同生活经历的真实感受和直接反馈。此外，Johnson 和 Van Rensselaer（2010）的作品提供了更多关于与 ASD 兄弟姐妹共同生活的深刻见解和第一手资料。

方框 13.1　兄弟姐妹对家中有一个患 ASD 的兄弟或姐妹的反应

在探讨"与患有 ASD 的兄弟姐妹相处中最具挑战性的方面是什么"这一问题时，兄弟姐妹们分享了以下感受：

- "向他人解释他的问题是什么是一大挑战，因为从外表看，他似乎与常人没有差别。"
- "由于他患有孤独症，我发现自己不得不更多地帮助妈妈，超出了我原本可能需要做的。"
- "当你尝试与她互动玩耍时，如果她不喜欢，她会变得情绪化，对自己和周围的人都感到愤怒。"
- "当有客人来访时，他可能不会顾及场合，继续大声说话，这让人感到尴尬。很多时候，你宁愿没有人在场，因为当他在附近时，你无法预测会发生什么。"

- "我根本没法做那些他不感兴趣的事情，比如运动或阅读等，和他在一起，我只能做那些他感兴趣的事。如果他对某事不感兴趣，我就不得不放弃。"

当被问及"在与患有 ASD 的兄弟姐妹相处的过程中最美好的回忆是什么"时，14 名兄弟姐妹中有四人无法给出答案，6 人提到了他们兄弟姐妹的善良本性，形容他们"有趣"、"幽默"或"充满爱心"，或者回忆了一起玩耍和共度时光的美好时刻；还有 1 人表示，因为有一个患有 ASD 的兄弟姐妹，她觉得自己变得更加成熟和理解他人。

摘自 Mascha, K. (2005) 的博士论文，华威大学

兄弟姐妹们常常要承担起父母的角色，负责监督并持续照护患有 ASD 的成年兄弟姐妹。在本章后续关于成年人照护的讨论中，当提到"父母"时，应将其理解为"负责任的家庭成员"的简称。

（二）被支持的需求

1. 诊断后

任何家庭在面对儿童慢性残疾的诊断时，往往都会经历一段充满挑战和情感波动的时期。一组包括 ASD 儿童父母的调查报告指出，在得知孩子诊断后，他们经历了一系列复杂的情感反应，包括"抑郁、愤怒、震惊、否认、恐惧、内疚、悲伤、困惑和绝望"。这些情感伴随着身体上的一些症状，如"无法控制的哭泣、出汗、头痛、胃痛、颤抖和食欲丧失"（Heiman, 2002；Fernández-Alcántara, García-Caro 等，2016）。因此，父母在诊断后迫切需要得到的支持包括：深入交谈和表达自己的情感的机会，对信息的需求，关于治疗方法的专业建议，以及解决即时问题和促进发展的实用策略。方框 13.2 中提供了一些响应这些需求的良好实践范例。

方框 13.2 加强对 ASD 幼儿诊断后父母的支持的良好实践示例：莱斯特郡（英国）的孤独症外延服务

莱斯特郡的"孤独症外延服务"组建了一支由专业教师组成的团队，他们与家长、家庭辅助机构以及教育机构紧密合作，致力于实现以下目标：

- 增进理解与接纳：协助父母和家庭深入理解他们孩子所面临的挑战，并接受其困难的本质。
- 提供信息与支持：帮助家长更全面地了解孩子的状况，并告知他们可以利用的

支持服务。

- 分享资源与信息：向家庭提供有关可能提供帮助的志愿组织的信息，以便他们能够获得额外的支持。
- 技能发展：协助家长培养孩子在沟通和社交互动方面的技能，以促进其全面发展。
- 行为管理：支持家长理解和管理孩子可能出现的挑战性行为，提供有效的策略和方法。
- 教育协调：与其他可能涉及家庭的服务联络，并告知家长该地区孤独症儿童的教育机会。
- 专业支持与培训：在孩子被诊断后的关键时期为家长提供专业的支持和培训，帮助他们发展必要的技能。
- 合作与潜能发挥：与家长携手合作，支持孤独症儿童发挥他们的全部潜能。
- 教育工作者培训：向学前教育机构和接收孤独症的特殊学校的教职员工提供有关孤独症谱系障碍的深入支持和培训。

感谢 www.leics.gov.uk/autism 网站提供的资料，以及孤独症外延服务经理允许我们包含这些宝贵的信息。

在理想状况下，孤独症儿童诊断后所需的全方位支持应由跨专业的团队协同提供，确保服务的连贯性与一致性。正如方框 13.2 中所展示的案例，以及加拿大的"以家庭为中心的护理"计划所示范的那样，这种团队合作模式能够为家庭提供更为全面的支持（Hodgetts, Nicholas 等，2013；Christon & Myers, 2015）。在美国，针对 3 岁及以下被认定有残疾的儿童，有资格获得定制的个人家庭服务计划，旨在确保他们能够获得早期干预服务和必要的家庭支持。如果没有上述综合性服务，可能会指派一名专门负责人来负责协调，确保家庭需求得到满足，并有效地整合不同专业人士和服务机构的资源。尽管有这些积极的措施，许多父母在孩子被诊断后仍感到缺乏支持和指导，感到自己像是被遗弃了（Selimoglu, Ozdemir 等，2013；Crane, Chester 等，2016）。

2. 童年时期

在 ASD 儿童成长的过程中，家庭的整体幸福感至关重要。提供给孩子偶尔或长期的外部照顾服务，对于确保家庭成员能够从持续的照料压力中获得必要的休息至关重要。这种休闲照护可以包括放学后、周末或学校假期期间的娱乐和活动小组，短期的住宿式休息，或者通过一个值得信赖的人定期在家中照顾孩子或带他们外出的友好计划。对于需要更长期照护的情况，寄宿学校可能是一个可行的选择。在这段期间，家庭的其他需求也不容忽视，特别是为兄弟姐妹提供的支持团体。这些团体通常由当地的父母团体组织，他们联合在一起，互相支持，代表他们的孩子提出需求，并相互帮助填补那些非正式服务所未能覆盖的领域。

3. 成年期

根据 Anderson 和 Shattuck 等（2014）的研究，正式教育结束后的几年内，超过 87% 的 ASD 年轻人选择与父母同住，这一比例在所有残疾群体中是最高的。随着孤独症孩子完成学校或全日制大学教育，父母的责任和照料角色相应增加，因为孩子不再长时间外出，且失去了学校和大学提供的支持，这导致父母迫切需要帮助，以确保他们的孩子能够获得工作机会或日间照护服务，以及定期的休息照护。成年 ASD 的父母可能还需要承担起发起、管理和参与孩子干预计划的责任，并可能在规划和实施替代护理方案中发挥关键作用。值得注意的是，并非所有成年 ASD 都会离家独立生活。Henninger & Taylor（2013）一项关于老年美国人的研究发现，38% 的受访者与父母同住。如果能够建立稳定的日常生活和关系模式，并且成年 ASD 个体没有难以管理的行为问题，这种共同居住的模式可能会是有益的。然而，与成年子女同住的父母可能会面临重大压力，这可能对他们的健康产生负面影响（Hayes & Watson, 2013; Sonido, Hwang 等，2020）。对于那些不再有收入来源的年迈父母来说，他们可能特别需要经济支持，因为长期的照顾已经消耗了他们的资源（Burke & Heller, 2016）。此外，他们可能还需要关于安置、财务和其他方面的专业建议，以确保在他们去世后，孩子的未来得到妥善保护。关于这些安置的更详细信息将在后续的"获取服务和权利"部分中进一步讨论。

4. 终身支持

对于孤独症儿童的父母而言，获取所需的信息、服务、建议和情感支持是一项复杂而艰巨的任务，通常需要从多个渠道进行搜索和获取。这一过程无疑增加了他们照顾 ASD 儿童的日常压力和负担。然而，值得庆幸的是，在一些有着长期服务 ASD 人士及其家庭经验的国家，存在能够提供全面终身服务和支持的组织。美国的"Division TEACCH"便是一个突出的例子，它展示了一个单一服务提供者如何能够提供一系列综合服务，满足 ASD 个体及其家庭的多样化需求，具体详情如方框 13.3 中所述。

方框 13.3　由 Division TEACCH 提供的对 ASD 个体及其家庭的长期服务和支持

TEACCH 项目致力于与家庭紧密合作，其核心宗旨在于"为父母提供必要的支持，帮助他们应对抚养 ASD 儿童时所面临的特殊压力，并在他们努力有效解决孩子问题的过程中给予稳定的支持"。为了实现这一目标，TEACCH 为家庭提供了全面的直接支持，具体包括：

- 专业诊断与评估：提供专业的诊断服务和评估设施，确保每个孩子都能得到准确的评估和诊断。

- 早期干预：实施幼儿园教育和学前干预计划，致力于孩子早期发展的关键阶段。
- 教育咨询：就教育问题和方法提供专业建议，帮助家长为孩子选择合适的教育路径。
- 家长咨询与支持：提供一对一的家长咨询服务，帮助他们更好地理解和支持孩子的需求。
- 家长团体活动：组织家长团体活动，促进家长之间的交流和相互支持。

此外，TEACCH 项目还通过为 ASD 成人提供服务，间接地支持家庭，包括：
- 职业发展：提供职业指导和就业培训，帮助 ASD 成人发展职业技能，提高就业机会。
- 心理健康支持：为那些在人际关系或心理健康方面需要额外帮助的个体提供咨询服务。

摘自 Division TEACCH 网站：http://teacch.com/about-us/what-is-teacch。

三、其他照护提供者

（一）替代性儿童照护

1. 为何需要或有必要进行儿童的替代性照护

父母可能面临多种情况，使得他们难以在家中为患有 ASD 的孩子提供持续的照护。这些情况可能包括孩子存在复杂的残疾，如伴有脑瘫或严重癫痫，这要求更高水平的专业照护——正如第 4 章方框 4.3 中提到的"卡里"案例所展示的。此外，父母自身的健康问题可能限制了他们照顾孩子的能力；家庭中可能存在另一个需要特别照顾的残疾儿童；或者家庭可能面临棘手的社会、经济或情感问题，这些问题加剧了抚养孤独症儿童的难度。单亲家庭尤其容易受到这些挑战的影响。对于存在重度学习障碍的儿童，尤其是当这些障碍伴随着挑战性行为时，他们可能需要更高级别的照护。遗憾的是，这些儿童有时会被当地学校排除在外，因为学校缺乏必要的资源和能力来应对他们的特殊需求，这无疑给家庭带来了额外的压力。由于这些复杂的原因，父母可能需要考虑为孩子寻求全年或学期期间的住宿照护和教育安排。

儿童去寄宿学校的另一个常见原因是当地缺乏适宜的教育服务。特别是对于高功能儿童，如果当地主流学校未能满足他们的特殊教育需求、社交需求及其他支持需求，这些孩子可能难以在主流教育环境中健康成长。寻找合适的学校安置过程常常令人感到沮丧和忧虑（Lilley，2013），一些家长甚至不得不采取法律行动来争取合适的教育环境（Mayerson，2014）。图 13.1 展示了一幅由一个名叫"亚当"的男孩绘制的图画，他通过自己的绘画艺术表达了因与众不同而遭受同龄人欺凌的痛苦。由于当地教育部门认为主流教育对亚当的帮助有限，他们同意资助亚当的父母，将他转入一所专门的寄宿学校。现在，亚当在新的环境中得到了良好的发展。

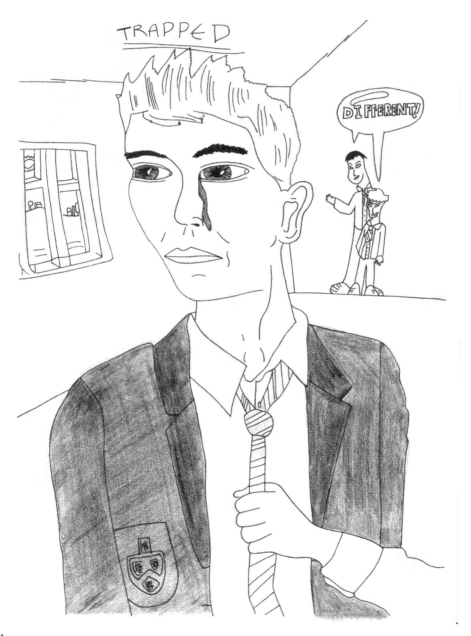

图 13.1

然而，家长通过当地政府机构为子女寻求寄宿照护的经历往往并不顺利。普遍观点认为，无论是医疗保健、教育还是社会服务机构，在行政或财务上往往不愿承担责任，而且他们更倾向于削减成本而非优先考虑孩子的受益（McGill, Tennyson & Cooper, 2006）。家长们通常将争取获得适当的寄宿教育和照护的过程形容为一场艰难的斗争，对地方教育当局或州政府的资金决策提出正式申诉的情况相当普遍（Mayerson, 2014）。

有时,孤独症儿童可能被认为在有问题或功能失调的家庭中面临被忽视或虐待的风险，或者仅仅因为一个家庭或家庭成员达到了崩溃边缘而处于风险之中（Mandell, Wallrath 等，2005）。儿童保护问题可能出现在任何家庭，而在照顾残疾儿童或不能独立生活的成人的家庭中尤为突出。孤独症患者如果存在沟通障碍、多动、睡眠不足或有严重挑战行为，可能会给家庭带来难以承受的压力，而虐待可能是家庭无法再承受压力的第一个迹象。在这种情况下，社会服务机构可能会暂时或永久地将儿童从家庭中带走，并将其安置在替代照护机构，同时指定一名诉讼监护人和一名主要工作人员，负责代替父母协调儿童的照护、教育和获得其他服务的事宜。

在极少数情况下，患有孤独症的大龄儿童可能会因犯罪或因精神健康问题而对自己或他人构成威胁而被强制拘留。

2. 儿童的替代照护形式

（1）全年照护: 提供全年照护的寄宿家庭和寄宿学校可以专门照顾患有孤独症的儿童，也可以照顾有特殊需要的更广泛的儿童群体。例如，合并有严重学习障碍和具有挑战性行为的孤独症或非孤独症儿童比较常见，一些照护中心专门为这类儿童提供服务。

有特殊需要的儿童需要特殊的寄宿服务。特殊服务可能包括高度安全（针对有极端挑战性行为的儿童）、经过改造的环境（针对有身体残疾的儿童）、现场医务人员（针对有慢性疾病的儿童）以及几乎总是一对一的经过适当培训的保育人员。对于因家庭环境而无法在家中得到照顾的、困难程度较低的儿童,其全年寄宿服务则不需要如此专业化。然而，为任何儿童提供的全年寄宿照护不仅要满足儿童的基本需求，还要满足他们的情感和社交需求。必须提供身体、智力和社会发展的机会，并通过将住宿作为寄宿学校的一部分，或将寄宿设在能够满足儿童教育需要的一所或多所学校附近，确保儿童获得适当的教育。

虽然有必要将孤独症儿童或青少年安置在为期 52 周的寄宿环境中，但英国政府委托 Pinney（2005）撰写的一份报告指出，以下问题始终令人担忧：

- 儿童在远离家庭和社区的环境中成长对他们的影响。
- 当地在保障和促进寄宿残疾儿童福利方面的安排是否有效。
- 对一些孩子来说，难以适应从家庭到寄宿学校之间的过渡，以及一些儿童可能面临的糟糕结果。
- 儿童的需求本可以在本地得到满足，却不恰当地使用寄宿安置。
- 某些安置费用高昂。

Pinney 的报告提出了多项建议，旨在解决这些问题。然而，根据 Tomlinson 和 McGill 等（2017）的研究，似乎很少有建议得到了令人满意的采纳。

（2）学期照护：寄宿学校在提供学期照护和教育时，同样需要满足儿童的全面需求，就像全年照护一样。然而，与全年照护相比，学期照护的一个显著优势是，儿童更有可能维持与家庭的紧密联系。在学期照护模式下，儿童的主要依恋对象和情感及社会支持往往源自家庭，而非学校。

有些寄宿学校专门为患有孤独症的儿童提供教育和照护。其他寄宿制特殊学校，例如为存在语言和沟通障碍的儿童提供服务的学校，可以为在当地没有合适学校的高功能孤独症儿童提供适当的教育。方框 13.4 描述了一个成功的特殊教育的突出案例。

方框 13.4　一个不寻常的特殊教育案例：Limpsfield Grange，一所主要为患有 ASD 的女孩开设的寄宿学校

Limpsfield Grange 是一所以寄宿为主的学校，招收 11～16 岁患有孤独症的女孩，这些女孩即使在额外的支持下也无法适应主流学校的环境。Limpsfield 学校的所有学生都学习主流课程，并以大致适合其年龄的水平学习。

学校的目标是提供一系列"有利于互动、促进包容和社会独立，并使学生有能力了解自己的问题并赞美自己的与众不同"的体验。

为了实现这些目标，学校提供了一个低唤醒度的环境，并在整个学习期间提供高水平的有针对性的干预和个性化的结构化活动。教职员工的职业培训是持续性的，不同的专业人员可能参与关于任何一名学生的计划制定和开展工作。学校与家长和看护人的密切联系确保了学校和家庭教育方法的连续性。

该学校被英国相关政府检查机构评为"优秀学校"。

感谢 Limpsfield Grange 学校的校长允许我们在此提供信息。

偶尔，地方政府机构会资助高功能 ASD 儿童在私立主流寄宿学校就读，但通常只有在有特殊情况使得孩子难以在家中生活时才会这样做。一些有经济能力的家长选择将高功能儿童送往私立寄宿学校，而不是接受当地提供的学校。他们这样做可能主要是出于教育方面的考虑。不过，每周或每学期寄宿的另一个好处是，它可以给其他家庭成员提供喘息的机会，而利用假期则可以维持孩子和家庭之间的关系。

在孤独症早已得到承认的国家，为孤独症儿童开办的寄宿学校是在各种组织的支持下运行的。这些组织包括国家或地区教育服务机构/当局、慈善信托机构（包括英国国家孤独症协会等组织）以及教育信托机构和慈善家等利益相关者开办的学校。然而，有些专门学校是由私人公司经营的，有时——但愿很少——会出现股东获利的需要与受其照顾的个人的需要之间的不平衡。

3. 政府对处境危险或被拘留儿童的规定

为了自身或他人的安全，或者因为犯有重大罪行而被从家中带走的儿童，可以在地方当局的支持下，在以下类型的替代设施中得到照顾：

- 寄养家庭
- 寄宿式照护之家或宿舍
- 寄宿学校
- 安全的精神病院
- 少年犯管教所

在由地方当局照护的"被照护儿童"总数中，患有孤独症的儿童仅占一小部分。这主要是因为他们更有可能被安置在寄宿照护之家或特殊学校，而不是传统的寄养家庭或其他家庭式照护机构。

对于触犯法律的孤独症青少年，他们可能会面临被关押在安全单位或青少年罪犯机构中的情况。鉴于对英国某些机构护理适当性的一些担忧，全国孤独症协会采取了行动，引入了一套认证系统。该系统的目标是确保工作人员具备适当的认识、理解和培训，以满足孤独症患者的特殊需求，并确保他们能够获得必要的教育支持以及在必要时获得心理健康服务。无论是在英国还是其他国家，未经认证的机构所提供的护理服务的质量和适当性往往是不明确的（详见下文）。

4. ASD 儿童的替代照护的优点和缺点

对比替代性照护的优缺点是一项复杂的任务，因为儿童被安置到替代性照护机构的原因、所提供的服务类型及其质量都存在极大的差异。

显然，在某些情况下，替代性照护具有明显优势。例如，如果它能提供家庭无法提供的专业设施，或者能够减轻家庭因不可抗力而承受的压力，或者能够为儿童提供免受忽视或虐待的保护，在这种情况下，替代性照护就比家庭照护更具直接益处。对于孤独症儿童而言，寄宿学校提供的连续性和一致性的干预和教育方法可能是另一个显著优势。寄宿学校的学期安排不仅有利于儿童的发展，还能为家庭其他成员提供宝贵的休息机会，使家庭成员得以在学校假期团聚，共同享受高质量的家庭时光。在最理想的情况下，为孤独症儿童提供的寄宿照护和教育，能够同时为儿童和家庭带来益处（McGill、Tennyson 和 Cooper，2006；Jordan 和 Jones，2012 年对孤独症儿童教育选择进行了更广泛的讨论）。

替代性照护的主要缺点是费用问题（通常由国家承担）以及孩子与自己的家庭变得疏远的风险，尤其是这种儿童寄宿照护服务，这种情况并不罕见。另外，如果替代性照护没有得到充分的认证和监督，它在某些方面可能无法满足儿童的需求。理论上，离开家庭开始寄宿生活的儿童应受到一系列法律和政府良好实践建议的保护。据称，相关部门（如卫生部门、教育部门和社会服务部门）会定期进行监督和正式检查。然而，在实际操作中，这些程序往往因成本考虑而执行不力。Smith、Fulcher 和 Doran（2013）的著作，以及 Hamilton-Giachritsis 和 Browne（2012 年）的《欧洲儿童机构照护回顾》都指出了将弱势儿童（包括孤独症儿童）安置在替代照护机构时存在的一些不足和相关风险。

（二）ASD 成人的住宿安排

1. ASD 成人的居家需求

（1）高功能孤独症成人：高功能孤独症患者可以相对轻松地从与父母同住过渡到独立生活。如果他们已经在寄宿学校就读，就已经完成了与家庭的分离过程。对于那些第一次离家上大学的人，大学辅导员或宿舍管理员可能会提供专业支持，必要时还会帮助他们解决问题。

可以长期工作的高功能 ASD 人士的持续照护需求基本上与大多数正常的成年人没有差别。不过，他们面临社会孤立和人际关系困难的风险会增加。社交媒体的出现降低了这一风险，使有孤独症的健全人更容易建立友谊，有时甚至是伴侣关系。尽管如此，他们的心理健康照护的需求仍然高于正常人群（见第 4 章）。

然而，并不是所有的高功能 ASD 成年人都能实现完全独立，这通常是因为孤独症并不是他们唯一的残疾。方框 13.5 举例说明了我曾经认识的一个人，他在很大程度上可以独立生活，但他有一些特殊的居住、社会和职业照护需求。

方框 13.5　阿德里安——一个患有 ASD 和中度视力损害的健全人

阿德里安因孤独症和中度视力障碍面临就业和完全独立生活的双重挑战。在他 20 多岁时，由于父亲罹患了一种慢性退行性疾病，他不得不搬离了父母家。我认识他时，他居住在一个专为残疾成年人设计的小区里的单身公寓。这个小区提供了完善的公共设施，包括休息室、洗衣房和多功能活动室，活动室内配备了电脑、台球桌、钢琴和游戏机，为居民提供了多样化的休闲选择。一位管理员常驻一楼，负责住户的安全和福祉。考虑到阿德里安的视力障碍，他的公寓经过了精心改造，使他能够自理日常生活，如购物和使用微波炉准备即食餐。他的父母住得不远，他的母亲每周会前来看望并提供必要的照护。阿德里安保持着与家人的紧密联系，通常在周日参加教堂活动后，会去父母家共享温馨的家庭晚餐。

在日常生活中，阿德里安也积极参与社区活动。他每周有两个上午在当地孤独症互助小组办公室担任志愿者，主要负责接听求助电话。他热衷于参与该组织举办的社交活动和郊游，这不仅丰富了他的社交生活，也帮助他建立了宝贵的社区联系。阿德里安对旅行有着浓厚的兴趣，并且对那些可以提供全程陪同服务、专为残疾人设计的出国度假旅游公司了如指掌。

（2）功能较低的 ASD 成年人：患有 ASD 的功能较低的成年人拥有本章开头列出的所有护理需求和权利。在童年时期，这些需求通常由父母直接或间接满足。至于接受替代

照护的儿童，其基本需要则由寄宿学校、国家或地方当局开办的保育院、养父母或其他"收养父母"来满足。如果孤独症幼儿在儿童时期得到良好的照护，到离开学校时，他们的孤独症相关行为的严重程度会有所减轻。他们也会掌握一些沟通能力、日常生活常规和一些职业技能。因此，当他们离开学校时，应该已经具备了一些独立生活的能力。不过，完全独立是不可能的。对于那些在学习和语言方面有严重障碍的成年孤独症患者来说，他们可能还会有一些具有挑战性的、难以控制的行为，因此，专业的寄宿护理是必不可少的。

2. 为功能较低的成人提供的住宿方式

直到 20 世纪中叶，那些生活不能自理、父母也无法在家中照顾他们的患有孤独症的成年人，与患有一系列其他发育障碍和精神疾病的成年人一起，长期住在医院里接受照顾。这些机构通常规模较大，缺乏人情味，只能满足基本需求，几乎不能满足其他需求。几十年前，英国的所有此类机构都已关闭，因为人们认识到了它们多方面的不足。

与此同时，由 ASD 患者的家长领导的组织开始为患有孤独症的成年人建立专门的照护之家[注2]。第一家这样的专业照护之家于 1974 年开业，最初以类似于"招待所"或"寄宿学校"的方式为患有孤独症的成年人提供护理，即住客在一幢大房子里有自己的卧室，但膳食和娱乐活动是集体提供的。现在，英国更多的是提供少量的公寓（"公寓"）或阶梯式"别墅"，每间公寓住一个（有时是两个）有谱系障碍患者，并提供一些中央设施和现场看护（例如，见上文方框 13.5）。然而，对于有复杂需求的严重孤独症成人，可以提供全面的寄宿护理。方框 13.6 举例说明了提供这种寄宿护理的良好做法。

方框 13.6　Options Watermill：提供集体寄宿照护的良好实践示例

Options Watermill 是一个护理机构，为患有孤独症谱系障碍和复杂行为需求的成年男女提供长期住宿和照护服务。住宿分三个不同的单元：公寓、平房和小木屋，每个单元根据居住者的需求提供略有不同的生活安排。总共有：

- 九个独立的公寓。
- 一个两间卧室的木屋。
- 一个拥有四张床位的平房，提供独立空间和公共场所。

现场设施包括：

- 一个活动场所。
- 一个室内软活动区。
- 一个多功能教室设施。
- 一个专门的艺术和手工艺室。

注2：在那里，其他严重或复杂残疾儿童的父母，如脑瘫或综合征学习障碍，也在为他们的成年子女建立住宅或"护理村"。

- 一个感官室。
- 一个水疗套房。
- 一个户外娱乐区，包括蹦床、秋千、跷跷板和大型露台。

　　每个人还有机会使用附近 Options Roxby House 的设施，那里有木工房、现场咖啡厅和园艺区。

　　现场的职业生活技能指导员为各种活动提供支持，包括艺术和手工艺、音乐、体育、散步、游泳和模型制作，所有活动都以人为本。

　　总体目标和理念：

　　Options Watermill 与住户一起制定个人计划，重点关注行为、感官、沟通和健康需求，同时提供选择和控制。在这方面，Watermill 工作人员得到了社区临床团队的大力支持。

　　在个人能够进行交流并理解其日常护理文件的情况下，这些文件会根据每个人偏好的沟通方式，使用图片、照片和符号来书写。这些计划可以帮助他们了解一天中发生的事情。

　　日常作息时间的设计有助于促进独立性和选择性，同时也考虑到个人对建筑结构和一致性的需求。我们鼓励并支持住户学习独立所需的生活技能，例如自己购买食物和参观名胜古迹，支持他们成为当地社区的积极成员。

　　Options Watermill 被优质护理委员会评为"优秀"机构。

　　从为受照护的成年人提供群居式的寄宿照护，到提供个性化或小群体的照护，反映了公共政策的进一步变化，其目的是实现更大程度的正常化，并在符合成年人健康和安全的情况下，给予他们尽可能多的自我决定权和对生活的控制权。现在，具有一定自理能力或潜力的个人很可能住在更大的社区中的小型集体之家。例如，小型疗养院可能位于郊区道路上的一幢独立大房子里，为五六个人提供类似于家的环境，并由一名管家和护理人员提供支持。

　　"支持性生活"计划将正常化的进程向前推进了一步，在英国，越来越多的地方当局开始实施这种计划。在这些计划中，包括孤独症在内的残疾人可以单独或与伴侣或其他同伴一起住在自己的房子或公寓里。有偿照护者和社会服务部门的专业人员会探访他们，帮助他们完成日常生活任务，并提供其他帮助。随着立法的推动，这些更加个性化的服务形式可能会越来越普遍，从每个人或多或少都要"适应"的大型护理单元，转变为以人为本的护理，即根据每个人的需要和偏好提供个性化的支持。

　　如上所述，为患有孤独症的成年人提供的各种形式的住宿资助，一般由国家直接提

219

供给受益人或其代表。英国和其他地方的立法规定，地方当局和医疗服务提供者有法定义务制定和实施战略，以满足本地区患有孤独症的成年人的需要。过去，国家为患有孤独症的成年人提供的服务一直落后于为孤独症儿童提供的服务。当孤独症青少年离开学校后，教育当局应尽的法定职责就结束了；只有一部分有严重临床心理健康问题的孤独症患者需要由公共卫生机构负责；而社会服务机构历来提供的都是一般性服务，没有针对孤独症患者的专业培训或服务（D'Astous, Manthorpe 等，2014）。不过，这种情况正处在由政府主导的变革过程中，下文"获得服务与权利"部分将对此进行报告。

3. 与为能力较低的成人提供住宿照护相关的问题

每个成年人都有权尽可能独立地生活，父母也有权看到自己的子女尽可能独立地生活，他们的需要应得到很好的满足，才能保证有最好的生活质量。上述例子表明，对于患有孤独症的成年人来说，有些人自理能力相对较强，只需要最低限度的支持；而有些人的自理能力较差，需求比较复杂，需要专门的寄宿护理和强化的个性化支持。

然而，许多问题还是会出现。最初的问题是要制定个性化的替代照护方式，并找到需要替代照护的地方，最好是在父母家附近或兄弟姐妹或其他相关家庭成员居住的地方。费用问题以及谁来承担费用问题是不可避免的，特别是在需要专门的寄宿照护时。与儿童寄宿服务一样，令人担忧的是，规定的许可和监督程序并不总是得到完全遵守（Mahase，2020 年）。虐待案件时有发生，不时成为头条新闻。此类案件一般（但不限于）发生在私人经营的"医院"[原文如此]中，这些"医院"是为有严重学习障碍和精神健康需求的成年人（包括有孤独症的成年人）服务的。几年前，英国的一个电视节目曾点名批评过一家这样的医疗机构，但我注意到，它并没有倒闭[注3]。

诸如此类的案例使人们更加呼吁以社区为基础的辅助生活服务来取代针对学习障碍者的机构服务。然而，如果我们认为照顾那些少数具有严重学习障碍的孤独症患者是一件很简单的事情，这可能会显得有些不切实际。这些患者有时会表现出挑战性行为，甚至可能涉及暴力，这使得照护工作复杂且困难。使用经批准的安全约束方法，尤其是通过干预来减少此类行为的发生，是可以做到的。然而，这需要高水平的训练有素的工作人员，当然，这也是要付出代价的。

最后，有些孤独症个体可能不愿意离开家，这使得在尊重成年人自主权与以负责任的他人同意的符合该成年人最佳利益的方式行事之间找到平衡变得尤为困难。对父母来说，尤其是对母亲来说，在几十年的照顾之后可能与孩子已经建立了一种独特的亲密关系，与受抚养子女分离可能是件困难和痛苦的事。对个人和父母双方来说，敏感地处理好过渡时期的问题，可能是决定离家能否获得长期积极体验的关键（关于过渡时期一般支持的讨论，见 Smart，2004）。

注 3：远非如此。那家特定的公司，现在是一家美国"医疗保健"公司的子公司，截至撰写本文时，在
　　　英国经营着 100 多家这样的"医院"。网上显示该子公司的营业利润在 2017 年为 40 000 000 英镑。

四、获取服务和权利

本章前几节从孤独症儿童或成人的居住地——"家"在哪里以及谁在那里照顾他们的意义方面讨论了照护问题。在本节中，首先考虑的是孤独症患者获得服务和机会的问题，这些服务和机会也是根据包容原则确定的。最后评估了包括孤独症患者在内的残疾人在多大程度上享有包容原则所确定的人权。

（一）服务和机会

1. 医疗保健

与大多数人相比，孤独症患者更容易出现与健康相关的问题，包括过敏和消化紊乱、意外伤害或自残、焦虑和抑郁（见第 4 章）。即使在提供免费医疗服务的社区中，频繁就诊和住院也会给家庭和孤独症成年人带来费用问题。另外，与孤独症相关的特征可能会在获得适当的医疗保健服务方面造成额外的时间和费用问题。例如，为沟通能力差的人进行牙科治疗可能需要前往专门的诊所或牙科医院，而不是使用当地的服务。此外，许多医护人员缺乏对孤独症的最新知识的了解，可能导致对症状的不恰当解释和不恰当的治疗建议。

因此应强调对基层医疗工作者进行培训的必要性。在英国，皇家护理学院、英国心理学会和皇家全科医师学院等机构现在都提供培训（参见他们的"孤独症工具包"指南）。英国国家医疗服务体系（NHS）制定了自己的"孤独症培训框架"，概述了从普通服务机构到专业孤独症服务机构的医务人员所需的知识和技能。美国为初级保健工作者开发了一套基于技术的培训教材——"社区卫生服务能力拓展"（ECHO）（Mazurek，Brown 等，2017），并对其有效性进行了评估（Mazurek，Parker 等，2020）。

2. 教育

ASD 儿童与其他儿童一样，享有受教育的权利。然而，对患有孤独症的儿童来说，教育的意义在于为儿童提供获取知识和技能的机会（一般理解的教育目标），而提供干预措施的目的在于为患有孤独症的儿童提供他们因疾病而独特缺乏的技能和策略，并改变与孤独症相关的不适应行为，两者之间没有明确的界限。因此，孤独症儿童的教育需求是"特殊的"或"例外的"，即使是高功能的儿童或参已经进入大学的年轻成年人也是如此。

为满足儿童和青少年的教育需求而采取的适当措施至少应包括以下内容：

- 经改造的环境和设备（如小教室 / 个性化工作站、安全和有特殊设备的操场、感官室、额外的电脑）。
- 修改的课程和个性化教学计划。
- 修改的教学方法（参考第 12 章中关于教育方法的内容）。
- 为教学人员提供专业培训。
- 家长或主要工作人员的参与，以确保家庭和学校、游戏小组或大学之间的教育和干预方法的连续性和一致性。

关于如何以及在何处以符合包容原则的方式最好地满足孤独症儿童的需求，这是一个充满争议的问题，其讨论的广度和深度超出了本书的范畴（Jordan 在 2008 年对此有更深入的介绍）。然而，重要的是要记住"不搞一刀切"的原则。每个孤独症患者都有其独特的、不断变化的教育和干预需求；每个家庭对于自己孩子的教育、干预以及期望都有不同的需求和看法；不同的教育机构，如游戏小组、托儿所、主流学校、特殊学校、学院或大学，在接纳孤独症儿童或学生加入其社区的意愿和能力上也各不相同，因此，对于孤独症儿童的教育地点和方式的决定必须根据具体情况来定，并且往往受到资源可用性的限制。正如前文所述，为子女争取适当的教育对家长来说常常是一项艰巨且令人沮丧的任务。然而，如果能够提供多样化的教育形式以满足孤独症儿童的需求，家长的满意度将会显著提高（爱尔兰教育和科学部，2006）。

许多患有孤独症的成年人仍然可以从教育中受益，因为教育可以帮助他们克服与孤独症有关的刻板行为及相关问题，或提高日常生活或职业技能（如上文方框 13.6 所述）。参加大学课程或夜校课程可以为能力较强的孤独症成年人提供他们能够应付的有组织的社交活动，同时还能提供实际的益处。

3. 就业

第 5 章"ASD 患者的一生展望"一节介绍了孤独症患者可能获得的就业或有意义职业的实例。这里所说的"有意义的职业"（相对于就业而言）是指无偿或名义上有偿的工作，例如在居住环境中从事的家务劳动；或在自愿的基础上或在庇护工场或日托设施中从事的工作。本节主要探讨孤独症患者获得有偿就业的能力，根据包容原则，他们有权期待获得有偿就业。

在孤独症患者群体中，无论能力高低，实现并维持有偿就业均面临挑战。对于那些能力较弱或存在行为障碍的个体，"南希"的案例（见方框 5.3）展示了辅助就业的可能性，以及如何通过特定的方法和环境，帮助他们适应并保持就业状态。Hume 和 Odom 在 2007 年的研究中进一步阐释了环境改造和任务支持的重要性，这些策略使得能力较弱的孤独症患者能够在一个充满同情心的环境中参与有偿工作。他们采用了 TEACCH 原则，通过设计工作环境和提供可视化时间表，帮助一位名叫马克的年轻人在无需外部提示的情况下，坚持并独立完成工作任务。

尽管"南希"和"马克"的例子给人带来了希望，但也说明了能力较弱的人在就业方面所面临的困难，至少，这需要富有同情心的雇主和同事、大量艰苦的准备、培训以及持续的支持（Hendricks，2010；Hedley 和 Uljarević 等，2017）。

能力较强的阿斯伯格综合征患者在就业和维持就业方面面临着一系列不同的问题。阿斯伯格综合征患者在接受采访时讲述了他们的就业经历（Hurlburt 和 Chalmers，2004），其中有一些生动地说明了这些问题。例如，一名女士提到：

我有政治学学士学位，只是想找一份薪水和福利都不错的体面工作。我打扫过猫笼、做过清洁工（很无聊、很无聊、很无聊）、做过办公室工作……[做过]电话推销员（我讨厌这份工作，但我学会了如何公开演讲！），还在一家集体之家上过早班。（赫尔伯特和查默斯，2004：218）

一些孤独症患者将他们在职场上的不稳定和频繁变动归咎于他们难以适应社会环境。例如，一位女士提到，她发现自己难以融入工作环境，而另一位女士则感受到同事对她的排斥和疏远。还有一位年轻男性因为无法应对工作中的人际和环境变化而感到焦虑，最终失去了工作，这与文中方框 4.5 节提到的"A 先生"的案例颇为相似。

尽管面临这些挑战，但研究显示，为高功能孤独症患者设计的辅助就业计划不仅能够取得成功，还能在经济上为个人和社会节约支出（Mavranezouli, Megnin-Viggars 等，2013）。英国政府最近对福利体系进行了改革，鼓励包括残疾人在内的更广泛群体参与就业。根据 2014 年和 2018 年的"孤独症思考战略"，地方政府有责任支持孤独症患者的就业。方框 13.7 详细介绍了一个地方政府与慈善机构合作，共同应对孤独症患者就业问题的具体措施。

方框 13.7　支持孤独症成人持续就业的良好实践范例

孤独症技能发展与就业支持（ASDES）是一家威尔士的慈善机构，其宗旨是为孤独症患者及具有其他隐性障碍的人士提供专业的就业支持。ASDES 通过组织社交聚会和小组活动，致力于提升参与者的沟通和社交技能，同时鼓励他们积极参与社区生活，增强其社会融入度。

ASDES 的就业指导团队与家庭医生紧密协作，提供一系列量身定制的服务，包括能力评估、技能培训、家庭小组会议和持续的职业支持。这些服务旨在帮助个体找到与其能力和需求相匹配的工作岗位。就业指导人员的工作至关重要，涵盖以下方面：

1. 与残障人士合作：
- 建立信任关系，识别他们在工作技能方面的优势和提升空间。
- 深入了解他们的隐性障碍及其对个人生活的影响，探索在工作场所满足其特殊需求的方法。
- 提供专业培训和持续支持，以增强残障人士的专业能力。
- 确保他们拥有符合工作目标的、最新的简历和求职信，并进行模拟面试以提升面试技巧。

2. 与潜在雇主建立联系:

- 积极寻找并匹配合适的工作机会。
- 主动接触潜在雇主,安排面试并进行工作场所的详细分析,以确保个人与岗位的匹配度。
- 确定并协商工作场所的合理调整措施,以适应个人的特定需求。
- 在面试过程中为残障人士提供支持,代表他们表达观点。
- 与雇主合作开展教育活动,提高员工对孤独症和隐性障碍的认识。
- 在残障人士开始新工作时提供陪同支持,确保他们能够顺利适应新环境。
- 提供持续的后续服务,包括讨论职业发展相关的问题和挑战。
- ASDES 的这些努力不仅帮助孤独症患者和具有隐性障碍的人士实现了就业梦想,也为社会的整体包容性和多样性做出了积极贡献。

感谢 ASDES 主席允许将此信息纳入其中。

4. 经济援助

养育孤独症谱系障碍(ASD)儿童的家庭常常承受着沉重的经济负担。根据 Sharpe 和 Baker(2007)的研究,以及 Parish 和 Thomas 等(2015)的报告,这些家庭在寻求可能有权获得的各种经济援助时,不得不面对一系列繁琐且复杂的程序。这些程序包括搜寻难以获取的信息、理解复杂的资格条件、填写冗长的表格,以及参与可能侵犯隐私的评估过程。

在美国,成年孤独症患者的经济援助申请过程尤其显得分散和复杂。2011 年,一位孤独症成年人的父亲 Peter Emch 在描述这一过程时指出:

公共支持由不同的计划组成,这些计划有时由联邦政府立法,有时由州政府立法,但很少得到有效协调,导致整个系统混乱不堪。根本没有一个统一的"美国孤独症计划"(autismafter16 网站)来整合这些分散的资源。

此外,根据 Parish 和 Thomas 等(2015)的研究,私人医疗保险在覆盖孤独症相关的医疗费用方面往往力不从心,很少(如果有的话)能够涵盖实际的财务支出。

面对这些困难和繁琐的程序,照顾孤独症儿童或抚养孤独症成人的家庭迫切需要帮助,以获得他们或他们受抚养的儿子或女儿有资格获得的经济福利。全国性和地方性的孤独症支持团体可能会提供帮助热线、信息包和日间课程,为这些家庭提供宝贵的建议和支持。一些志愿组织也提供免费的**倡议**服务。然而,如果申请进入上诉阶段,则可能需要付费专业人员的建议和帮助，这无疑也会增加家庭的经济负担。

5. 专业援助

在孤独症儿童家庭的面临诸多挑战中，法律和财务问题尤为突出。无论是在福利申请的上诉过程中，还是在教育或替代安置的争议中，寻求律师、医生或会计师等专业人士的咨询和辩护变得至关重要（Mayerson，2014）。父母在制定遗嘱时，尤其需要法律和财务方面的专业指导，这在子女需要特殊照顾的情况下更为明显。为了保障受抚养子女的长期福祉，通常需要设立信托基金来管理资金。尽管市面上存在各种援助热线和网站，它们提供有关抚养残疾儿童家庭问题的信息和建议，但要制定一份具有法律约束力的遗嘱，以及建立一个结构严谨、财务管理得当的信托基金，仍然需要专业律师和会计师的参与和协助。幸运的是，一些律师事务所专门致力于帮助有残疾子女的家庭，他们在相关出版物和网站上提供了详细的联系方式。这些专业服务不仅能够为家庭提供法律咨询，还能在财务规划方面提供必要的支持，确保家庭的法律和财务需求得到妥善处理。

（二）人权

根据本章开头列出的包容原则，所有人在护理和日常生活方面都有自决权，以及在与他人平等的条件下受到重视和尊重的权利。这些理想可以在多大程度上得以实现呢？如果没有实现，为什么会出现这种情况？

1. 自决权

在发达国家，替代照护监管机构和许可检查系统普遍承认了替代照护中的人权。这些机构根据其使命宣言，通常都致力于尊重和保障这一基本人权。然而，实际执行中是否真正实现了这一崇高目标，却并不总是容易判断。媒体不时揭露的劣质或虐待性护理事件，暴露了监管体系在某些情况下可能存在的不足。对于那些无法理解为何要违背自己意愿做出决定的个体，他们面临的实际困难尤为显著。以我自幼相识的一位女士为例，她名叫"莉莉"，并不是孤独症患者，而是患有大脑性麻痹和轻度至中度学习障碍。她的故事（详见方框 13.8）生动地展示了这些困难，以及在替代照护中维护人权的重要性。

方框 13.8 莉莉——她所面临的实施自决权的实际困难

自 20 多岁起，莉莉便在一家专为肢体残疾人设立的集体之家找到了她的归属感，她对那里的生活感到十分满意。她亲切地将那里的工作人员和同住者称作"家人"。社区的居民和上班族都对她十分熟悉，并且非常喜欢她，常邀请她一同购物、到当地的咖啡馆喝咖啡，或参加专为残疾人设计的游泳课程。然而，随着时间的流逝，运营这家集体之家的慈善机构，出于提升居住者生活质量的良好初衷，决定根据辅助生活的理念，将所有入住者转移到他们自己的公寓或邻近城镇的住宿设施中。这背后的一个支持论点是，辅助生活安排为成年人提供了比集体居住更大的自主权和

个性化的生活选择。但对莉莉而言，这一变化却让她感到焦虑和不安。在她看来，这不仅是迫使她离开她深爱的家人和朋友，更是一次毫无意义且令人心痛的离别。她不愿独自生活，也不想只与一个人共处，更不愿意承担起照顾自己基本需求的重担。经过莉莉家人和朋友的不懈努力，她的愿望最终得到了部分实现。莉莉搬迁到了另一家慈善机构运营的集体之家，在那里，她正逐步构建起新的"家庭"和友谊网络。

感谢莉莉和她的母亲允许我在此发表文章。

虽然监管和检查机制通常覆盖了广泛的照护环境，但它们往往不触及那些生活在家庭中的儿童或受抚养成年人的日常。在这种情况下，父母和其他家庭成员承担着重要的责任，需要审慎地评估并采取行动，以尊重和支持他们的未成年子女或成年子女的自主决定权。通常，只有在出现虐待或忽视等极端情况时，才会引起有关当局的注意，从而触发干预措施，以改善和提升这些个体的生活质量。

2. 与他人平等受到重视和尊重的权利

残疾人与所有社会成员一样，拥有不可剥夺的被尊重和重视的权利。为了实现这一权利，我们必须共同努力，打破无知和偏见的障碍。无论残疾是身体上的还是行为上的，只要它使个体在社会中显得与众不同，都应得到平等的尊重。政府通过立法，为那些被标签化为"与众不同"的人提供包容和非歧视的服务，这种服务的提供不受个人残疾、肤色、年龄或宗教信仰的限制。然而，政府无法完全控制公众的态度和反应，这需要我们社会的每一个成员共同努力。

即便在自诩为"开明"的社会中，孤独症谱系障碍（ASD）儿童的家庭也经常面临挑战。家长们反映，在主流学校、超市、餐馆、图书馆、游泳池以及其他公共场所，他们的孩子常常遭受来自其他家长、工作人员和顾客的不友好或伤害性对待。在主流学校就读的高功能孤独症儿童几乎普遍成为欺凌的目标，而功能较低的成年人在工作场所、酒吧或俱乐部也可能遭受嘲笑。即使是像乘坐公共交通工具这样日常的活动，对于孤独症患者及其家庭来说，也可能充满困难和不愉快，有时还会遭遇其他乘客的敌意或侮辱性的评论。

这种现象的出现，其根源可能与我们的本能紧密相关。群居生活是人类进化历程中的关键部分，我们的天性驱使我们在群体生活中识别并区分成员与非成员。通常，对于被标签化为"异类"的外部群体，我们的态度可能带有敌意，或者至少是排斥的。人类在多个层面上倾向于以"我们"与"他们"来划分世界，这种二元对立的思维方式是所有残疾人权利团体所反对的。

了解孤独症谱系人群的个性是消除无知和恐惧的有效途径，这也是"正确认识孤独症"这一理念在关于孤独症患者福祉的战略文件中被频繁强调的原因之一。在小说和媒体中，高功能孤独症患者常被描绘成有些古怪但极具天才的形象，这有助于他们获得认可和尊重。

然而，过度宣传孤独症谱系中表现出色的个体，可能会无意中使那些症状较轻的孤独症患者更难获得尊重和重视。

残疾人经常被歧视和得不到尊重的另一个原因是，有关正常化原则和包容思想的历史很短。在人们的记忆中，患有脑瘫或唐氏综合征等疾病的婴儿的父母通常会被建议"把他送进另一个家庭"。在这些"家庭"里，有学习障碍的儿童，还包括患有孤独症的儿童，当他们的困难变得明显时，也会被安置在那里。虽然他们的基本照护需求得到了满足，但只有那些由最开明的志愿组织开办的机构才会意识到他们需要干预、教育或职业，更不用说任何法律或道德上的自决权和被尊重权了。

适用于残疾人的"同等价值同等权利"的理想也很脆弱，因为只有在没有生存压力的社会中才有可能付诸行动。当生存压力因战争、饥荒、流行病或金融萧条而增大时，任何类型的残疾人（包括年老体弱者）的需求和权利往往被忽视或忽略。

鉴于偏见和歧视的根深蒂固，以及包容思想的相对滞后和脆弱，即使在富裕的发达国家，这些理想也没有完全实现，这并不奇怪。然而，在我的一生中，我见证了在实现这些理想方面取得的巨大进步。虽然还有一段路要走，但我们不应悲观，而应保持乐观和积极的态度，继续推动社会的进步和包容。

五、小结

包容原则建立了一套标准，旨在明确残疾人的照护需求与权利，并评估这些需求和权利得到满足的程度。这些需求包括基本的生活要素，如食物、住所和安全保护；情感与社会支持；以及促进身体、心理和社会交往全面发展的机会；而权利则涵盖了医疗保健、教育服务的获取，以及自决权和受到尊重与重视的权利。

家庭往往是孤独症患者照护的主要提供者。然而，照顾孤独症儿童或成年人是一项要求高、压力大的任务，它需要投入大量的时间、精力和财力，有时甚至会牺牲正常的家庭生活，影响家庭内部的和谐。因此，为家庭提供照护支持至关重要。在孩子确诊后，家长迫切需要获得信息、情感支持和实用建议。随后，他们需要的是能够促进整个家庭正常运转的支持，包括临时照护、家长咨询和对兄弟姐妹的支持。当孩子结束全日制教育后，孤独症成年人的父母可能需要承担更多的照护责任，此时，为孤独症成年人提供工作机会、日托服务和临时照护显得尤为重要。在孩子的一生中，家长需要持续的建议和实际帮助，以规划孩子的未来，并确保他们能够获得所需的资源和服务。

有时，基于多种原因，儿童可能需要接受"家庭外"或"替代"照护。这可能是因为儿童有特殊需求，家庭无法满足；或者家庭因健康原因无法提供适当的照护；或者当地缺乏合适的教育机构。替代照护的形式多样，从寄养家庭到学期或全年寄宿照护和教育。替代照护的优劣取决于多种因素，包括照护的原因和替代照护的质量。无论如何，替代照护服务往往成本高昂，且可能削弱家庭与孤独症儿童或成人之间的联系。

　　有些高功能的孤独症成年人可能可以完全独立生活，但更常见的是，他们需要一定程度的支持以确保个人需求得到满足。这包括为那些主要独立生活的人提供"照护"，以及为生活在团体之家或个性化住宿环境中的人提供密集的实际、情感／社会和职业支持。

　　许多孤独症患者终生需要外部机构提供的服务和机会，但他们可能因多种原因难以获得适当的服务，例如，由于专业人员培训不足，可能无法获得适当的医疗服务。为孤独症儿童提供适当的教育可能需要对标准环境、课程、设备和教学方法进行调整，也需要对专业人员进行培训。为孤独症成年人寻找和维持工作可能需要辅助人员投入大量的时间和精力。获得急需的经济福利和建议也往往是困难和令人沮丧的。然而，最近的立法强调了政府机构满足孤独症患者需求的责任。此外，孤独症支持网络提供援助热线、书面建议和宣传培训，旨在帮助个人和照护者获得他们应得的服务。

　　确保自决权以及受到重视和尊重的权利更具挑战性。社会对那些因肤色、宗教或残疾而被视为"与众不同"的人所持的根深蒂固的态度，阻碍了这些权利的实现。然而，我们正在逐步打破对孤独症患者的无知和偏见，并且已取得了积极的进展。

附录 思考题

第一部分 孤独症的定义

第 1 章 历史背景

1. 从以下神经发育障碍中选择三种，概述在 1950–1980 年之间（大约）这些神经发育障碍在描述、定义和理解方面取得的进展：唐氏综合征、失读症、注意缺陷多动障碍、脆性 X 综合征、特殊语言障碍/发育性失语症。

2. 从"克雷克九个诊断要点"中的每一项出发，根据本身的相关内容和/或其他资料，撰写与克雷克确定的九个特征中的每一个特征相关的现有知识概述。

3. 为什么贝特尔海姆（Bettelheim）和马勒（Mahler）等基于精神分析的孤独症解释在二十世纪五六十年代会受到重视？为什么精神分析/心理治疗方法对孤独症的解释（例如，见 Tustin, 1981/1995, 1991）可以在治疗孤独症儿童和成人以及支持他们的家庭方面继续发挥作用？

4. 通过对 1960 年至 1980 年间出版的同行评审文献进行电子检索，确定并讨论这一时期该领域的一些主要关注主题，其中部分或全部主题是否仍在受到关注？

第 2 章 目前的概念和定义

1. 与亚型概念相比，ASD 的谱系概念有何利弊？对于这两种概念的利弊，受影响的患者自身及其家人的观点，与学者/研究人员的观点，或管理者或实践者的观点相比，为何会有所不同？

2. 通俗小说，包括电视和舞台剧、小说和连环画，经常会出现明示或暗示患有孤独症的人。使用一种或多种此类虚构表述的例子，说明这些表述在哪些方面是准确的，在哪些方面可能具有误导性。

3. 在 DSM–5 标准中，对 ASD 的诊断标准新增了两种"诊断条目"。这些诊断条目是什么，你打算如何使用？您认为它们是有益的补充吗？如果是，对谁有用，为什么？

4. 与 SCD 儿童相比，ASD 儿童的交流行为和其他行为在哪些方面存在重叠，在哪些方面存在差异？举例说明可能有助于做出鉴别诊断的实际行为。

5. (a) 曼迪、达米安和阿奇（文中有描述）在哪些方面符合 DSM-5 中对 SEC 障碍和 RRB 的详细描述（见方框 2.1）？ DSM-5 中的描述是否适用于这些人？ (b) 根据您自己的知识或经验，写出一个或多个进一步的"缩略图"，说明所描述的他们每个人在哪些方面符合 DSM-5 标准。

第 3 章　孤独症的共同特征

1. （a）观看约 12 个月以下、处于放松但清醒状态的正常发育期婴儿与其亲密照料者之间的二元互动实况和 / 或录像。根据您的观察，说明 Trevarthen 和 Aitken（2001）和 / 或 Sigman、 Dijamco 等（2004）所描述的婴儿二元社会互动的特点。（b）例如，在酒吧或餐馆进行一些"人际关系观察"。成人夫妇之间的互动与婴儿和亲密照护者之间的互动在哪些方面相似和 / 或不同？

2. 阅读关于孤独症患者的第一手资料（如 Temple Grandin 和 Donna Williams 等的相关资料）。关于这些人的感官体验，也许是他们生命中几年的感官体验，这些描述告诉了你什么？ 这些个人报告说他们使用了什么策略来处理自己的特殊经历？ 他们是否从非同寻常的经历中受益？

3. 使用方框 3.2 中提供的概念和定义，比较和对比与孤独症有关的行为特征心理学术语（这项作业需要查阅本章参考文献以外的文献）。

4. 以研究结果为基础，说明 ASD 患者的其他"共同特征"：想象力和创造力、能力之岛、运动技能、自我意识。

5. 描述为什么上述四种"共同特征"适用于或不适用于你所熟悉的某个 ASD 患者。

第 4 章　孤独症谱系障碍的多样性及其原因

1. (a) 人们常常对智力测验不屑一顾地说："它们只测试它们想测试的东西。"请与一位同学 / 朋友合作，用韦氏成人智力量表（WAIS 任何版本）相互测试。 (b) 从"视觉空间子测验"开始，归纳出每个子测验涉及哪些能力。请写出你的结论，并讨论"WAIS 所测试的能力"与学校考试所反映的学业成绩的相关性 / 不相关性。

2. 从功能、手段等方面比较和对比沟通与语言之间的关系。在你看来，社会交往 – 沟通障碍但语言功能完好的患者和语言障碍但社会交往 – 沟通功能完好障碍的患者哪一个更严重？请说明你的观点。

3. 有什么证据表明 ASD 患者中免疫系统紊乱或胃肠功能紊乱的患病率会升高？请对证据进行批判性评估。

4. 什么是"挑战行为"？根据事实或研究文献中的描述，或根据你自己的经验，举例说明可能与孤独症有关的各种挑战行为。

第 5 章　ASD 流行病学和患者的一生展望：基于事实与数据

1. 在富裕的家庭中，孤独症是否更"流行"？或者说，关于社会经济地位中等或较高家庭的孩子孤独症发病率上升的报告是否可以用其他方式来解释？回顾这些证据。

2. 对于女性 ASD 诊断不足的说法，有哪些证据和论据？如果不是因为诊断不足，那么如何解释男性和女性在整个谱系中的性别分布？

3. 在大多数低收入 / 中等收入国家，对孤独症这一相对常见疾病的认识正在提高。请写一篇关于一个或多个低收入 / 中等收入国家对孤独症的认识、诊断服务以及随后对孤独症患者的支持和提供情况。

4. 随着时间的推移，孤独症患者的 SEC 障碍和 RRB 会发生哪些变化？指出并讨论可能影响您所指出的变化的因素，并引用相关证据。

5. 为什么 ASD 患者的预期寿命比普通人短？怎样才能延长他们的预期寿命？

第 2 部分　孤独症的发病原因

第 6 章　解释孤独症的框架

1. 图 6.2a 和 6.2b 举例说明了"多对一"和"一对多"与 ASD 相关行为的因果联系。请进一步举例说明这些描述可能适用于 ASD 的因果联系。

2. 直到最近，人们还普遍认为孤独症的三种神经心理学解释——读心能力受损、中央统合能力较差和执行功能障碍——能够解释与孤独症有关的行为。利用本书第 9 章中的材料和参考文献，讨论每种理论的现状。

3. 用你自己的话举例说明，在讨论医疗、心理健康或神经发育状况的原因时，下列术语的含义：必要性、充分性、充分必要性、首要性、特殊性、普遍性。

4. 同行评议的文献通常被推荐作为有关 ASD 可能病因的信息来源。但是，同行评审可能会阻碍新理论的传播。查阅《Medical Hypotheses》杂志的编辑方针和近期刊物，选择一篇您感兴趣的论文并概述提出的假设、证据和论点。该假说值得研究吗？说明你对这一问题的回答。

5. 确定并了解各种表现形式的孤独症的病因可能包括哪些有用的来源：（a）ASD 个人；（b）ASD 父母和家庭；（c）直接与孤独症患者打交道的从业人员、教育工作者和其他人员；（d）其他领域的专家，如遗传学、药理学、毒理学专家；以及（e）整个社会。

第 7 章 根本原因

1. 关于 (a) 基因和 (b) 环境因素在 ASD 病因学中的作用，双胞胎和家族研究告诉了我们什么？

2. 获得语言的能力是由基因决定的（在童年时期有适当的语言经验）。哪些特定基因可能与 ASD 的（a）特殊语言障碍和（b）语言障碍的病因有关？

3. 综合征型孤独症的病例对我们了解 ASD 的病因有什么启示？详细参考至少两种可能与 ASD 相关的综合征的基因变异，说明你的论点。

4. 你认识的一对夫妇正在计划要一个孩子。两个家庭的成员都有一些明显的孤独症行为特征，这对夫妇对自己是否有可能生下一个患有孤独症的孩子感到焦虑。（如果问起）关于他们在怀孕前、怀孕期间和怀孕之后的生活方式方面采取的预防措施，你将提供哪些建议？

5. 为什么老生常谈的"先天与后天"/"基因与环境"之争在孤独症案例中站不住脚？为什么认为孤独症完全是遗传造成的，或者认为孤独症完全是环境造成的，这两种理论都会对个人和家庭造成伤害？

第 8 章 大脑的结构基础

1. 动物模型被广泛用于研究 ASD 的病因。请描述动物模型在加深我们对 ASD 病因学或神经生物学的理解方面的作用。

2. 有关 ASD 患者大脑发育、结构和功能的知识在哪些方面促进了第 12 章所述某些治疗方法的发展？

3. 尽管 ASD 患者都存在刻板和重复行为，但他们很少滥用药物和其他大多数形式的成瘾物。对 ASD 患者大脑神经化学的了解如何帮助解释这一明显的矛盾呢？

4. 有什么证据表明 ASD 患者以下两个脑区的结构和功能存在异常：前额叶皮层、边缘系统、胼胝体、小脑？

第 9 章 孤独症的心理学理论 1：诊断学行为

1. 阅读 Frith 关于人类心智正常发展和孤独症患者心智异常发展的论述（Frith, U. Scripta Varia 121，梵蒂冈城，2013）。总结心智层级中每一层的正常发展情况。Frith 认为，任何层级的发展在多大程度上都是与生俱来的？较高层级的发展在多大程度上建立在较低层级的基础之上？

2. 您如何理解"感官舒缓"和"感官寻求"这两个术语？这些术语的基本概念对于在孤独症患者的感知觉异常和 RRB 之间建立联系有何帮助？这些联系对治疗重复刻板行为（RSMs）有什么影响？

3. 第 9 章多次提到"整合受损"可能是诊断为 ASD 行为的促成原因。请指出并评论这些可能的因果联系，以及您在孤独症文献中了解到的任何其他因果联系。为什么说神经心理学层面的整合能力受损可能源自与 ASD 相关的大脑异常？

4. 面部情绪表达是非语言沟通的核心组成部分。关于孤独症患者（a）解读他人面部情绪表达的能力，以及（b）自己使用适当面部表情的能力，你了解多少？

5. 观看并聆听一个或多个 ASD 患者与非孤独症患者之间的对话录像。分析对话在哪些地方存在不正常或不寻常。如果你对语用学有技术上的了解，请利用你的知识来扩展你的答案。

第 10 章 孤独症心理学理论 2：其他共同特征和主要说明

1. 确定并讨论 RRB 与孤独症患者想象力和创造力的一些高峰和低谷之间的关系。

2. 确定如何利用各种谱系的孤独症患者所保留的或相对保留的能力——无论是与生俱来的和无意识的，还是在他人的帮助下通过学习获得的。请举例说明。

3. 如果你要为一名患有中高功能孤独症的超重青少年制定运动计划，你可能会期望他坚持哪些形式的运动？为什么？您所制定的运动计划与为同龄超重的非孤独症男孩制定的运动方式有何不同？（假定这两种情况下都有成人的帮助）。

4. 导致非孤独症患者学习障碍的根本原因可能是什么？（a）与孤独症学习障碍的根本原因重叠，（b）与孤独症学习障碍的根本原因不同？请参考研究报告来支持你的论点。

5. （a）SEC 障碍和 (b) 患有 ASD 的婴幼儿的感官异常是如何导致言语 / 语言发育迟缓和语言习得异常的？批判性地评价（c）存在 DLI 共病作为导致各谱系持续性语言障碍的原因的证据。

第 3 部分 实践部分

第 11 章 评估、诊断和筛查

1. 在以下专业中，选择两个可以用于描述评估 ASD 患者的方法和程序：作业疗法、教育心理学、儿科学、社会心理学、物理治疗、临床心理学，你所描述的评估方法有何相关性？是否有用？

2. 想象一下，你是一个高级辩论协会的成员，你将提出"本协会认为对孤独症病例的诊断既可取又必要"的倡议。请撰写你的演讲稿，然后写一篇反对该倡议的演讲稿，对自己作为倡议提出者所提出的观点做出回应。或者，与其他人合作分别提出 / 反对倡议。

3. 比较并对比 ADI-R（方框 11.4）和 DISCO（方框 11.5）所获得的信息。这两种备受推崇的诊断性访谈方法各自的优缺点是什么？

4. 美国儿科学会（American Academy of Pediatrics）和美国预防服务工作组（US Preventitive Services Task Force）之间一直在争论对婴儿和学龄前儿童进行 ASD 普遍筛查（1 级）的利弊。请以学术出版物和网站为资料来源，就这一争论的正反两方面写一篇文章。

5. 约翰是一名患有中等功能孤独症的 8 岁儿童，在一个学期中，校医、与他一起工作的特需教师、学校的言语和语言治疗师以及一名调查孤独症人群工作记忆的研究人员都对他进行了评估。这些专业人员应该了解约翰的哪些情况，为什么？这些专业人员是否可以从彼此的评估中学习？

第 12 章　干预措施

1. ①孤独症患者没有必要接受治疗，他们只是与众不同而已。②如果接受治疗，治疗的目的是让患者"更正常"。③如果接受治疗，目的是让他们"更快乐"。论证这三种干预方法的利弊，并得出结论。

2. 人们普遍认为，至少在某些情况下，某些类型的早期非物理干预至少可以对某些与孤独症有关的行为产生积极影响。目前提供的许多方案有哪些共同特点？有哪些不同之处？

3. 解释为什么以及如何恰当地使用以下每种方法来治疗 ASD 患者：认知行为疗法、家庭治疗、精神药物治疗、心理治疗，请用真实或想象的病例说明您的答案。

4. 目前还没有药物可以有效治疗诊断为 ASD 的行为异常。为什么会出现这种情况？

5. 在宣称可以治愈和治疗 ASD 的历史上，不乏不靠谱的例子。不幸的是，这种情况仍在继续，许多治疗方法的疗效都未经证实。选择任何一种"基于边缘证据"或"无证据支持"的心理社会 / 行为治疗方法，利用方框 12.2 中概述的方法要点，设计一项严密的疗效研究。

第 13 章　孤独症的照护

1. 比较和对比你所在国家和另外一个国家有关为 ASD 患者提供服务的法律（包括有关残疾人的一般立法），通过互联网获取信息。

2. 如果你统治了世界，你会为不同年龄段和不同谱系的 ASD 患者提供哪些教育？如果可能，请与另一位学生核对您的答案，并讨论你们在这个问题上的任何分歧。

3. 对于功能极低和 / 或有严重行为障碍的孤独症谱系障碍者，如何在理想的包容与满足每个人的特殊护理需求的现实之间取得平衡？

4. 描述高收入国家的家庭支持团体（无论是邻里层面还是大型专业组织形式）在满足孤独症患者及其家庭需求方面的作用。

5. 根据你的亲身经历或阅读材料，描述 ASD 患者或其家人需要聘用以下四种专业人员的真实案例：专业律师（涉及刑事案件、雇佣纠纷、遗嘱、信托等）、财务顾问、会计师、保险顾问、经过专业培训的宣传员（如申请福利人员）、其他。

术语表

术语表中包含的术语是指在正文中首次以黑体字表示的术语，以及方框中的一些术语。
按中文拼音首字母排序。

A

阿斯伯格障碍（Asperger disorder）：与阿斯伯格综合征同义，但较少使用，尽管在
DSM–IV 和 ICD–10 中更受青睐。

阿斯伯格综合征（Asperger syndrome，AS）：孤独症谱系障碍的一种，特征是社交、
情绪和沟通互动受损，行为受限且重复、缺乏创造力，常发生在语言发展和智力能力正常
的人群中。与 DSM–IV 和 ICD–10 中定义的阿斯伯格障碍同义。

安慰剂（Placebo）：一种不具药用特性的物质，在药物或饮食疗法的疗效研究中作
为对照条件给药。医生有时也会为了心理上的益处给抱怨无法检测到器质性病因的人使用，
或者在药物治疗可能无效或不适合的情况下使用。

B

拔毛癖（Trichotillomania）：强迫性拔自己的毛发。

包容（Inclusion）：在此处使用时，该术语指每个人都有权被视为其社会中有价值的
成员，而不因差异而受到歧视。

本体感觉（Proprioception）：用于指涉及提供有关自身身体 / 身体部位的位置、方位、
方向和运动信息的所有感觉系统的通用术语。

苯丙酮尿症（Phenylketonuria，PKU）：一种遗传性蛋白质代谢障碍，如果不治疗，
会阻碍大脑发育并导致学习障碍。另见方框 7.1。

必要原因（Necessary cause）：任何因果因素，如果没有一个特定的影响就不会
发生。

边缘系统（Limbic system）：大脑内部一组进化较老的结构，包括杏仁核和海马；

对情感、动机和陈述性记忆非常重要。

标准化（Standardised）：（如"标准化测验"。）一种正式测验（通常是某种心理能力的测试），它是在严格的条件下基于大量人群进行的，其结果经过统计分析，得出被研究人群的标准。测试结果也将被证明是可靠和有效的。

表观遗传学（Epigenetic）：与由外部因素而非 DNA 序列变化引起的基因表达变化有关。

表型（Phenotype）：个体中基因型与环境因素相互作用的结果，表现为个体的结构、功能和行为。有时用于指代某一特定个体群的特征性结果，例如孤独症表型、广义孤独症表型。

表征（Representation）：在哲学和一些关于心灵及其属性和功能的心理学理论中所使用的术语。这些理论设想心灵具有图像或"副本"，代表或暗示外部世界中的事物、体验到的感觉、抽象想法等。参见元表征。

病理特征（Pathognomic）：对某种特定疾病或心理健康状况的生理或行为"标志性"特征的描述。参见生物标志物。

病因学 / 病因（Etiology / etiological）：研究疾病或障碍的初始或第一原因（有时拼写为"aetiology"）。

补充和替代医学（Complementary and alternative medicines，CAMS）：一组广泛的治疗方法，无论是物理的还是非物理的，在某一特定文化中被认为没有经过验证的疗效或未被该特定文化认可的理论依据。与替代和辅助医疗同义。

不适应性行为（Maladaptive behaviour）：对个体的生存和福祉不适当且最终不利的行为，尽管它可能实现即时或短期目标。参见适应性行为。

不一致性（Discordance）：某一特征或状况仅出现在一对双胞胎中的一个成员身上。参见一致性。

C

常见变异（Common variants）：参见拷贝数多态性（CNPs）。

倡议（Advocacy）：由团体或个人进行的旨在倡导或争取残疾人合法权利的工作。形式可以是游说社会和法律的变革，或为特定个人的权利（例如残疾津贴或免受虐待的权利）提供案例支持。还包括向个人及其照顾者提供信息和建议，以及培训个人和团体进行自我倡导。

超读能力（Hyperlexia）：一种特定的发育状况，其中大声朗读的准确能力显著优于阅读理解能力。

超连接性（Hyper-connectivity）：神经元及其突起和 / 或其支撑的胶质细胞异常密集生长。

超算能力（Hypercalculia）：一种特定的发育状况，其中进行数学计算的能力显著优于一般学习能力和学校数学成绩。

陈述性记忆 / 学习（Declarative memory / learning）：有意识或"显性"形式的记忆 / 学习，包括语义和情节学习。参见方框 10.2。

程序化（Programmed）：基因决定在特定时间按特定顺序发生。在关于发育和行为的讨论中使用这种表达方式，是基于将大脑类比为计算机。与"硬连接"同义。

程序性记忆（Procedural memory）：参见方框 10.2。

持久性 / 持久性倾向（Perseveration / perseverative）：倾向于继续做某事或不适当地继续特定的思维方式，暗示这种坚持或重复是不适应性 / 病理性的。

持续性缄默症（Pervasive mutism）：一种理解不充分、研究较少的状况，即一个人至少可以理解某些语言，但无法产生任何自主和有意图的沟通输出形式。

充分原因（Sufficient cause）：任何因果因素，或一系列因果因素，如果存在，必然会导致特定的效果 / 失调 / 条件发生。

传染性共情（Contagious empathy）：参见方框 3.2。

创造力（Generativity）：从语言学借用的术语，指可以从有限的词语和语法规则中生成无限数量的不同句子。更广义上，"创造力"，在心理学中则为流畅性。

词汇语义学（Lexical semantics）：参见方框 4.2。

刺激行为（Stimming）：强迫性重复刻板的肢体动作、行为、声音或语言。被认为是对过度刺激、焦虑或其他负面情绪的一种保护性"阻断"反应。同样，刺激也可能是对刺激不足的一种自我刺激反应。

催产素（Oxytocin）：参见方框 8.1。

脆性 X 综合征（Fragile-X syndrome）：导致轻度到中度学习障碍的最常见遗传疾病，由 X 染色体异常引起，因此在男性和女性中表现不同。还可以出现一些生理和行为异常特征，其中一些类似孤独症中看到的行为。另见方框 7.1。

错误信念测试（False belief test/task）：任何测试理解他人可能相信某事是真实的，但实际上是错误的能力，并根据他人的错误信念预测其行为的测试。

D

大脑（Cerebrum）：整个大脑。

大脑半球（Cerebral hemispheres）：大脑的左右（两侧）半部。

大脑皮层（Cerebral cortex）：大脑半球最外层的灰质（神经细胞体及其连接）。

大头症畸形（Macrocephaly）：头部明显增大的状况。

单发家系（Simplex families）：发生孤立或偶发 ASD 病例的家庭。

单核苷酸多态性（Single-nucleotide polymorphisms，SNPs）：单个 DNA 基本组成部分（称为核苷酸）内的差异。SNPs（发音为"SNiPs"）通常出现在一个人的 DNA 中，是人类最常见的遗传变异类型。大多数 SNPs 对健康或发育没有影响。然而，有些可能与疾病有关。

单一性病症（Unitary disorder）：由单一病因或一系列密切相关的病因导致的失调或病症，其症状、病程、预后和对治疗的反应大致相同且可预测。

单因素理论/假设（Single factor theory / hypothesis）：提出所有与 ASD 相关的诊断行为均源自一个或另一个解释水平的单一因果因素的理论/假设。

低连接性（Hypo-connectivity）：神经元及其突起和/或其支撑的胶质细胞异常稀疏生长。

低先验（Hypo-priors）：定义不清或范围狭窄的原型或"先验"（如在佩利卡诺的知觉理论中）。

顶叶（Parietal lobe）：大脑的一个叶，位于额叶的后方，颞叶的上方，枕叶的前方（见图 8.1）。负责疼痛、压力和触觉的初级感觉区域，还涉及空间定位、语言发展和注意力。

读心能力（Mindreading）：与本书中使用的"心智化"同义。

对立违抗性障碍（Oppositional defiant disorder，ODD）：DSM-5 中定义为愤怒/易怒情绪、争论/反抗行为或报复的持续模式。

多巴胺（Dopamine）：参见方框 8.1。

多发家系（Multiplex families）：有一个以上的人患有 ASD 和/或近亲属属于广义孤独症表型的家庭。

多基因（Polygenic）：一种涉及多种基因的遗传模式，适用于连续变化的特征，例如身高、性别取向、智力。

多模式的（Amodal）：不限于某一种感官模式，对所有感官都通用。

多效性（Pleiotropic）：遗传学中用于指任何对多种不同表型结果有贡献的基因的术语。

E

额叶（Frontal lobe）：位于每个大脑半球前部的叶。见图 8.1。是大脑皮层最近进化的组成部分，涉及几种更高级别或人类独有的功能，包括语言和心智理论。

儿童崩解症（Childhood disintegrative disorder）：一种罕见的退行性疾病（有时称为海勒氏综合征），其临床特征与孤独症极为相似。然而，发病年龄晚于典型的孤独症发病年龄，通常在 3 ~ 5 岁之间，且在此之前有一段正常发育期。大多数病例涉及严重的技能丧失和持续较低的功能水平。

儿童孤独症（Childhood autism）：ICD-10 中使用的术语，对应于 DSM-IV 中的孤独症障碍。

儿童精神病（Childhood psychosis）：参见儿童精神分裂症。

儿童精神分裂症 / 早发性精神分裂症 / 儿童精神病（Childhood schizophrenia / early onset schizophrenia / childhood psychosis）：在证明孤独症 / 孤独症谱系障碍本身是神经发育障碍之前用于"孤独症"的早期诊断标签。

二级主体间性（Secondary intersubjectivity）：本质上与三元关系同义，但更考虑情感分享的作用。参见一级主体间性。

二元关系（Binary relationship）：两个具有明确且对比鲜明的男女性别认同的个体之间的关系，具有明确的性别身份。

二元互动（Dyadic interaction）：在社会心理学中，指两个人之间的面对面接触或互动，被称为"二人组合"，例如母子二人组或夫妻二人组。在发展心理学中，其含义与一级主体间性非常相似，但对共同情感和自我 – 他人对应关系的意识强调较少。

F

发病率（Incidence）：指在特定时间段内报告的某种疾病或障碍的新发病例数。

发音的清晰度（Articulation）：通过使发音器官的活动部分（舌头、嘴唇、软腭）与其他活动部分或静止部分（牙齿、硬腭）接触或靠近而产生的语音（元音和辅音）。有时错误地用于指代音韵学。

发育性语言障碍（Developmental language impairment，DLI）：在没有其他已知疾病的情况下，早期表现并持续存在的语言习得障碍。曾称为特定语言障碍（SLI）。

发展轨迹（Developmental trajectory）：一生中发展的历程或过程。

法定监护人（Guardian and litem）：指依照法律的直接规定担任无民事行为能力人和限制民事行为能力人的监护人。

烦渴症（Polydipsia）：过度口渴；对液体摄入的病理性强迫。

非陈述性记忆 / 学习（Non-declarative memory / learning）：无意识或"隐性"形式的记忆 / 学习，包括感知和程序性学习。参见方框 10.2。

非典型孤独症（Atypical autism）：ICD-10 中使用的术语，对应 DSM-IV 中的"PDD-NOS"（广泛性发育障碍未另作说明）。

非语言沟通（Nonverbal communication）：通过非语言手段实现的沟通，例如通过面部表情；身体姿势、方位和动作；体味或特定体液气味；触摸；发声和其他声音。

非语言能力 / 非语言智力（Nonverbal abilities / nonverbal intelligence）：不依赖语

言使用的推理和解决问题能力，例如视觉 – 空间构建技能、模式感知和操作。有关非语言智力测试的示例，参见方框 4.1。

分裂性人格障碍（Schizoid personality disorder）：一种精神健康障碍，以情感冷漠和社交互动受损、言语和非言语沟通异常以及强迫性的兴趣为特征。

符号 / 象征 / 符号化（Symbol / symbolic / symbolise）：符号是代表或再现其他事物的东西。一个符号和它所代表的事物之间的关系可以是任意的，例如大多数单词和它们的参照物。或者，符号和所指可以有意义地联系在一起，例如十字架和基督教；《李尔王》中的风暴和李尔王的精神状态；一块蓝布和一条假装的"河流"。

辅助生活（Supported living）：根据残疾人的喜好，为他们提供必要的持续支持，使他们能够在自己的家中（无论是床位、公寓还是住宅）与或不与他人一起生活，这是一种有原则的方法。

复杂情绪（Complex emotions）：参见方框 3.2。

G

γ – 氨基丁酸（Gamma–amino–butyric acid，GABA）：大脑中最重要的抑制性神经递质。参见方框 8.1。

概括 / 概括化（Generalise/generalisation）：将从有限的刺激或生活经验中获得的知识或技能扩展到其他相关但不相同的刺激或经验的过程。

感觉 / 感觉处理（Sensation / sensory processing）：在与知觉相关的过程之前对来自感觉的原始数据进行处理。

感觉抚慰（Sensory soothing）：对重复的、自我刺激性动作或活动的一种解释，是对感觉刺激反应过度的一种补偿方式。

感觉寻求（Sensory seeking）：对重复的、自我刺激性动作或活动的一种解释，是对感觉刺激反应不足的一种补偿方式。

感受（Affect）：参见方框 3.2。

感知记忆（Perceptual memory）：参见方框 10.2。

干预（Intervention）：在医学术语中，该术语指旨在改善某一状况的方面或症状的任何行动或程序。

睾酮（Testosterone）：见方框 8.1。

工作记忆（Working memory）：见方框 10.2。

功能性扮装游戏 / 假装（Functional pretend play / pretence）：在假装游戏中使用现实生活中的物体或其微型版本，并且各种物品具有它们的常规功能，例如，使用真实的梳子或玩具娃娃大小的梳子"为娃娃梳头"。参见象征性游戏 / 假装。

共病 / 共病性（Comorbid / comorbidity）：医学术语，描述在一个个体中同时存在两个或多个可识别的状况或疾病，其中一个并非另一个的组成部分。

共情（Empathy）：参见方框 3.2 和星号脚注。

共情系统（Empathising system）：参见方框 3.2。注意：Baron-Cohen 有时狭义地将共情系统（TESS）用于指代一组潜在的模块化能力中的一个，作为读心能力的基础。

共同注意（Joint attention）：一种注意状态，其中两人（或更多人）不仅关注同一物体、人物或事件，而且知道其他人也在关注它；因此他们了解他人的心理状态。与"共享注意"同义。另见三元互动 / 三元社会互动。

沟通（Communication）：参见方框 4.2。

构思流畅性测试（Ideational fluency test）：测试利用有限成分生成多样化功能或用途的能力。参见流畅性。

孤独症前驱症状（Prodromal autism）：在可诊断的 ASD 之前的发育阶段，但期间可以回溯性地检测到一些 ASD 的早期迹象（例如从家庭视频中）。与"初期孤独症"同义。

孤独症障碍（Autistic disorder）：DSM-IV 中用于描述广泛性发育障碍的术语，特征为社交 – 情感和沟通互动障碍，伴有限制性和重复性行为，语言发育障碍或缺失以及学习障碍。过去用于描述这种特定 ASD 形式的其他术语包括"卡纳孤独症"、"卡纳综合征"和"经典孤独症"。

谷氨酸盐（Glutamate）：参见方框 8.1。

关节松弛（Joint laxity）：一种关节韧带不能紧密固定关节的位置，使其具有"超机动性"的状况，俗称"双关节"。

关系记忆（Relational memory）：对复杂的多模态刺激和事件的记忆，包括上下文信息。与情景记忆同义。

广泛性发育障碍（Pervasive developmental disorders，PDDs）：包括五种障碍，以多种基本功能（包括社交和沟通）发育迟缓为特征。根据 DSM-IV，包括孤独症障碍、阿斯伯格综合征、未特殊说明的广泛性发育障碍、雷特综合征和儿童崩解症。

广义孤独症表型（Broader autism phenotype，BAP）：用来描述具有临床上非显著且部分形式的孤独症行为的人。与 BAP 相关的一些行为可能对个人有益，有助于学业成就和职业成功。与轻度变异孤独症同义。

H

海马体（Hippocampus）：每个颞叶内部的海马状结构。属于边缘系统的一部分。

候选基因（Candidate genes）：有证据或合乎逻辑的理由推测它们可能与某种特定状况有关。参见方框 7.2。

唤醒（Arousal）：在神经心理学和神经生物学中使用时，通常指神经系统的警觉或准备状态，受某些脑区域和神经化学系统的活动影响。参见网状激活系统。

患病率（Prevalence）：在特定时间点特定人群中患某种疾病或障碍的病例总数。

灰色文献（Grey literature）：在某一研究领域内的文献（印刷或电子形式），在发表前未经权威的同行评议。

灰质（Gray matter）：由细胞体组成的大脑组织，呈灰褐色。参见白质。

回顾性研究（Retrospective studies）：利用过去的信息识别某种疾病或心理健康状况的早期迹象或风险因素的研究。

荟萃分析（Meta-analysis）：对调查特定现象的多项研究结果的分析。

J

肌张力过低（Hypotonia）：缺乏正常的肌肉张力，即肌肉松软无力。与肌张力过高相对。

肌张力过高（Hypertonia）：过度的肌肉张力，即肌肉的紧张或僵硬。与肌张力过低相对。

基本情绪（Basic emotions）：参见方框3.2。

基因变异/变异（Genetic variant/variation）：指基因内的任何变异，包括拷贝数变异（CNV）、单核苷酸多态性（SNP）或突变。

基因型（Genotype）：生物体的遗传构成；一组影响但不完全决定生物体发育的遗传因素。有时用于指特定生物/个体群体的遗传构成。

基因组（Genome）：任何个体有机体的完整基因集合。

极端男性大脑理论［Extreme male brain（EMB）theory］：孤独症与典型男性大脑的极端版本有关的理论，包括异常强的系统化能力和异常弱的共情能力。

家族性（Familial）：家族的特征。家族遗传特征是指那些往往在家族中遗传的特征，而不是由于偶发变异或遗传物质损伤而发生的特征。

假阳性（False positive）：在筛查或诊断的上下文中使用时，指错误识别未受某种疾病或状况影响的个体患有该疾病或状况。

假阴性（False negative）：在筛查或诊断的上下文中使用时，指未能发现患有某种疾病或状况的个体。

坚持同一性（Insistence on sameness，IS）：表现为对减少新奇性并提高个人可预测性的环境和行为的强烈偏好的一种重复-受限行为。抗拒改变。

鉴别诊断（Differential diagnosis）：不仅包括考虑一种状况是什么，还包括它不是什么：将一种状况与另一种区别开来。

胶质细胞（Glial cells）：支持和维持神经元的细胞和细胞物质，包括形成轴突周围的髓鞘。

结构磁共振成像（Structural magnetic resonance imaging，sMRI）：利用磁共振成像技术，从大体结构、体积或细胞水平上评估大脑神经解剖学的一种方法。见方框 8.2。

结节性硬化症（Tuberous sclerosis）：一种罕见的遗传性疾病，患者身体各器官（包括大脑）会出现良性增生。该病常伴有癫痫发作、学习障碍和孤独症行为特征。另见方框 7.1。

解释力（Explanatory power）：假设或用理论解释其主题的能力。解释力根据支持理论的证据和论据的强度、理论的精确性和简洁性以及其预测能力（以及其他指标）而有所不同。

紧张症 / 紧张状态（Catatonia/catatonic state）：活动基本停止的状态，个体长时间保持固定姿势。较少见的是，紧张症的特征是无休止且混乱的活动。

晶体智力（Crystallised intelligence）：一种智力形式，由积累的知识组成，其获取依赖于文化和学习机会。

精神病（Psychosis）：严重的人格或精神障碍，通常是由生物学原因引起，但有时也可能涉及后天性促发原因。有时等同于任何个体脱离现实的心理健康障碍（与神经症相对）。

精神运动障碍（Psychic akinesia）：一种罕见的神经系统疾病，以极度被动、冷漠和深度普遍的自我动力丧失为特征；受影响的个体将自己描述为完全的精神空虚或空白。然而，在指导下可以执行复杂的身体和心理任务，并在有提示的情况下可以继续进行。

精细分割（Fine cuts）：Frith 和 Happé 创造的术语，指在孤独症中明显存在的现象，即两个密切相关的能力在一个案例中未受损而在另一个案例中受损（例如原始命令性和原始陈述性指令）。

镜像神经元 / 镜像神经元系统（Mirror neurons / mirror neuron system，MNS）：参见破碎镜像理论。

局部处理（Local processing）：知觉心理学中使用的术语，指倾向于感知复杂刺激的各个部分，而不是整体。参见全局处理和中央统合能力。

局部网络（Local network）：涉及大脑中相对较少且紧密相连的核团的回路。

聚焦干预模式（Focused intervention practices，FIPs）：FIP 旨在实现或强化特定的适应性技能 / 能力，或减轻或消除特定的不适应性习惯 / 行为问题。大多数 FIP 基于从学习理论采用的概念框架和方法。参见综合干预模式。

K

拷贝数变异 / 变异（Copy number variations / variants，CNVs）：指特定基因的拷

贝数在不同个体之间有所不同，且缺失或重复很常见。最常见的 CNVs 称为拷贝数多态性或常见变异。

拷贝数多态性（Copy number polymorphisms，CNPs）：指最常见的拷贝数变异（CNVs）。与常见变异同义。

可分离的 / 解离（Dissociable / dissociation）：如果心理或神经心理现象 A 可以独立于现象 B 发生，那么 A 和 B 可以被描述为可分离的。如果 B 也可以独立于 A 发生，那么 A 和 B 可以被描述为"双重可分离"或构成"双重解离"的例子。听力障碍和视力障碍是双重可分离的。然而，孤独症中的沟通障碍和语言障碍仅仅是可分离的（因为沟通障碍可以在没有语言障碍的情况下发生，但反之则不然）。

可靠性（Reliability）：在用于描述评估程序或诊断测试时，意味着所涉及的测试在不同条件下使用时会产生一致的结果，例如由不同测试者对个体进行测试或在不同场合对个体进行测试。测试可靠性的各个方面可以通过统计学方法评估。参见有效性。

可塑性（Plasticity）：神经生物学中用于指大脑在核团 / 回路 / 区域方面执行特定功能的适应性。

跨模态处理（Cross-modal processing）：涉及两种或更多不同感官模式之间相互作用的感觉或知觉。

L

雷特综合征（Rett syndrome）：一种罕见的退行性障碍，只发生在女孩身上，并且在其发展过程中各个阶段都涉及类似于一些孤独症患者的手部刻板行为，还包括语言丧失和一定程度的社会退缩。

连通性（Connectivity）：脑内各个神经元、核团或特定结构之间的结构性和 / 或功能性连接；神经网络 / 回路 / 系统内的结构性和 / 或功能性连接。

连续体（Continuum）：字面上指连续的事物。在描述可能与孤独症相关的行为时，意味着在不同个体之间存在一个完整的能力或差异范围。

联结 / 纽带（Bonding / bond）：强烈情感纽带的形成，在心理学中狭义上用于描述母亲（或其他非常亲近的主要照顾者）与新生儿之间形成的关系，是婴儿与亲近照顾者依恋的对应描述。"联结"有时被更宽泛地用于指婴儿与亲近照顾者之间的相互情感纽带。

联觉（Synaesthesia）：一种神经系统疾病，来自不同感官的输入变得混淆，例如声音会触发对特定颜色的体验。

疗效研究（Efficacy study）：旨在治疗或缓解某种疾病或障碍的治疗或其他干预形式的科学研究。

临时照护（Respite care）：由家庭以外的某人或某组织（或其他全职护理人员）在一段时间内（通常定期提供，例如每周护理儿童一个晚上）照料某个人。这样可以使照护人员得到一些放松的时间，并为个人提供拓展其社会关系和生活经验的机会。

流畅性 / 流畅性测试（Fluency / fluency tests）：心理学家使用的"流畅性"通常意味着在提示或线索的作用下生成大量和多样的词语、图像或想法的能力。与生成性同义，意为产生新颖输出的能力。

流体智力（Fluid intelligence）：与一般智力 / "g"同义。

流行病学（Epidemiology）：研究疾病的发病率、患病率和分布情况。

硫柳汞（Thimerosal）：一种含汞的物质，曾一度被用作疫苗的防腐剂。

络丝蛋白（Reelin）：参见方框 8.1。

M

描述符（Descriptors）：在 DSM-5 对 ASD 的定义中引入的术语，首先涵盖任何个体诊断行为的严重程度，其次涵盖任何重要的附加状况或因素。

敏感性（Sensitivity）：一种基于正确识别出所筛查的疾病或障碍的受试者相对于患有该疾病但未被识别的比例的筛查测试有效性度量。假阴性率低。

模仿语言（Echolalia）：将他人使用的词语或多或少准确地重复，具有相同的重音和语调，可以是即时的（"即时模仿语言"，通常是反射性的）或稍后进行的（"延迟模仿言语"，可能用于沟通）。

默认模式网络（Default mode network，DMN）：一种假定的神经网络，涉及自省、心智化和心理理论以及对未来的思考。

N

脑白质（White matter）：由密集的轴突组成，每根轴突都覆盖着一层由神经胶质细胞组成的白色髓鞘。

脑电图（Electroencephalography，EEG）：记录脑内电活动的方法。将电极置于头皮上，捕捉脑部下方区域的电位变化。

脑干（Brain stem）：从脊髓通向大脑的茎或"柄"，是大脑中最原始的部分，也是妊娠期最早发育的部分。

脑沟（Sulcus / sulci）：位于大脑皮质表面的沟槽或沟回，与脑回相结合，可显著扩大皮质表面积。

脑回（Gyrus/gyri）：大脑皮层表面的隆起，与脑沟一起显著增加了皮层的表面积。

脑回路（Brain circuit）：参见神经网络。

脑炎（Encephalitis）：由感染或过敏反应引起的脑部炎症。

脑源性神经营养因子（Brain–derived neurotropic factor，BDNF）：参见方框 8.1。

颞叶（Temporal lobe）：大脑的一个脑叶。位于颅骨下侧的额叶和顶叶下方（见图 8.1）。负责听觉、语言理解、多种感官信息的整合和记忆处理。

P

胚胎（Embryo）：受孕后 2 ~ 8 周（人类）在子宫内发育的有机体。参见胎儿。

皮层微柱（Minicolumn）：由大约 100 个相互连接的神经元组成，纵向穿过大脑皮层的柱体，被认为在皮层通路和功能连接方面起重要作用。据估计，人类皮层中有 2 亿个这样的微观结构。

皮质醇（Cortisol）：参见方框 8.1。

皮质下层（Subcortical）：大脑中不属于大脑皮层的部分。其进化历史比大脑皮层的大部分更古老，负责重要但"低级别"的过程。

偏见 / 人为产物（Artifactual / artifact）：科学研究中出现的不相关特征或观察结果。

胼胝体（Corpus callosum）：由连接左右大脑半球相应区域的轴突组成的灰质延伸带。

破碎镜像理论（Broken mirror theory）：有时用于指镜像神经元系统在 ASD 中功能失调的理论。

浦肯野细胞（Purkinje cells）：小脑皮层中发出的唯一能够传出冲动的神经元。

普遍性标准（Universality criterion）：一种评估有关疾病或障碍（例如，孤独症）方面的理论解释有效性的标准。该标准指出，如果一种理论提出一个特定的因果因素是孤独症或孤独症的某些方面的必要原因，那么这个因果因素必须普遍发生在所有孤独症患者中（或理论中确定的孤独症行为方面）。

普拉德 – 威利综合征（Prader–Willi syndrome）：一种自出生起就表现出的遗传疾病，以学习障碍、身体发育不成熟、情绪不稳定、肌张力低和食欲过旺为特征。另见方框 7.1。

Q

前瞻性研究（Prospective studies）：在特定疾病出现任何迹象之前选择的组别的研究，随后研究以确定像 ASD 这样的疾病是否、何时、如何首次出现。参加前瞻性研究的群体通常是基于可能的风险选择的，例如 ASD 儿童的弟弟妹妹。参见回顾性研究。

强迫症（Obsessive–compulsive disorder，OCD）：一种特定形式的焦虑症，以反复和持续的想法以及进行重复和仪式化行为的强迫性为特征。

轻度变异孤独症（Lesser variant autism）：参见广义孤独症表型。

情感共情（Affective empathy）：参见方框 3.2。与传染性共情同义。

情感性失认症（Affective agnosia）：失认症意为"不知道"或"缺乏知识"。在当前语境下，指无法感知和解释情绪。俗称"情感盲"。

情景记忆（Episodic memory）：参见方框 10.2。与关系记忆同义。

情绪调节能力（Emotion regulation）：是指个体在面对不同情境时，能够有效地管理和调节自己情绪的能力。

去甲肾上腺素（Norepinephrine）：参见方框 8.1。

全局处理（Global processing）：知觉心理学中使用的术语，指倾向于将复杂刺激作为一个整体来感知，而不是感知刺激的各个部分。参见局部处理，以及中央统合能力。

全局网络（Global network）：由多个局部网络的协调活动组成的神经网络，调节复杂的、多维度和多模式的体验。

R

认知 / 认知过程（Cognitive / cognition）：与认识、思考、推理等有关，包括感觉和知觉，但不包括情绪、意愿和动机。"认知"一词常被一些心理学家和神经科学家错误地用作"心理学"/"心理学"的替代品，可能是受"心理学"与"认知科学"混淆的影响。参见第 1 章注释 2。

认知共情（Cognitive empathy）：参见方框 3.2。

弱中央统合能力（Weak central coherence，WCC）：正常的中央统合能力异常薄弱，导致倾向于将复杂的知觉刺激作为部分而非整体来处理，无法将叙事或事件等高阶经验的组成部分整合为有意义的整体。

S

三元社会互动（Triadic social interaction）：一种早期发展的社会互动形式，在这种互动中，两个人（或更多人）关注第三者、物体、行动或事件，并意识到与他们互动的人也有与自己类似的知觉 / 认知 / 情感体验。在发展心理学中，其含义与二级主体间性（secondary intersubjectivity）十分相似，但对共情的强调较少。

散发性（Sporadic）：一种术语，用于描述因卵子或精子中遗传物质的偶然异常或变异而导致的遗传疾病，与家族性遗传疾病（即家族性遗传病）不同。

筛查（Screening）：对整个群体或选择的人群进行临床测试的过程，目的是对测试群体中的个体是否存在 / 不存在某种特定疾病或障碍进行初步诊断，或估计某些人群中的个体患有或可能会被发现患有特定疾病或障碍的概率。

设计流畅性测试（Design fluency test）：测试利用给定的有限成分生成各种图案、

形状或对象表示的能力。参见流畅性 / 流畅性测试。

社会大脑（Social brain）：社会经验、知识和互动的神经基础。

社会经济地位（Socio-economic status，SES）：指个人或群体的社会地位或阶级，通常从受教育程度、收入和职业方面进行评估。

社交定向（Social orienting）：新生儿和年幼婴儿天生倾向于关注社交刺激，尤其是人的面孔和声音。

社交沟通障碍（Social communication disorder，SCD）：DSM-5 中新发现的一种疾病。有关 SCD 诊断标准的简要摘要，请参阅第 2 章。

社交焦虑障碍（Social anxiety disorder）：是 DSM-5 中引入的一个术语，以替代 DSM-IV 中的社交恐惧症。指病态的害羞，其特征是社交场合的极度不适、焦虑或恐惧，足以干扰日常生活。

社交恐惧症（Social phobia）：见社交焦虑障碍。

身体模式（Body schema）：对自身身体部位及其相互关系的抽象表示。注意："身体意象"是对自身外貌的非抽象表示。

神经递质（Neurotransmitter）：由一个神经元释放的化学物质，用于刺激或抑制其他神经元的活动。

神经典型（Neurotypical）：神经生物学正常的，尤其是在大脑结构和功能方面。参见典型性 / 典型 / 典型发育。

神经调节因子（Neuromodulator）：刺激或抑制神经元化学输出的物质（类似于电视机上的音量控制）。

神经多样性（Neurodiversity）：指一种信念或观点，即许多传统上被认为是病理性的状况，包括 ASD，是人类基因组内正常变异引起的，与那些导致性取向或种族变异的基因相似。因此，患有此类状况的人应被接受并被视为是"不同的"，而不是被描述为"生病的"或"残疾的"。

神经发育障碍（Neurodevelopmental disorder）：任何从儿童早期即表现出来的破坏正常生理发育的大脑疾病，通常被称为"特定"或"选择性"。因此，诸如特定语言障碍或注意力缺陷障碍等状况被归为"神经发育障碍"范畴，而广泛性学习障碍（"智力迟钝"）则不太可能适合这样描述。

神经核（Nucleus）：成簇的神经元，均参与传输和接收相同的信息。

神经化学（Neurochemistry）：研究神经系统的化学成分及其过程和功能。

神经生物学（Neurobiology）：研究包括大脑在内的神经系统的结构和功能的生物学分支。

神经受体（Neuroreceptors）：神经元内对特定神经递质选择性响应的分子。

神经网络 / 回路 / 系统（Neural network / circuit / system）：一组脑核或脑结构及其神经连接，负责某一特定功能或相关功能。类似于专用于特定功能或一组功能的电路。

神经纤维束（Nerve tract）：一束有髓鞘包绕的神经纤维。

神经心理学（Neuropsychology）：研究大脑与心灵之间的连接，可以将基本 / 不可分割的心理过程或行为与支持它们的大脑结构和功能联系起来。

神经营养因子（Neurotrophins）：参与大脑生长和维持的化学物质。

神经元（Neurons）：以电信号形式传递信息的细胞。

神经症（Neurosis）：并非由任何已知生物学原因引起的人格或精神障碍。有时等同于与任何没有脱离现实的心理健康障碍（与精神病相对）。

生物标志物（Biomarker）：在医学用途中，指证实某种疾病或心理健康状况存在于某个个体中的可靠生物指标——一种"身份标签"。生物标志物可以采用多种形式，包括遗传、细胞、神经化学或结构标志物。理想情况下，它们在所有此类疾病 / 状况的案例中普遍存在，并且是该疾病 / 状况特有的。参见病理特征。

失用症（Apraxia）：完全丧失执行自主运动的能力。

适应性行为（Adaptive behaviour）：对个人的生存和福祉适当且有用的行为。与不适应性行为相对。

首要性标准（Primary criterion）：评估关于疾病的原因或特定方面的理论 / 假设的有效性的尺度，基于原因始终先于结果的事实。

述情障碍（Alexithymia）：参见方框 3.2。

树突（Dendrites）：如天线般起作用的神经纤维，接收轴突从相邻细胞传来的信息。

双卵（Dizygotic，DZ）双胞胎：由不同受精卵发育而成的双胞胎，不具有相同的基因型。参见同卵双胞胎。

算法（Algorithm）：一般来说，是用于解决问题的程序或公式。在用于复杂诊断测试的评分响应时，一个算法包括一组按特定顺序执行的详细指令。

髓鞘（Myelin sheath）：由胶质细胞组成的白色管状结构，保护轴突并使其与其他轴突绝缘。

T

Tourette 综合征（Tourette's syndrome）：一种神经系统疾病，其特征是不受控制的抽搐、肢体运动和发声或其他言语（通常是脏话）。

胎儿（Fetus）：受孕后第 8 周（人类）在子宫内发育的有机体。参见胚胎。

唐氏综合征（Down's syndrome）：19 世纪由兰登 – 唐博士发现的一种发育状况，由 21 号染色体上的基因异常引起。其特征是一系列独特的生理、心理和健康异常，并非在所有病例中都存在，导致广泛的发育障碍。另见方框7.1。

套话性语言/套话性（Formulaic language / formulaicity）：刻板、不变的短语、表达或语法"模式化"。例如，"生日快乐"、"死得像渡渡鸟一样"、"想要（妈妈、爸爸、X、Y、Z）做"。

特发性（Idiopathic）：指在没有已知外部因素的情况下，任何由个体内部或个体的某部分发生的医学状况或障碍。更宽泛地，该术语用于描述病因不明的状况。

特纳综合征（Turner syndrome）：一种为女性特有的遗传性疾病，是由其中一个X染色体缺失或异常引起。特纳综合征有许多不同的特征，包括身体异常、女性生殖器官缺失或发育不全、出现第二性征和性功能，在某些情况下还会出现轻度学习障碍和孤独症倾向。另见方框7.1。

特殊情况（Specifiers）：指存在的任何附加条件或重要因素。

特殊语言障碍（Specific language impairment，SLI）：在第一语言系统的习得方面有明显的延迟或异常，无法用学习障碍、感官障碍、环境剥夺、孤独症或其他明显的原因来解释。

特异性（Specificity）：（在筛查试验中使用。）一种衡量筛查试验有效性的标准，基于被正确识别为患有所筛查疾病或障碍的受试者比例相对于被错误识别为患有所筛查疾病的受试者比例。假阳性率低。最好具有高特异性。

特异性标准（Specificity criterion）：用于评估神经发育障碍或某一障碍（例如孤独症）的理论解释是否有效的标准。该标准规定，如果某一理论认为孤独症或孤独症的某一特定方面发生的特定因果因素既是必要的也是充分的，那么该因素必须只发生在孤独症患者身上（或该理论确定的孤独症方面）。

替代和辅助医疗（Alternative and allied healthcare，AAH）：参见补充和替代医学。

天赋能力（Savant abilities）：与普通人群相比，这些能力非常突出，更引人注目的是它们发生在智力中等或低下且经常具有孤独症行为特征的个体中。天赋能力的例子在算术计算、绘画、音乐记忆和即兴创作、外语学习和诗歌创作等领域都有记载。

挑战性行为（Challenging behaviour）：难以处理的行为，如打人、咬人或发脾气，通常由于压力或沮丧引发，与无法通过其他方式表达需求、愿望和情感相关。

听觉过敏/听觉过敏症（Hyperacusis / hyperacusic）：听力过于敏感，有时仅限于某些声音或声音组合，可能引起实际困扰。

同理心（Sympathy）：见方框3.2和带星号的脚注。

同卵（Monozygotic，MZ）（双胞胎）：由同一个受精卵发育而成，基因型相同的双胞胎。参见双卵（双胞胎）。

同行评议（Peer review）：学术文章提交出版时，由同一领域的其他专家对其进行批判性评估的过程。决定是否接受一篇文章发表，通常取决于评论者提出的旨在改进所报告的工作或报告本身的条件。

同质性（Homogeneity）：相似性或整体一致性。与异质性相对。

统计能力（Statistical power）：一个技术术语，用统计学术语来说，指当某项研究假设确实正确时，研究将发现支持该假设的证据的概率。影响这一概率的因素有很多，包括研究中的参与者（或其他受检实体）的数量，以及假设所预测的现象的普遍性或显著性（即发现这些现象的难易程度）。见方框12.2。

突触（Synapse）：一个神经元的轴突末端与另一个神经元的树突之间的交界处，信息以电脉冲的形式在此传递。

突触发生（Synaptogenesis）：突触的形成和发展。

突触修剪（Synaptic pruning）：在神经纤维早期增殖后，较少使用的连接纤维（轴突和树突）及其突触消失。

突显网络（Salience network）：这个最近发现的大脑回路被认为负责调节在任何特定时间将注意力分配给最相关或"显著"的刺激；调节对显著性刺激的自主反应；并与运动系统联系以启动刺激的适应性动作。关键的大脑结构是脑岛（它负责检测显著事件并启动自主反应）和前扣带回皮层（与运动系统相连）。

退化性孤独症（Regressive autism）：一种用于描述与孤独症相关的行为出现在三岁之后的儿童病例的诊断或描述性术语，通常出现在表面上正常的早期发育之后。与"迟发性孤独症"同义。

W

外显记忆 / 学习（Explicit memory / learning）：参见陈述性记忆 / 学习。

网状激活系统（Reticular activating system）：起源于脑干的一种大脑系统，它负责调节唤醒水平。

威廉姆斯综合征（Williams syndrome）：一种罕见的散发性（即非家族性）遗传性疾病，其特征是"精灵"样面部特征和其他身体异常，通常伴有学习障碍，但很少存在社交互动和语言障碍。

伪孤独症（Pseudo-autism）：用于描述一个人具有孤独症特征行为或类似孤独症行为的术语，但这些行为的原因和过程与ASD的行为不同。例如，与失明或幼年极端剥夺相关的"孤独症"或"孤独症样行为"可以被描述为伪孤独症的案例。与准孤独症同义。

未特殊说明的广泛性发育障碍（Pervasive developmental disorder not otherwise specificied，PDD-NOS）：DSM-IV中用于描述具有轻度、部分或非典型形式的孤独症相关行为的个体的诊断术语。与ICD-10中的非典型孤独症同义。

无语言能力（Verbal apraxia / dyspraxia）：在没有任何明显的肌肉或神经肌肉异常的情况下，语言能力完全丧失（失语症）或损害（肢体障碍）。可能是由于大脑运动输出

规划和 / 或启动所需动作的能力受损所致。

系统化 / 系统化机制（Systemise / systemising mechanism）：在 Baron-Cohen 的极端男性大脑理论中发现的一种倾向（以及这种倾向背后的假定机制），即在经验中寻找可用于预测或计算结果、发生、事件等的规律性。一般来说，男性的这种倾向要强于女性。

X

细胞凋亡（Apoptosis）：由化学信号引发的细胞内部基因机制激活，导致细胞死亡。

细胞因子（Cytokines）：由免疫系统中特定细胞分泌的蛋白质，用于调节和控制免疫反应，对抗感染、炎症和某些疾病。它们也在繁殖过程中起作用。

先验（Priors）：佩利卡诺及其同事在他们的"低先验"理论中引入和使用的术语。与原型同义。

先证者（Proband）：一种用于研究心理或生理障碍的遗传起源的术语，指家庭中的受影响个体。

显性心理理论（Explicit theory of mind）：有意识地了解另一个人的心理状态，例如他看到的、感觉到的、知道的等，以及对自身心理状态的意识性知识，能够通过反思自己和他人的心理状态，并根据这些知识预测（如有要求，口头预测）他人的行为。

象征性扮装游戏（Symbolic pretend play）：在游戏中，一种东西被用来代表另一种东西（如用盒子代表"房子"；用水代表"茶"），或者某种事物被想象为存在，但实际上并不存在（如投掷假想的球；假装自己是狮子）。参见"功能性扮装游戏"。

小脑（Cerebellum）：位于大脑后下部（颈背上方）的结构，由两个小脑半球组成，覆盖有小脑灰质或皮层。与运动技能密切相关，现已知它也与注意力、认知、语言及可能的情感有关。

小脑蚓部（Cerebellar vermis）：小脑中的"蚓状"部分，负责接收并传输听觉、视觉、触觉和动觉等感觉信息。

心理年龄（Mental age，MA）：以实际年龄（CA）表示的发育或成就水平。在完全平均的孩子中，MA=CA；在能力较强的孩子中，MA>CA；在发育迟缓的孩子中，MA<CA。有时称为"年龄等效"或"发育年龄"。

心理社会干预（Psychosocial interventions）：以社会互动作为改变行为的主要手段的干预措施。与行为干预有交叉重叠部分，但行为干预对社会互动的强调较少。

心理预期（Mental set）：一种准备以特定方式做出反应的心态［例如，当出现圆圈（但不是方形）时按下蜂鸣器；在人群中感知特定面孔（而非其他人）］。

心理状态（Mental state）：知觉、感觉、欲望、思想、信念或其他知识或感觉，根据表征模型存在于心灵中，并对应于大脑中特定的神经活动模式。

心智理论（Theory of mind，ToM）：在自己的头脑中呈现他人和自己的心理状态，并根据这些心理状态知识采取行动的能力。通常与读心能力同义。在本书中，该术语仅用于隐性心智理论（implicit ToM）或显性心智理论（explicit ToM）。

心智能力（Mentalising ability）：形成他人及自身心理状态表征的能力。

新词（Neologism）：虚构的词；新发明的表达方式。

行动 - 结果监控（Action-outcome monitoring）：将某一行动的预期结果与实际结果进行比较的过程。

行为干预（Behavioural intervention）：一种治疗方法，将异常行为视为源于不适应性学习或条件反射，因此这些行为可以通过系统的去条件反射和重新条件反射来消除。与一组特定术语相关，例如"刺激"、"强化"和"联想"。有时与学习理论等同（尽管后者在心理学中还有许多其他用途）。

形态学 / 词素 / 形态句法学（Morphology / morphemes / morphosyntax）：参见方框 4.2。

杏仁核（Amygdala）：每个颞叶内部的杏仁状结构，包含几个不同的核。属于边缘系统的一部分。

性别认知障碍（Gender dysphoria）：由于生物性别与性别认同不匹配，可能产生的不安感。

选择性注意（Selective attention）：涉及复杂刺激的过程，从中选择单一刺激或刺激特征作为注意焦点。参见过度选择性 / 过度集中注意力。

学习理论（Learning theory）：心理学家（以及其他人）使用的具有各种含义的术语。然而，在 ASD 的非物理治疗背景下，该术语通常与行为主义干预方法相关，其中学习被概念化为一种条件反射形式。

学习能力 / 学习障碍（Learning ability / disability）：当前用于指代（有时仍指代）"智力迟钝"、"一般学习障碍"或"智力障碍"的首选术语。所有这些术语都是以智力低于平均水平（在标准化测试中测量）和日常适应或应对能力差的组合来定义的。请注意，在英国，"特定学习障碍"一词指选择性学习障碍，而不是广义的学习困难（例如阅读障碍或特定语言障碍）。

血管加压素（Vasopressin）：见方框 8.1。

血清素 /5- 羟色胺（Serotonin / 5-HT）：参见方框 8.1。

血清素转运蛋白（Serotonin transporter substance/）：一种已知的有遗传起源的蛋白质，被认为与抑郁症的易感性有关，是许多抗抑郁药物的靶点（SERT/5-HTT）。

Y

一般智力（General intelligence）： 一种主要先天的学习、推理、解决问题和抽象思维能力，对所有智力测试的表现都有可测量的贡献。通常称为"g"。与流体智力同义。

一级亲属（First-degree relatives）： 一个人的亲生父母和亲生兄弟姐妹。

一级主体间性（Primary intersubjectivity）： 婴儿和照护者之间最早的一对一协调互动形式，是婴儿表明他们与他人之间的相同性（自我等效）的某种意识。与二元互动相似，但更强调情感分享。另见二级主体间性。

一致性（Concordance）： 在双胞胎的两个成员中均出现某一特征或状况。参见不一致性。

依恋/依恋对象（Attachment / attachment figure）： 一种成年人之间涉及相互依赖的情感纽带。在幼儿中，该术语指婴儿与其感到安全的一个或多个成年人之间的情感纽带，并依赖他们满足基本和情感需求。

乙酰胆碱（Acetylcholine，ACH）： 参见方框 8.1 框。

异食癖（Pica）： 强迫性进食不可食用的物质，例如草、土、纸。

异质性（Heterogeneity）： 多样性或差异。与同质性相对。

易感基因（Susceptibility genes）： 可增加个体发展出某种特定特征或条件几率的基因（2023）。

音韵（Phoneme/phonology/phonotactics）： 参见方框 4.2。

音韵回路（Phonological loop）： "短期"或"工作记忆"的组成部分（见方框 10.2），负责处理口头和书面材料。

隐性心理理论（Implicit theory of mind）： 对他人心理状态的无意识的知识，例如他人看到的、感觉到的、知道的等。

友谊援助（Befriending）： 通过专门为提供社会和实际支持而建立的友好关系来支持个人、夫妇或家庭的方法。

有效性（Validity）： 是真实、正确、符合现实的属性。因此，一个有效的理论是与实践或研究结果相吻合的理论。一个有效的测试或评估是指它所测量的结果与它想要测量的结果一致。这只能通过将特定测试或程序的结果与用于测量同一事物的其他可靠测试或程序的结果进行比较来判断。

语法（Syntax）： 参见方框 4.2。

语言流畅性测试（Verbal fluency test）： 测试根据给定的提示〔如首字母或命名的类别（花卉、动物）〕生成尽可能多的单词的能力。

语言能力/语言智力（Verbal abilities / verbal intelligence）： 直接测评语言知识的智力测验；或要求以言语媒介（"内在言语"）或反应输出的形式使用语言的智力测验；或

测评通过以语言为媒介的学习而获得的知识的智力测验。有关语言智力测验的例子见方框 4.1。

语言智能（Verbal intelligence）：见语言能力。

语义记忆（Semantic memory）：参见方框 10.2。

语义学 / 词汇语义学（Semantics / lexical semantics）："语义学"可用于指代语言背后的概念知识网络。然而，"语义学"也通常用于指语言意义的知识，无论是在单词、短语还是句子层面上。"词汇语义学"仅指语言意义的知识。

语用学（Pragmatics）：关于在任何实际对话中使用的词语和词语形式的选择规则和惯例的知识。

预测值（Predictive value）：基于特定测试预测一般人群中患有某种疾病或障碍的个体比例与未患有该病的比例的准确性的筛查测试有效性度量。

预后（Prognosis）：用于描述特定疾病或障碍的预测过程和最终结果的医学术语。

预期性注视（Anticipatory looking）：在一些错误信念测试中，用于替代命名 / 指点 / 触摸的应对措施。

元表征（Metarepresentation）：形成表征的能力。

原始陈述性（Protodeclarative pointing）：为了与他人分享感兴趣的事物而进行的交流，通常通过指向感兴趣的物体或事件；但也可以包括带某样东西给他人看或用语言引起某人对某物的注意。与共同 / 共享注意有关。

原始对话（Protoconversation）：在婴儿学会说话之前，他与照护者之间类似对话的轮流发声和其他非语言交流信号的交换，通常由婴儿发起并维持。

原始命令性（Protoimperative pointing）：交流旨在获得个人需要或想要的东西，有时通过指向，有时通过询问，有时通过带另一人接近想要的物体或引导他们的手指向某物。

原型（Prototype）：基于类别或类别个体实例的共同特征或功能的最典型实例的抽象表示。

远端（Distal）：最遥远的。与近端相对。

运动感觉（Kinaesthesia / kinaesthetic）：一种运动的感觉；与自身身体运动的体验有关。是本体感觉的特定组成部分。

运动技能（Motor skills）：与身体姿势和运动有关；涉及身体姿势和运动的启动、执行和控制的一组能力和过程。

运用障碍（Dyspraxia）：部分丧失执行自主运动的能力。参见言语失用症。

韵律（Prosody）：参见方框 4.2。

Z

诊断途径（Diagnostic pathway）：此处的"途径"指一组与程序和实践相关的建议，包括它们的顺序和时间以及相关人员，旨在确保医疗保健的最佳实践。推荐的诊断途径可能因地区和国家不同而有所差异，并且根据当前的知识、文化和可用服务而有所不同。

枕叶（Occipital lobe）：大脑的一个叶，位于颅骨的后部（见图 8.1）。包含初级视觉皮层，负责处理视觉信息。

振荡（Oscillations）：中枢神经系统内自发产生和对刺激作出反应的节律性电活动，俗称"脑电波"。

正常化（Normalisation）：根据该原则，应使残障人士能够过上尽可能接近非残障人士的生活；应使他们能够达到良好的生活质量；并应享有与非残障人士相同的人权。

知觉（Perception）：赋予感觉输入连贯性和意义的过程。

执行功能（Executive functions）：一组参与组织和控制心理和身体活动的认知过程，包括注意力、生成性、抑制和行动监控。源于与计算机的类比，其中主程序控制并指导计算机上的所有软件程序。

植物神经功能（Vegetative functions）：与维持生命直接相关的身体过程，如进食和消化、排泄、睡眠和觉醒、性功能和其他荷尔蒙功能。

指代物（Referent）：在现实世界中，一个词所代表的实体或"事物"。

指示 / 指示性术语（Deixis / deictic terms）：（使用）以人为中心的术语，其含义取决于说话者及其在时空中的位置，例如"你"/"我"，"这里"/"那里"，"现在"/"那时"。

中枢神经系统（Central nervous system，CNS）：由大脑和脊髓组成的神经系统部分。

中央统合能力（Central coherence）：在体验中寻找意义的倾向。在感觉－知觉层面，这表现为倾向于感知整体而非部分（那只吠叫、摇尾的狗，而不仅仅是吠叫的声音或尾巴的运动）。在认知层面，凝聚力的驱动力表现为倾向于将正在进行的体验解释为整体而非部分（整个句子，而不是单个词语；整部电影，而不仅仅是船沉没的瞬间）。参见全局加工和局部加工；另见弱中央统合力。

忠诚度（Fidelity）：此处指对"教学倦怠"的抵抗，而非易受其影响。

重复性感觉 – 运动刻板行为（Repetitive sensory–motor stereotypies，RSMs）：由重复 – 受限行为组成的一组行为，包括诸如拍手、摇晃或习惯性地用手指筛沙等动作或自我刺激行为。

周边视觉（Peripheral vision）：利用视网膜周边部位的视觉（俗称从眼角）看东西。

周围神经系统（Peripheral nervous system，PNS）：神经系统中不包含在大脑和脊髓内的部分。负责连接中枢神经系统（CNS）与身体的其他部分。

轴突（Axons）：从一个神经元向另一个神经元传递信息的神经纤维。

注视跟随（Gaze following）：在正常典型发育的婴儿中，他们强烈倾向于转向另一个人转头看的相同方向。有时称为"凝视监控"。

注意力缺陷与多动障碍（Attention deficit and hyperactivity disorder，ADHD）：一种从童年开始的障碍，表现为注意力分散、冲动和过度运动，通常导致学业失败和社交困难。

准孤独症（Quasi-autism）：参见伪孤独症。

自残行为（Self-injurious behaviours，SIBs）：重复性感觉 – 运动刻板行为（RSM）的一种形式，会对患者自己造成身体伤害。

自传体记忆（Autobiographical memory）：对自身过去经历的记忆，有助于产生自我意识（"我是谁"）。是通过语义记忆获得的事实知识，例如"我去年去了法国"，以及通过情节或关系记忆获得的上下文细节，例如"与谁同行"、"天气如何"、"多么享受"、"旅程持续多长时间"而整合在一起。

自身免疫性疾病（Autoimmune disorders）：免疫系统因将正常体内成分视为外来入侵者并进行攻击时出现的疾病。

自我调节系统（Self-regulation/self-regulatory system）：在心理学和生理学中，用于描述维持生物体或生物体某一功能方面与其环境之间的适应性平衡的机制。

自我监控（Self-monitoring）：比较自己预期行动与自己正在执行的实际行动的过程。

自我 – 他人等效映射（Self-other equivalence mapping）：对自己 / 自己的身体部位与人类其他成员 / 他们的身体部位之间的相同性或对等性的无意识识别。可能由镜像神经元介导。

自主神经系统（Autonomic nervous system，ANS）：外周神经系统的一部分，负责植物神经功能且不受意识控制。

综合干预模式（Comprehensive treatment model，CTM）：一种旨在缓解 / 调整 ASD 异常行为的方法。CTM 通常根植于一个概念框架，该框架支撑了一套规定的程序和指示，包括在何处、由谁最好地进行治疗，以何种强度以及在多长时间内进行治疗。参见聚焦干预模式（FIPs）。

综合征（Syndrome）：一组看似无关的症状或特征，可能与心理、生理或健康有关，有时（但不一定）被认为有单一的最终原因。

综合征性孤独症（Syndromic autism）：指 ASD 与已知的医学综合征（通常是先天性和遗传性的）（如脆性 X 综合征、特纳综合征）同时出现。

最佳结局（Optimal outcome，OO）：用于指代 ASD 康复的结果，即曾经被诊断患有 ASD 的人不再符合该诊断的情况。

参考文献

Abdallah, M., Larsen, N., Grove, J. …. & Mortensen, E. (2013). Neonatal chemokine levels and risk of autism spectrum disorders. Cytokine, 61, 370–376.

Abrams, D., Lynch, C., Cheng, K. …. & Menon, V. (2013). Underconnectivity between voice-selective cortex and reward circuitry in children with autism. Proceedings of the National Academy of Sciences, 110, 12060–12065.

Accardo, P., & Barrow, W. (2015). Toe walking in autism. Journal of Child Neurology, 30, 606–609.

Adak, B., & Halder, S. (2017). Systematic review on prevalence for autism spectrum disorder with respect to gender and socio-economic status. Journal of Mental Disorders and Treatment, 3, 1–9.

Adamson, L., Bakeman, R., & Deckner, D. (2017). Infusing symbols into joint engagement: Developmental themes and variations. In L. L. Namy (Ed.), Symbol Use and Symbolic Representation: Developmental and Comparative Perspectives (pp. 171–196). New York: Psychology Press.

Adolphs, R. (2009). The social brain. Annual Review of Psychology, 60, 693–716.

Alai-Rosales, S., Toussaint, K., & McGee, G. (2017). Incidental Teaching: Happy progress. In Justin B. Leaf (Ed.), Handbook of Social Skills and Autism Spectrum Disorder(pp. 171–185). Cham, Switzerland: Springer International.

Alcántara, J., Weisblatt, E., Moore, B., & Bolton, P. (2004). Speech-in-noise perception in high-functioning individuals with autism or Asperger's syndrome. Journal of Child Psychology and Psychiatry, 45, 1107–1114.

Aldred, C. R., & Green, J. (2009). Early social communication interventions for autism. British Journal of Hospital Medicine (2005), 70, 143–145.

Allely, C. (2013). Pain sensitivity and observer perception of pain in individuals with autistic spectrum disorder. Scientific World Journal, 916178, [online first] 13 June. doi: 10.1155/2013/916178.

Al-Otaish, H., Al-Ayadhi, L., Bjørklund, G., Chirumbolo, S., Urbina, M. A., & El-Ansary, A. (2018). Relationship between absolute and relative ratios of glutamate, glutamine and GABA and severity of autism spectrum disorder. Metabolic Brain Disease, 33, 843–854.

Alvarez, A., & Reid, S. (1999). Autism and Personality: Findings from the Tavistock Autism Workshop. London : Routledge.

American Psychiatric Association (1980). Diagnostic and Statistical Manual of Mental Disorders (3rd edn) (DSM III). Washington, DC: APA.

American Psychiatric Association (1987). Diagnostic and Statistical Manual of Mental Disorders (3rd edn, Revised) (DSM III-R). Washington, DC: APA.

American Psychiatric Association (1994). Diagnostic and Statistical Manual of Mental Disorders (4th edn) (DSM-IV). Washington, DC: APA

American Psychiatric Association (2000). Diagnostic and Statistical Manual of Mental Disorders (4th edn, Text Revised) (DSM-IV-TR). Washington, DC: APA.

American Psychiatric Association (2013). Diagnostic and Statistical Manual of Mental Disorders (5th edn) (DSM-5). Washington, DC: APA.

Ames, C., & Fletcher-Watson, S. (2010). A review of methods in the study of attention. Developmental Review, 30, 52–73.

Anagnostou, E., Zwaigenbaum, L., Szatmari, P. …. & Buchanan, J. (2014). Autism spectrum disorder: Advances in evidence-based practice. Canadian Medical Association Journal, 186, 509–519.

Andari, E., & Rilling, J. K. (2020). Genetic and epigenetic modulation of the oxytocin receptor and implications for autism. Neuropsychopharmacology: Official Publication of the American College of Neuropsychopharmacology, 46, 241–242.

Anderson, G. (2014). Biochemical biomarkers for autism spectrum disorder. In F. Volkmar, S. Rogers, R. Paul, & K. Pelphrey (Eds.), Handbook of Autism and Pervasive Developmental Disorders (4th edn) (Vol. 2, pp. 457–481). Hoboken, NJ: Wiley & Sons.

Anderson, K., Shattuck, P., Cooper, B., Roux, A., & Wagner, M. (2014). Prevalence and correlates of postsecondary residential status among young adults with autism spectrum disorder. Autism, 18, 562–570.

Annaz, D., Remington, A., Milne, E., Coleman, M., Campbell, R., Thomas, M., & Swettenham, J. (2010). Development of motion processing in children with autism. Developmental Science, 13, 826–838.

Anns, S., Gaigg, S. B., Hampton, J. A., Bowler, D. M., & Boucher, J. (2020). Declarative memory and structural language impairment in autistic children and adolescents. Autism Research, 13, 1947–1958.

Antshel, K. (2014). Autism traits may be more prevalent in ADHD than previously reported. Evidence-based Mental Health, 17, 83–83.

Aoki, Y., Abe, O., Nippashi, Y., & Yamasue, H. (2013). Comparison of white matter integrity between autism spectrum disorder subjects and typically developing individuals: A meta-analysis of diffusion tensor imaging tractography studies. Molecular Autism, 4, 1–17.

Apperly, I. (2010). Mindreaders: The Cognitive Basis of 'Theory of Mind'. Hove: Psychology Press.

Armeanu, R., Mokkonen, M., & Crespi, B. (2017). Meta-analysis of BDNF levels in autism. Cellular and Molecular Neurobiology, 37(5), 949–954.

Ashwood, P., & Van de Water, J. (2004). Is autism an autoimmune disease? Autoimmunity Reviews, 3, 557–562.

Asperger, H. (1944/1991). 'Autistic psychopathy' in childhood. Translated in U. Frith (Ed.), Autism and Asperger Syndrome (pp. 37–92). Cambridge: Cambridge University Press.

Assaf, M., Jagannathan, K., Calhoun, V. .... & Pearlson, G. (2010). Abnormal functional connectivity of default mode sub-networks in autism spectrum disorder patients. NeuroImage, 53, 247–256.

Auyeung, B., Baron-Cohen, S., Wheelwright, S., & Allison, C. (2008). The Autism Spectrum Quotient: Children's version (AQ-Child). Journal of Autism and Developmental Disorders, 38, 1230–1240.

Baddeley, A. (1986). Working Memory. Oxford: Oxford University Press.

Baddeley, A. (2000). The episodic buffer: A new component of working memory? Trends in Cognitive Science, 4, 417–423.

Bailey, A., Le Couteur, A., Gottesman, I. .... & Rutter, M. (1995). Autism as a strongly genetic disorder: Evidence from a British twin study. Psychological Medicine, 25, 63–77.

Bailey, A., Luthert, P., Dean, A., Harding, B., Janota, M., Montgomery, M., Rutter, M., & Lantos, P. (1998). A clinicopathological study of autism. Brain, 121, 889–905.

Baird, G., Charman, T., Baron-Cohen, S. .... & Drew, A. (2000). A screening instrument for detecting autism at 18 months of age: A six-year follow-up study. Journal of the American Academy of Child and Adolescent Psychiatry, 39, 694–702.

Baird, G., Simonoff, E., Pickles, A. .... & Charman, T. (2006). Prevalence of disorders of the autism spectrum in a population cohort of children in South Thames: The Special Needs and Autism Project (SNAP). The Lancet, 368, 210–215.

Baranek, G., Little, L., Parham, D., Ausderau, K., & Sabatos-De Vito, M. (2014). Sensory features in autism spectrum disorders. In F. Volkmar, S. Rogers, R. Paul, & K. Pelphrey (Eds.), Handbook of Autism and Pervasive Developmental Disorders (4th edn) (Vol. 2, pp. 378–407). Hoboken, NJ: Wiley & Sons.

Barbaro, J., & Dissanayake, C. (2013). Early markers of autism spectrum disorders in infants and toddlers prospectively identified in the Social Attention and Communication Study. Autism, 17, 64–86.

Barbeau, E., Soulières, I., Dawson, E. .... Mottron, L. (2013). The level and nature of autistic intelligence III. Journal of Abnormal Psychology, 122, 295–301.

Barnard-Brak, L., Sulak, T., & Hatz, J. (2011). Macrocephaly in children with autism spectrum disorders. Pediatric Neurology, 44, 97–100.

Barnevik-Olsson, M., Gillberg, C., & Fernell, E. (2010). Prevalence of autism in children of Somali origin living in Stockholm. Developmental Medicine and Child Neurology, 52, 1167–1168.

Baron-Cohen, S. (1989). The autistic child's theory of mind: A case of specific developmental delay. Journal of Child Psychology and Psychiatry, 30, 285–298.

Baron-Cohen, S. (1995). Mindblindness: An Essay on Autism and Theory of Mind. Cambridge, MA: The MIT Press.

Baron-Cohen, S. (2002). The extreme male brain theory of autism. Trends in Cognitive Sciences, 6, 248–254.

Baron-Cohen, S. (2005). The Empathizing System: A revision of the 1994 model of the Mindreading System. In B. Ellis & D. Bjorklund (Eds.), Origins of the Social Mind(pp. 468–492). New York: Guilford Press.

Baron-Cohen, S. (2009). Autism: The empathizing–systemizing (E-S) theory. Annals of the New York Academy of Sciences, 1156, 68–80.

Baron-Cohen, S. (2017). Editorial perspective: Neurodiversity – a revolutionary concept for autism and psychiatry. Journal of Child Psychology and Psychiatry, 58, 744–747.

Baron-Cohen, S., & Hammer, J. (1997). Is autism an extreme form of the male brain? Advances in Infancy Research, 11, 193–218.

Baron-Cohen, S., Hoekstra, R., Knickmeyer, R., & Wheelwright, S. (2006). The AutismSpectrum Quotient (AQ) – Adolescent version. Journal of Autism and Developmental Disorders, 36, 343–350.

Baron-Cohen, S., Johnson, D., Asher, J. .... & Allison, C. (2013). Is synaesthesia more common in autism? Molecular Autism, 4,

1–6.

Baron-Cohen, S., Jolliffe, T., Mortimore, C., & Robertson, M. (1997). Another advanced test of theory of mind: Evidence from very high functioning adults with autism or Asperger syndrome. Journal of Child Psychology and Psychiatry, 38, 813–822.

Baron-Cohen, S., Leslie, A., & Frith, U. (1985). Does the autistic child have a 'theory of mind'? Cognition, 21, 37–47.

Baron-Cohen, S., & Lombardo, M. (2017). Autism and talent: The cognitive and neural basis of systemizing. Dialogues in Clinical Neuroscience, 19, 345.

Baron-Cohen, S., Richler, J., Bisarya, D., Gurunathan, N., & Wheelwright, S. (2003). The systemizing quotient: An investigation of adults with Asperger syndrome or highfunctioning autism, and normal sex differences. Philosophical Transactions of the Royal Society of London. Series B: Biological Sciences, 358, 361–374.

Baron-Cohen, S., Wheelwright, S., & Jolliffe, A. (1997). Is there a 'language of the eyes'? Evidence from normal adults, and adults with autism or Asperger syndrome. Visual Cognition, 4, 311–331.

Baron-Cohen, S., Wheelwright, S., Skinner, R., Martin, J., & Clubley, E. (2001). The Autism Spectrum Quotient (AQ): Evidence from Asperger syndrome/high functioning autism, males and females, scientists and mathematicians. Journal of Autism and Developmental Disorders, 31, 5–18.

Barrow, W., Jaworski, M., & Accardo, P. (2011). Persistent toe walking in autism. Journal of Child Neurology, 26, 619–621.

Bartak, L., Rutter, M., & Cox, A. (1975). A comparative study of infantile autism and specific developmental receptive language disorder. The British Journal of Psychiatry, 126, 127–145.

Bartak, L., Rutter, M., & Cox, A. (1977). A comparative study of infantile autism and specific developmental receptive language disorders III: Discriminant function analysis. Journal of Autism and Childhood Schizophrenia, 7, 383–396.

Bates, E. (1990). Language about me and you: Pronominal assessment and the emerging concept of self. In D. Cicchetti & M. Beeghly (Eds.), The Self in Transition: Infancy to Childhood (pp. 165–182). Chicago, IL: University of Chicago Press.

Beers, A., McBoyle, M., Kakande, E., Dar Santos, R., & Kozak, F. (2014). Autism and peripheral hearing loss: A systematic review. International Journal of Pediatric Otolaryngology, 78, 96–101.

Bekhet, A. K., Johnson, N., & Zauszniewski, J. (2012). Effects on resilience of caregivers of persons with autism spectrum disorder: The role of positive cognitions. Journal of American Psychiatric Nurses Association, 18, 337–344.

Belmonte, M., Allen, G., Beckel-Mitchener, A. …. & Webb, S. (2004). Autism and abnormal development of brain connectivity. The Journal of Neuroscience, 24, 9228–9231.

Belmonte, M., & Carper, R. (2006). Monozygotic twins with Asperger syndrome: Differences in behaviour reflect variations in brain structure and function. Brain and Cognition, 61, 110–121.

Belmonte, M., Cook, E., Anderson, G. …. & Tierney, E. (2004). Autism as a disorder of neural information processing: Directions for research and targets for therapy. Molecular Psychiatry, 9, 646–663.

Ben Shalom, D. (2000). Autism: Emotions without feelings. Autism, 4, 205–207.

Bender, L. (1956). Schizophrenia in childhood: Its recognition, description and treatment. American Journal of Orthopsychiatry, 26, 499–506.

Bennett, H., Wood, C., & Hare, D. (2005). Providing care for adults with autistic spectrum disorders in learning disability services: Needs-based or diagnosis-driven? Journal of Applied Research in Intellectual Disabilities, 18, 51–64.

Bent, C. A., Dissanayake, C., & Barbaro, J. (2015). Mapping the diagnosis of autism spectrum disorders in children aged under 7 years in Australia, 2010–2012. The Medical Journal of Australia, 202, 317–320.

Berg, A., & Plioplys, S. (2012). Epilepsy and autism: Is there a special relationship? Epilepsy & Behavior, 23, 193–198.

Berk, L., & Meyers, A. (2015). Infants and Children (8th edn). Harlow: Pearson.

Berna, F., Göritz, A., Schröder, J., Coutelle, R., Danion, J., Cuervo-Lombard, C., & Moritz, S. (2016). Self-disorders in individuals with autistic traits: Contribution of reduced autobiographical reasoning capacities. Journal of Autism and Developmental Disorders, 46, 2587–2598.

Betancur, C. (2011). Etiological heterogeneity in autism spectrum disorders. Brain Research, 1380, 42–77.

Bettelheim, B. (1967). The Empty Fortress: Infantile Autism and the Birth of Self. New York: The Free Press.

Bieleninik, Ł., Posserud, M., Geretsegger, M., Thompson, G., Elefant, C., & Gold, C. (2017). Tracing the temporal stability of autism spectrum diagnosis and severity as measured by the Autism Diagnostic Observation Schedule: A systematic review and meta-analysis. PLoS One, 12, e0183160.

Bigham, S., Boucher, J., Mayes, A., & Anns, S. (2010). Assessing recollection and familiarity in autistic spectrum disorders: Methods and findings. Journal of Autism and Developmental Disorders, 40, 878–889.

Bilder, D., Botts, E., Smith, K. …. Coon, H. (2013). Excess mortality and causes of death in autism spectrum disorders. Journal of Autism and Developmental Disorders, 43, 1196–1204.

Binnie, J., & Blainey, S. (2013). The use of cognitive behavioural therapy for adults with autism spectrum disorders: A review of the evidence. Mental Health Review Journal, 18, 93–104.

Bishop, D. V. (2010). Overlaps between autism and language impairment: Phenomimicry or shared etiology? Behavior Genetics, 40, 618–629.

Bishop, D. V. (2014). Ten questions about terminology for children with unexplained language problems. International Journal of Language & Communication Disorders, 49, 381–415.

Bishop-Fitzpatrick, L., Minshew, N., & Eack, S. (2014). A systematic review of psychosocial interventions for adults with autism spectrum disorders. In F. Volkmar, B. Reichow, & J. McPartland (Eds.), Adolescents and Adults with Autism Spectrum Disorders (pp. 315–327). New York: Springer.

Bitsika, V., Sharpley, C., & Bell, R. (2013). The buffering effect of resilience upon stress, anxiety and depression in parents of a child with an autism spectrum disorder. Journal of Developmental and Physical Disabilities, 25, 533–543.

Blatt, G. (2012). Inhibitory and excitatory systems in autism spectrum disorders. The Neuroscience of Autism Spectrum Disorders, [online first] 19 December. doi: 10.6064/2012/703675

Bloom, P. (2000). How Children Learn the Meanings of Words. Cambridge, MA: The MIT Press.

Bloss, C. S., & Courchesne, E. (2007). MRI neuroanatomy in young girls with autism: A preliminary study. Journal of the American Academy of Child & Adolescent Psychiatry, 46, 515–523.

Bodison, S., & Mostofsky, S. (2014). Motor control and motor learning processes in autism spectrum disorders. In F. Volkmar, S. Rogers, R. Paul, & K. Pelphrey (Eds.), Handbook of Autism and Pervasive Developmental Disorders (4th edn) (Vol. 2, pp. 354–377). Hoboken, NJ: Wiley & Sons.

Bölte, S. (2014). Is autism curable? Developmental Medicine and Child Neurology, 56, 927–931.

Bondy, A., & Frost, L. (2001). The picture exchange communication system. Behavior Modification, 25, 725–744.

Bonnel, A., McAdams, S., Smith, B. …. & Mottron, L. (2010). Enhanced pure-tone pitch discrimination among persons with autism but not Asperger syndrome. Neuropsychologia, 48, 2465–2475.

Booth, R. D., & Happé, F. G. (2018). Evidence of reduced global processing in autism spectrum disorder. Journal of Autism and Developmental Disorders, 48, 1397–1408.

Boshoff, K., Bowen, H., Paton, H., Cameron-Smith, S., Graetz, S., Young, A., & Lane, K. (2020). Child development outcomes of DIR/Floortime TM-based programs: A systematic review. Canadian Journal of Occupational Therapy, 87, 153–164.

Botting, N., & Conti-Ramsden, G. (2003). Autism, primary pragmatic difficulties, and specific language impairment: Can we distinguish them using psycholinguistic markers? Developmental Medicine and Child Neurology, 45, 515–524.

Bottini, S. (2018). Social reward processing in individuals with autism spectrum disorder: A systematic review of the social motivation hypothesis. Research in Autism Spectrum Disorders, 45, 9–26.

Boucher, J. (1988). Word fluency in high functioning autistic children. Journal of Autism and Developmental Disorders, 18, 637–645.

Boucher, J. (1996). The inner life of children with autistic difficulties. In V. Varma (Ed.). The Inner Life of Children with Special Needs (pp. 81–94). London: Whurr.

Boucher, J. (2001). Lost in a sea of time: Time-parsing and autism. In C. Hoerl & T. McCormack (Eds.), Time and Memory (pp. 111–135). Oxford: Clarendon Press.

Boucher, J. (2012). Structural language in autistic spectrum disorder. Journal of Child Psychology and Psychiatry, 53, 219–233.

Boucher, J., & Anns, S. (2018). Memory, learning and language in autism spectrum disorder. Autism & Developmental Language Impairments, 3, 2396941517742078.

Boucher, J., Lewis, V., & Collis, G. (1990). Hand dominance of parents and other relatives of autistic children. Developmental Medicine & Child Neurology, 32, 304–313.

Boucher, J., Lewis, V., & Collis, G. (1998). Familiar face and voice matching and recognition in children with autism. Journal of Child Psychology and Psychiatry, 39, 171–181.

Boucher, J., Lewis, V., & Collis, G. M. (2000). Voice processing abilities in children with autism, children with specific language impairments, and young typically developing children. Journal of Child Psychology and Psychiatry, 41, 847–857.

Boucher, J., Mayes, A., & Bigham, S. (2008). Memory, language, and intellectual ability in low functioning autism. In J. Boucher & D. M. Bowler (Eds.), Memory in Autism(pp. 268–290). Cambridge: Cambridge University Press.

Boucher, J., Mayes, A., & Bigham, S. (2012). Memory in autistic spectrum disorder. Psychological Bulletin, 138, 458.

Bowlby, J. (1969). Attachment and Loss (Vol. 1). New York: Basic Books.

Bowlby, J. (1982). Attachment and loss: Retrospect and prospect. American Journal of Orthopsychiatry, 52, 664.

Bowler, D., Gaigg, S., & Gardiner, J. (2008). Subjective organization in the free recall of adults with Asperger's syndrome. Journal of Autism and Developmental Disorders, 38, 104–113.

Bowler, D., Gaigg, S., & Gardiner, J. (2014). Binding of multiple features in memory by high-functioning adults with autism spectrum disorder. Journal of Autism and Developmental Disorders, 44, 2355–2362.

Boyd, B., Baranek, G., Sideris, J. …. Miller, H. (2010). Sensory features and repetitive behaviour in children with autism and developmental delays. Autism Research, 3, 78–87.

Boyd, B., Hume, K., McBee, M. …. & Odom, S. L. (2014). Comparative efficacy of LEAP, TEACCH and non-model-specific special education programs for preschoolers with autism spectrum disorders. Journal of Autism and Developmental Disorders, 44, 366–380.

Braiden, H., Bothwell, J., & Duffy, J. (2010). Parents' experience of the diagnostic process for autistic spectrum disorders. Child Care in Practice, 16, 377–389.

Brent, J. (2013). Commentary on the abuse of metal chelation therapy in patients with autism spectrum disorders. Journal of Medical Toxicology, 9, 370–372.

Brock, J., Brown, C., Boucher, J., & Rippon, G. (2002). The temporal binding deficit hypoth¬esis of autism. Development and Psychopathology, 14, 209–224.

Brock, M. E., Dueker, S. A., & Barczak, M. A. (2018). Brief report: Improving social outcomes for students with autism at recess through peer-mediated pivotal response training. Journal of Autism and Developmental Disorders, 48, 2224–2230.

Brukner-Wertman, Y., Laor, N., & Golan, O. (2016). Social (pragmatic) communication disorder and its relation to the autism spectrum: Dilemmas arising from the DSM-5 classification. Journal of Autism and Developmental Disorders, 46, 2821–2829.

Buckner, R., Andrews-Hanna, J., & Schacter, D. (2008). The brain's default network. Annals of the New York Academy of Sciences, 1124, 1–38.

Burke, M., & Heller, T. (2016). Individual, parent and social–environmental correlates of caregiving experiences among parents of adults with autism spectrum disorder. Journal of Intellectual Disability Research, 60, 401–411.

Cadogan, S., & McCrimmon, A. (2015). Pivotal response treatment for children with autism spectrum disorder: A systematic review of research quality. Developmental Neurorehabilitation, 18, 137–144.

Camarata, S. (2014). Early identification and early intervention in autism spectrum disorders: Accurate and effective? International Journal of Speech-Language Pathology, 16, 1–10.

Carlsson, T., Molander, F., Taylor, M. J., Jonsson, U., & Bölte, S. (2020). Early environmental risk factors for neurodevelopmental disorders: A systematic review of twin and sibling studies. Development and Psychopathology, [online first] 24 July, 1–48. doi: 10.1017/S0954579420000620

Carr, E., & Durand, V. (1985). Reducing behavior problems through functional communication training. Journal of Applied Behavior Analysis, 18, 111–126.

Carrington, S., Kent, R., Maljaars, J. …. & Leekam, S. (2014). DSM-5 Autism Spectrum Disorder: In search of essential behaviours for diagnosis. Research in Autism Spectrum Disorders, 8, 701–715.

Carrington, S., Leekam, S., Kent, R. …. & Noens, I. (2015). Signposting for diagnosis of autism spectrum disorder using the Diagnostic Interview for Social and Communication Disorders (DISCO). Research in Autism Spectrum Disorders, 9, 45–52.

Carruthers, P. (2009). How we know our own minds: The relationship between mindreading and metacognition. Behavioral and Brain Sciences, 32, 121–138.

Carson, K., Gast, D., & Ayres, K. (2008). Effects of a photo activity schedule book on independent task changes by students with intellectual disabilities in community and school job sites. European Journal of Special Needs Education, 23, 269–279.

Carter, A., Messinger, D., Stone, W. …. & Yoder, P. (2011). A randomized controlled trial of Hanen's 'More Than Words' in toddlers with early autism symptoms. Journal of Child Psychology and Psychiatry, 52, 741–752.

Casanova, M. F. (2015). The minicolumnopathy of autism. In M. F. Casanova & I. Opris (Eds.), Recent Advances on the Modular Organization of the Cortex (pp. 225–237). Dordrecht: Springer.

Cesaroni, L. & Garber, M. (1991). Exploring the experience of individuals through firsthand accounts from high-functioning individuals with autism. Journal of Autism and Developmental Disorders, 21, 303–314.

Chambon, V., Farrer, C., Pacherie, E., Jacquet, P. O., Leboyer, M., & Zalla, T. (2017). Reduced sensitivity to social priors during action prediction in adults with autism spectrum disorders. Cognition, 160, 17–26.

Chan, G. & Goh, E. (2014). 'My parents told us that they will always treat my brother differently because he is autistic': Are siblings of autistic children the forgotten ones? Journal of Social Work Practice, 28, 155–171.

Charman, T., Pickles, A., Simonoff, E. …. Baird, G. (2010). IQ in children with autism spectrum disorders. Psychological Medicine, 41, 619–627.

Chawarska, K., Campbell, D., Chen, L. …. & Chang, J. (2011). Early generalized overgrowth in boys with autism. Archives of General Psychiatry, 68, 1021–1031.

Cheng, J., Eskenazi, B., Widjaja, F., Cordero, J. F., & Hendren, R. L. (2019). Improving autism perinatal risk factors: A systematic review. Medical Hypotheses, 127, 26–33.

Chevallier, C., Kohls, G., Troiani, V., Brodkin, E., & Schultz, R. (2012). The social motivation theory of autism. Trends in Cognitive Sciences, 16, 231–239.

Chomiak, T., & Hu, B. (2013). Alterations of neocortical development and maturation in autism: Insights from Valproic acid exposure and animal models. Neurotoxicology and Teratology, 36, 57–66.

Christensen, D., Braun, K., Baio, J., Bilder, D., Charles, J., Constantino, J. … & YearginAllsopp, M. (2018). Prevalence and characteristics of autism spectrum disorder among children aged 8 years—autism and developmental disabilities monitoring network, 11 sites, United States, 2012. MMWR Surveillance Summaries, 65, 1.

Christon, L., & Myers, B. (2015). Family-centered care practices in a multidisciplinary sample of pediatric professionals providing autism spectrum disorder services in the United States. Research in Autism Spectrum Disorders, 20, 47–57.

Churchill, D. W. (1972). The relation of infantile autism and early childhood schizophrenia to developmental language disorders of childhood. Journal of Autism and Childhood Schizophrenia, 2, 182–197.

Cleland, J., Gibbon, F., Peppe, S. J. E., O'Hare, A., & Rutherford, M. (2010). Phonetic and phonological errors in children with high-functioning autism and Asperger syndrome. International Journal of Speech and Language Pathology, 12, 69–76.

Clements, C. C., Zoltowski, A. R., Yankowitz, L. D., Yerys, B. E., Schultz, R. T., & Herrington, J. D. (2018). Evaluation of the social motivation hypothesis of autism: A systematic review and meta-analysis. JAMA Psychiatry, 75, 797–808.

Cline, T., & Baldwin, S. (2004). Selective Mutism in Children. London: Whurr Press.

Coben, R., Mohammad-Rezazadeh, I., & Cannon, R. (2014). Using quantitative and analytic EEG methods in the understanding of connectivity in autism spectrum disorders: A theory of mixed over- and under-connectivity. Frontiers in Human Neuroscience, 8.

Coman, D., Alessandri, M., Gutierrez, A. …. & Odom, S. (2013). Commitment to classroom model philosophy and burnout symptoms among high fidelity teachers implementing preschool programs for children with autism spectrum disorders. Journal of Autism and Developmental Disorders, 43, 345–360.

Constantino, J., Davis, S., Todd, R. …. & Reich, W. (2003). Validation of a brief quantitative measure of autistic traits: Comparison of the Social Responsiveness Scale with the ADI-R. Journal of Autism and Developmental Disorders, 33, 427–433.

Costa, L., Cole, T., Coburn, J. …. Roque, P. (2014). The effect of air pollution on the brain. BioMedical Research, 2014, Article ID 736385.

Courchesne, E. (2004). Brain development in autism: Early overgrowth followed by premature arrest of growth. Mental Retardation and Developmental Disabilities Research Reviews, 10, 106–111.

Courchesne, E., Campbell, K., & Solso, S. (2011). Brain growth across the life span in autism. Brain Research, 1380, 138–145.

Courchesne, E., & Pierce, K. (2005). Why the frontal cortex in autism might be talking only to itself: Local over-connectivity but long-distance disconnection. Current Opinion in Neurobiology, 15, 225–230.

Craig, M., Zaman, S. H., Daly, E. M., Cutter, W. J., Robertson, D. M., Hallahan, B. …. & Murphy, D. G. (2007). Women with autistic-spectrum disorder: Magnetic resonance imaging study of brain anatomy. The British Journal of Psychiatry, 191, 224–228.

Crane, L., Chester, J., Goddard, L., Henry, L., & Hill, E. (2016). Experiences of autism diagnosis: A survey of over 1000 parents in the United Kingdom. Autism, 20, 153–162.

Creak, M. (1961). Schizophrenic syndrome in childhood: Progress report of a working party. Cerebral Palsy Bulletin, 3, 501–504.

Crespi, B., Read, S., Ly, A., & Hurd, P. (2019). AMBRA1, autophagy, and the extreme male brain theory of autism. Autism Research and Treatment, 2019(1): 1–6.

Cross-Disorder Group of the Psychiatric Genomics Consortium (2013). Identification of risk loci with shared effects on five major psychiatric disorders. The Lancet, 381, 1371–1379.

Cummings, L. (2013). Clinical pragmatics and theory of mind. In F. Piparo & M. Carapezza (Eds.), Perspectives on Linguistic Pragmatics (pp. 23–56). Cham, Switzerland: Springer International.

Curcio, F. (1978). Sensorimotor functioning and communication in mute autistic children. Journal of Autism and Childhood Schizophrenia, 2, 264–287.

Dakin, S., & Frith, U. (2005). Vagaries of visual perception in autism. Neuron, 48, 497–507.

d'Albis, M. A., Guevara, P., Guevara, M., Laidi, C., Boisgontier, J., Sarrazin, S., …. & Houenou, J. (2018). Local structural connectivity is associated with social cognition in autism spectrum disorder. Brain, 141, 3472–3481.

Damasio, A., & Maurer, R. (1978). A neurological model for childhood autism. Archives of Neurology, 35, 777–786.

Danesh, A., Lang, D., Kaf, W., Andreassen, W., Scott, J., & Eshraghi, A. (2015). Tinnitus and hyperacusis in autism spectrum disorders with emphasis on high functioning individuals diagnosed with Asperger's syndrome. International Journal of Pediatric Otorhinolaryngology, 79, 1683–1688.

Danforth, A. L., Struble, C. M., Yazar-Klosinski, B., & Grob, C. S. (2016). MDMA-assisted therapy: A new treatment model for social anxiety in autistic adults. Progress in NeuroPsychopharmacology and Biological Psychiatry, 64, 237–249.

Danial, J., & Wood, J. (2013). Cognitive behavioral therapy for children with autism: Review and considerations for future research. Journal of Developmental and Behavioral Pediatrics, 34, 702–715.

D'Astous, V., Manthorpe, J., Lowton, K., & Glaser, K. (2014). Retracing the historical social care context of autism: A narrative overview. British Journal of Social Work, 46, 789–807.

Davidovitch, M., Chodick, G., Shalev, V., Eisenberg, V. H., Dan, U., Reichenberg, A. …. & Levine, S. Z. (2018). Infertility treatments during pregnancy and the risk of autism spectrum disorder in the offspring. Progress in Neuro-

Psychopharmacology and Biological Psychiatry, 86, 175–179.

Davis, T., O'Reilly, M., Kang, S. …. & Mulloy, A. (2013). Chelation treatment for autism spectrum disorders: A systematic review. Research in Autism Spectrum Disorders, 7, 49–55.

Dawson, G., Jones, E. J., Merkle, K. …. & Smith, M. (2012). Early behavioral intervention is associated with normalized brain activity in young children with autism. Journal of the American Academy of Child and Adolescent Psychiatry, 51, 1150–1159.

Dawson, G., & McKissick, F. (1984). Self-recognition in autistic children. Journal of Autism and Developmental Disorders, 14, 383–394.

Dawson, G., Rogers, S., Munson, J. …. & Varley, J. (2010). Randomized, controlled trial of an intervention for toddlers with autism: The Early Start Denver Model. Pediatrics, 125, e17–e23.

Dawson, G., Toth, K., Abbott, R. …. & McPartland, J. (2004). Early social attention impairments in autism: Social orienting, joint attention, and attention to distress. Developmental Psychology, 40, 271–283.

Dawson, G., Webb, S., Schellenberg, G. …. & Friedman, S. (2002). Defining the broader phenotype of autism: Genetic, brain, and behavioural perspectives. Development and Psychopathology, 14, 581–611.

Dawson, M., Soulières, I., Gernsbacher, M., & Mottron, L. (2007). The level and nature of autistic intelligence. Psychological Science, 18, 657–662.

Dawson-Squibb, J. J., Davids, E. L., & de Vries, P. J. (2019). Scoping the evidence for EarlyBird and EarlyBird Plus, two United Kingdom-developed parent education training programmes for autism spectrum disorder. Autism, 23, 542–555.

Deary, I. (2020). Intelligence: A Very Short Introduction. Oxford: Oxford University Press.

de Bildt, A., Sytema, S., Zander, E. …. & Green, J. (2015). Autism Diagnostic InterviewRevised (ADI-R) algorithms for toddlers and young preschoolers: Application in a non-US sample of 1,104 children. Journal of Autism and Developmental Disorders, 45, 2076–2091.

De Giorgi, R., De Crescenzo, F., D'Alò, G., Rizzo Pesci, N., Di Franco, V., Sandini, C., & Armando, M. (2019). Prevalence of non-affective psychoses in individuals with autism spectrum disorders: A systematic review. Journal of Clinical Medicine, 8, 1304.

De Rubeis S., & Buxbaum J. (2015). Genetics and genomics of autism spectrum disorder. Human Molecular Genetics. July:ddv273.

DeMyer, M., Barton, S., Alpern, G. …. & Steele, R. (1974). The measured learning abilities of autistic children. Journal of Autism and Childhood Schizophrenia, 4, 42–60.

Department of Education and Science (Ireland) (2006). An Evaluation of Educational Provision for Children with Autistic Spectrum Disorders. Dublin: DES (Ireland). www.education.ie/servlet/blobservlet/des_autismreport_foreword.htm

Desaunay, P., Briant, A. R., Bowler, D. M., Ring, M., Gérardin, P., Baleyte, J. M. …. & Guillery-Girard, B. (2020). Memory in autism spectrum disorder: A meta-analysis of experimental studies. Psychological Bulletin, 146, 377.

DeStefano, F. & Shimabukuro, T. (2019). The MMR vaccine and autism. Annual Review of Virology, 6, 585–600.

Deutsch, S., Schwartz, B., Urbano, M. …. Herndon, A. (2014). Nicotinic acetylcholine receptors in autism spectrum disorders. In V. Patel, V. Preedy, & C. Martin (Eds.), Comprehensive Guide to Autism (pp. 755–777). New York: Springer.

Di Martino, A., Yan, C.-G., Li, Q. …. Milham, M. (2014). The autism brain imaging data exchange. Molecular Autism, 19, 659–667.

Doja, A., & Roberts, W. (2006). Immunizations and autism. Canadian Journal of Neurological Sciences, 33, 341–346.

Donnellan, A., Hill, D., & Leary, M. (2015). Rethinking autism: Implications of sensory and movement differences for understanding and support. In E. Torres & A. Donnellan (Eds.), Autism: The Movement Perspective. Lausanne, Switzerland: Frontiers Media SA.

Dumont-Mathieu, T., & Fein, D. (2005). Screening for autism in young children: The Modified Checklist for Autism in Toddlers (M-CHAT) and other measures. Mental Retardation and Developmental Disabilities Research Reviews, 11, 253–262.

Durkin, M., Maenner, M., Meaney, F. …. & Schieve, L. (2010). Socioeconomic inequality in the prevalence of autism spectrum disorder. PLoS One, 5, e11551.

Dziuk, M., Larson, J., Apostu, A., Mahone, E., Denckla, M., & Mostofsky, S. (2007). Dyspraxia in autism: Association with motor, social, and communicative deficits. Developmental Medicine & Child Neurology, 49, 734–739.

Ecker, C., Ginestet, C., Feng, Y. …. & Murphy, D. (2013). Brain surface anatomy in adults with autism. JAMA Psychiatry, 70, 59–70.

Ecker, C., Bookheimer, S., & Murphy, D. (2015). Neuroimaging in autism spectrum disorder: Brain structure and function across the lifespan. The Lancet Neurology, 14, 1121–1134.

Eigsti, I., & Fein, D. (2013). More is less: Pitch discrimination and language delays in children with optimal outcomes from autism. Autism Research, 6, 605–613.

Eldevik, E., Hastings, R., Hughes, J. C., & Jahr, E. (2009). Meta-analysis of Early Intensive Behavioral Intervention for children with autism. Journal of Clinical Child & Adolescent Psychology, 38, 439–450.

Elsabbagh, M., Divan, G., Koh, Y.-J. .... & Fombonne, E. (2012). Global prevalence of autism and other pervasive developmental disorders. Autism Research, 5, 160–179.

Elsabbagh, M., & Johnson, M. H. (2016). Autism and the social brain: The first-year puzzle. Biological Psychiatry, 80, 94–99.

Faherty, C. (2008). Understanding Death and Illness. Arlington, TX: Future Horizons.

Fairthorne, J., de Klerk, N., Leonard, H., Schieve, L., & Yeargin-Allsopp, M. (2017). Maternal race–ethnicity, immigrant status, country of birth, and the odds of a child with autism. Child Neurology Open, 4, 2329048X16688125.

Faran, Y., & Ben Shalom, D. (2008). Possible parallels between memory and emotion processing in autism: A neuropsychological perspective. In J. Boucher & D. M. Bowler (Eds.), Memory in Autism (pp. 86–102). Cambridge: Cambridge University Press.

Farley, M., McMahon, W., Fombonne, E. .... & Coon, H. (2009). Twenty-year outcome for individuals with autism and average or near-average cognitive abilities. Autism Research, 2, 109–118.

Farrington, C. P., Miller, E., & Taylor, B. (2001). MMR and autism: further evidence against a causal association. Vaccine, 19, 3632–3635.

Fatemi, S. H. (2016). Cerebellar pathology in autism. In D. L. Gruol, N. Koibuchi, M. Manto, M. Molinari, J. D. Schmahmann, & Y. Shen (Eds.), Essentials of Cerebellum and Cerebellar Disorders (pp. 539–543). Cham, Switzerland: Springer International.

Fay, W., & Schuler, A. (1980). Emerging Language in Autistic Children. London: Edward Arnold.

Fein, D., Barton, M., Eigsti, M. .... & Tyson, K. (2013). Optimal outcome in individuals with a history of autism. Journal of Child Psychology and Psychiatry, 54, 195–205.

Fernández, C. (2013). Mindful storytellers: Emerging pragmatics and theory of mind development. First Language, 33, 20–46.

Fernández-Alcántara, M., García-Caro, M. P., Pérez-Marfil, M. N., Hueso-Montoro, C., LaynezRubio, C., & Cruz-Quintana, F. (2016). Feelings of loss and grief in parents of children diagnosed with autism spectrum disorder (ASD). Research in Developmental Disabilities, 55, 312–321.

Ferster, C. (1961). Positive reinforcement and behavioural deficits of autistic children. Child Development, 32, 437–456.

Finegold, S., Downes, J., & Summanen, P. (2012). Microbiology of regressive autism. Anaerobe, 18, 260–262.

Fletcher, P., Happé, F., Frith, U., Baker, S., Dolan, R. J., Frackowiak, R., & Frith, C. D. (1995). Other minds in the brain: a functional imaging study of 'theory of mind' in story comprehension. Cognition, 57(2), 109–128.

Flippin, M., Reszka, S., & Watson, L. (2010). Effectiveness of the Picture Exchange Communication System (PECS) on communication and speech for children with autism spectrum disorders. American Journal of Speech-Language Pathology, 19, 178–195.

Fombonne, E. (1999). The epidemiology of autism. Psychological Medicine, 29, 769–787.

Fombonne, E. (2002). Epidemiological trends in rates of autism. Molecular Psychiatry, 7, S4–S6.

Fombonne, E. (2018). Editorial: The rising prevalence of autism. The Journal of Child Psychology and Psychiatry, [online first] 19 June. https://doi.org/10.1111/jcpp.12941.

Fountain, C., King, M., & Bearman, P. (2011). Age of diagnosis for autism: Individual and community factors across 10 birth cohorts. Journal of Epidemiology and Community Health, 65, 503–510.

Foxx, R. M., & Mulick, J. A. (Eds.). (2015). Controversial Therapies for Autism and Intellectual Disabilities: Fad, Fashion, and Science in Professional Practice. London: Routledge.

Franchini, M., Glaser, B., Wood de Wilde, H., Gentaz, E., Eliez, S., & Schaer, M. (2017). Social orienting and joint attention in preschoolers with autism spectrum disorders. PLoS One, 12, e0178859.

Freeth, M., Milne, E., Sheppard, E., & Ramachandran, R. (2014). Autism across cultures. In F. Volkmar, S. Rogers, R. Paul, & K. Pelphrey (Eds.), Handbook of Autism and Pervasive Developmental Disorders (4th edn) (Vol. 2, pp. 997–1013). Hoboken, NJ: Wiley & Sons.

Frenette, P., Dodds, L., MacPherson, K. .... & Bryson, S. (2013). Factors affecting the age at diagnosis of autism spectrum disorders in Nova Scotia, Canada. Autism, 17, 184–195.

Frith, U. (1989/2003). Autism: Explaining the Enigma (1st and 2nd edns). Oxford: Blackwell.

Frith, U. (2013). Are there innate mechanisms that make us social beings? Scripta Varia, 121.

Frith, U., & Frith, C. (2003). Development and neurophysiology of mentalizing. Philosophical Transactions of the Royal Society of London B: Biological Sciences, 358, 459–473.

Frith, U., & Frith, C. (2010). The social brain: Allowing humans to boldly go where no other species has been. Philosophical Transactions of the Royal Society of London B: Biological Sciences, 365, 165–176.

Frith, U., & Happé, F. (1994). Autism: Beyond 'theory of mind'. Cognition, 50, 115–132.

Frith, U., & Happé, F. (1999). Theory of mind and self-consciousness: What is it like to be autistic? Mind and Language, 14, 1–22.

Frith, U., Morton, J., & Leslie, A. (1991). The cognitive basis of a biological disorder: Autism. Trends in Neurosciences, 14, 433–438.

Frost, L., & Bondy, A. (2011). A Clear Picture: The Use and Benefits of PECS. Brighton: Pyramid Educational Consultants.

Frye, R. E., Vassall, S., Kaur, G., Lewis, C., Karim, M., & Rossignol, D. (2019). Emerging biomarkers in autism spectrum disorder: A systematic review. Annals of Translational Medicine, 7(23).

Fulceri, F., Guzzetta, A., Athanasiadou, A., Iaconianni, L., & Scattoni, M. L. (2018). Antenatal ultrasound value in risk calculation for Autism Spectrum Disorder: A systematic review to support future research. Neuroscience & Biobehavioral Reviews, 92, 83–92.

Fusar-Poli, L., Brondino, N., Rocchetti, M., Panisi, C., Provenzani, U., Damiani, S., & Politi, P. (2017). Diagnosing ASD in adults without ID: Accuracy of the ADOS-2 and the ADI-R. Journal of Autism and Developmental Disorders, 47, 3370–3379.

Gabriels, R., Agnew, J., Miller, L. .... & Hooks, E. (2008). Is there a relationship between restricted, repetitive, stereotyped behaviours and abnormal sensory response in children with autism spectrum disorders? Research in Autism Spectrum Disorders, 2, 660–670.

Gadow, K., Pinsonneault, J., Perlman, G., & Sadee, W. (2014). Association of dopamine gene variants, emotion dysregulation and ADHD in autism spectrum disorder. Research in Developmental Disorders, 35, 1658–1665.

Gaigg, S. (2012). The interplay between emotion and cognition in autism spectrum disorder: Implications for developmental theory. Frontiers in Integrative Neuroscience, 4, 113.

Gaigg, S., Bowler, D., Ecker, C., Calvo-Merino, B., & Murphy, D. (2015). Episodic recollection difficulties in ASD result from atypical relational encoding: Behavioral and neural evidence. Autism Research, 8, 317–327.

Gaigg, S., Bowler, D., & Gardiner, J. M. (2014). Episodic but not semantic order memory difficulties in autism spectrum disorder: Evidence from the Historical Figures Task. Memory, 22, 669–678.

Gal, E., Dyke, M., & Passmore, A. (2002). Sensory differences and stereotyped movements in children with autism. Behavioural Change, 19, 207–219.

Gallagher, C., McCarthy, F. P., Ryan, R. M., & Khashan, A. S. (2018). Maternal alcohol consumption during pregnancy and the risk of autism spectrum disorders in offspring: A retrospective analysis of the millennium cohort study. Journal of Autism and Developmental Disorders, 48, 3773–3782.

Gallagher, S. (2004). Understanding interpersonal problems in autism. Philosophy, Psychiatry and Psychology, 11, 199–217.

Gallese, V., Rochat, M., & Berchio, C. (2013). The mirror mechanism and its potential role in autism. Developmental Medicine and Child Neurology, 55, 15–22.

Garbarino, V. R., Gilman, T. L., Daws, L. C., & Gould, G. G. (2019). Extreme enhancement or depletion of serotonin transporter function and serotonin availability in autism spectrum disorder. Pharmacological Research, 140, 85–99.

García-Primo, P., Hellendoorn, A., Charman, T. .... & Moilanen, I. (2014). Screening for autism spectrum disorders: State of the art in Europe. European Child and Adolescent Psychiatry, 23, 1005–1021.

Gerhardt, P., Cicero, F., & Mayville, E. (2014). Employment and related service for adults with ASD. In F. Volkmar, S. Rogers, R. Paul, & K. Pelphrey (Eds.), Handbook of Autism and Pervasive Developmental Disorders (4th edn) (Vol. 2, pp. 907–917). Hoboken, NJ: Wiley & Sons.

Gernsbacher, G., Sauer, E., Geye, H., Schweigert, E., & Goldsmith, H. (2008). Infant and toddler oral- and manual-motor skills predict later speech fluency in autism. Journal of Child Psychology and Psychiatry, 49, 43–50.

Geschwind, D. (2011). Genetics of autism spectrum disorders. Trends in Cognitive Sciences, 15, 409–416.

Getahun, D., Fassett, M. J., Peltier, M. R., Wing, D. A., Xiang, A. H., Chiu, V., & Jacobsen, S. J. (2017). Association of perinatal risk factors with autism spectrum disorder. American Journal of Perinatology, 7, 295–304.

Ghanizadeh, A. (2012). Hyperbaric oxygen therapy for treatment of children with autism: A systematic review of randomized trials. Medical Gas Research, 2, 13.

Ghaziuddin, M., Al-Khouri, I., & Ghaziuddin, N. (2002). Autistic symptoms following herpes encephalitis. European Journal of Child and Adolescent Psychiatry, 11, 142–146.

Gillberg, C. (1986). Onset at age 14 of a typical autistic syndrome. Journal of Autism and Developmental Disorders, 16, 369–375.

Giserman-Kiss, I., & Carter, A. (2019). Stability of autism spectrum disorder in young children with diverse backgrounds. Journal of Autism and Developmental Disorders, 50, 1–13.

Glidden, D., Bouman, W., Jones, B., & Arcelus, J. (2016). Gender dysphoria and autism spectrum disorder: A systematic review of the literature. Sexual Medicine Reviews, 4, 3–14.

Goines, P., & Ashwood, P. (2013). Cytokine dysregulation in autism spectrum disorders. Neurotoxicology and Teratology, 36, 67–81.

Golan, O., Sinai-Gavrilov, Y., & Baron-Cohen, S. (2015). The Cambridge Mindreading FaceVoice Battery for Children (CAM-C): Complex emotion recognition in children with and without autism spectrum conditions. Molecular Autism, 6, 1.

Gorlin, J. B., McAlpine, C. P., Garwick, A., & Wieling, E. (2016). Severe childhood autism: The family lived experience.

Journal of Pediatric Nursing, 31, 580–597.

Gottfredson, L. S. (1997). Mainstream science on intelligence: An editorial with 52 signatories, history, and bibliography. Intelligence, 24, 13–23.

Gould, J., & Ashton-Smith, J. (2011). Missed diagnosis or misdiagnosis? Girls and women on the autism spectrum. Good Autism Practice, 12, 34–41.

Gowen, E., & Hamilton, A. (2013). Motor abilities in autism. Journal of Autism and Developmental Disorders, 43, 323–344.

Grandin, T., & Scariano, M. (1986). Emergence: Labelled Autistic. Novato, CA: Arena Press.

Granpeesheh, D., Tarbox, J., & Dixon, D. R. (2009). Applied behavior analytic interventions for children with autism: A description and review of treatment research. Annals of Clinical Psychiatry, 21, 162–173.

Grant, A. (2011). Fear, confusion and participation: Incapacity benefit claimants and (compulsory) work focused interviews. Research, Policy and Planning, 28, 161–171.

Green, J., Charman, T., McConachie, H. …. & PACT Consortium (2010). Parent-mediated communication-focused treatment in children with autism (PACT): A randomised controlled trial. The Lancet, 375, 2152–2160.

Green, J., Charman, T., Pickles, A. …. & Jones, E. (2015). Parent-mediated intervention versus no intervention for infants at high risk of autism. The Lancet Psychiatry, 2, 133–140.

Green, J., Pickles, A., Pasco, G., Bedford, R., Wan, M. W., Elsabbagh, M., …. & British Autism Study of Infant Siblings (BASIS) Team (2017). Randomised trial of a parent-mediated intervention for infants at high risk for autism: Longitudinal outcomes to age 3 years. Journal of Child Psychology and Psychiatry, 58, 1330–1340.

Green, R., Travers, A., Howe, Y., & McDougle, C. (2019). Women and autism spectrum disorder: Diagnosis and implications for treatment of adolescents and adults. Current Psychiatry Reports, 21, 1–8.

Green, S., Ben-Sasson, A., Soto, T., & Carter, A. (2012). Anxiety and sensory over-responsivity in toddlers with autism spectrum disorders: Bidirectional effects across time. Journal of Autism and Developmental Disorders, 42, 1112–1119.

Greenspan, S., & Wieder, S. (1999). A functional developmental approach to autism spectrum disorders. Research and Practice for Persons with Severe Disabilities, 24, 147–161.

Greenspan, S., & Wieder, S. (2009). Engaging Autism: Using the Floortime Approach to Help Children Relate, Communicate, and Think. Boston, MA: Da Capo Press.

Greimel, E., Nehrkom, B., Schulte-Ruther, M. …. & Eickhoff, S. B. (2013). Changes in gray matter development in autism spectrum disorder. Brain Structure and Function, 218, 929–942.

Griffith, E., Pennington, B., Wehner, E., & Rogers, S. (1999). Executive functions in young children with autism. Child Development, 70, 817–832.

Grove, N., & Walker, M. (1990). The Makaton Vocabulary: Using manual signs and graphic symbols to develop interpersonal communication. Augmentative and Alternative Communication, 6, 15–28.

Grzadzinski, M., Luyster, R., Spencer, A., & Lord, C. (2014). Attachment in young children with autism spectrum disorders. Autism, 18, 85–96.

Guilmatre, A., Dubourg, C., Mosca, A. L. …. & Campion, D. (2009). Archives of General Psychiatry, 66, 947–956.

Guo, B. Q., Ding, S. B., & Li, H. B. (2020). Blood biomarker levels of methylation capacity in autism spectrum disorder: A systematic review and meta-analysis. Acta Psychiatrica Scandinavica, 141, 492–509.

Gur, R., & Gur, R. (2017). Complementarity of sex differences in brain and behavior: From laterality to multimodal neuroimaging. Journal of Neuroscience Research, 95, 189–199.

Guthrie, W., Swineford, L. B., Wetherby, A. M., & Lord, C. (2013). Comparison of DSM-IV and DSM-5 factor structure models for toddlers with autism spectrum disorder. Journal of the American Academy of Child & Adolescent Psychiatry, 52, 797–805.

Gutstein, S. (2000). Solving the Relationship Puzzle: A New Developmental Program that Opens the Door to Lifelong Social and Emotional Growth. Arlington, TX: Future Horizons.

Gutstein, S. (2004). The effectiveness of Relationship Development Intervention in remediating core deficits of autism-spectrum children. Journal of Developmental and Behavioral Pediatrics, 25, 375.

Gutstein, S., Burgess, A., & Montfort, K. (2007). Evaluation of the relationship development intervention program. Autism, 11, 397–411.

Halepoto, D., Bashir, S., & Al-Ayadhi, L. (2014). Possible role of brain-derived neurotrophic factor (BDNF) in autism spectrum disorder. Journal of the College of Physicians and Surgeons Pakistan, 24, 274–278.

Hamilton-Giachritsis, C., & Browne, K. (2012). Forgotten children? An update on young children in institutions across Europe. Early Human Development, 88, 911–914.

Hansen, S., Schendel, D., & Parner, E. (2015). Explaining the increase in the prevalence of autism spectrum disorders. JAMA Pediatrics, 169, 56–62.

Happé, F. (1994). An advanced test of theory of mind: Understanding of story characters' thoughts and feelings by able autistic, mentally handicapped, and normal children and adults. Journal of Autism and Developmental disorders, 24, 129–154.

Happé, F. (1995). Understanding minds and metaphors. Metaphor and Symbolic Activity, 10, 275–295.

Happé, F. (2003). Theory of mind and the self. Annals of the New York Academy of Sciences, 1001, 134–144.

Happé, F. (2011). Criteria, categories, and continua: Autism and related disorders in DSM-5. Journal of American Academy of Child and Adolescent Psychiatry, 50, 540–542.

Happé, F., & Frith, U. (2006). The weak coherence account: Detail-focused cognitive style in autism spectrum disorders. Journal of Autism and Developmental Disorders, 36, 5–23.

Happé, F., & Frith, U. (2010). Autism and Talent. Oxford: Oxford University Press.

Hardy, S., Haisley, L., Manning, C., & Fein, D. (2015). Can screening with the Ages and Stages Questionnaire detect autism? Journal of Developmental and Behavioral Pediatrics, 36, 536.

Hare, D., & Malone, C. (2004). Catatonia and autistic spectrum disorders. Autism, 8, 183–195.

Harms, M., Martin, A., & Wallace, G. (2010). Facial emotion recognition in autistic spectrum disorders: A review of behavioural and neuroimaging studies. Neuropsychology Review, 20, 290–322.

Harrison K. L., & Zane, T. (2017). Is there science behind that? Gluten-free and casein-free diets. Science in Autism Treatment, 14(2), 32–36.

Hartley, S. L., & Schultz, H. M. (2015). Support needs of fathers and mothers of children and adolescents with autism spectrum disorder. Journal of Autism and Developmental Disorders, 45, 1636–1648.

Hayes, S., & Watson, S. (2013). The impact of parenting stress: A meta-analysis of studies comparing the experience of parenting stress in parents of children with and without autism spectrum disorder. Journal of Autism and Developmental Disorders, 43, 629–642.

Hazlett, H. C., Gu, H., Munsell, B. C., Kim, S. H., Styner, M., Wolff, J. J., ... & Piven, J. (2017). Early brain development in infants at high risk for autism spectrum disorder. Nature, 542(7641), 348–351.

Hazlett, H. C., Poe, M., Gerig, G. .... & Piven, J. (2011). Early brain overgrowth in autism associated with an increase in cortical surface area before age 2 years. JAMA Psychiatry, 68, 467–476.

Heaton, P. (2003). Pitch memory, labelling and disembedding in autism. Journal of Child Psychology and Psychiatry, 44, 543–551.

Heaton, P., Hermelin, B., & Pring, L. (1998). Autism and pitch processing: A precursor for savant ability? Music Perception, 15, 291–305.

Hedley, D., Uljarevi´c , M., Cameron, L., Halder, S., Richdale, A., & Dissanayake, C. (2017). Employment programmes and interventions targeting adults with autism spectrum disorder: A systematic review of the literature. Autism, 21, 929–941.

Heeramun, R., Magnusson, C., Gumpert, C., Granath, S., Lundberg, M., Dalman, C., & Rai, D. (2017). Autism and convictions for violent crimes: Population-based cohort study in Sweden. Journal of the American Academy of Child & Adolescent Psychiatry, 56, 491–497.

Heiman, T. (2002). Parents of children with disabilities: Resilience, coping and future expectations. Journal of Developmental and Physical Disabilities, 14, 159–171.

Hendricks, D. (2010). Employment and adults with autism spectrum disorders: Challenges and strategies for success. Journal of Vocational Rehabilitation, 32, 125–134.

Henn, J., & Henn, M. (2005). Defying the odds: You can't put a square peg in a round hole. Journal of Vocational Rehabilitation, 22, 129–130.

Henninger, N., & Taylor, J. (2013). Outcomes in adults with autism spectrum disorders. Autism, 17, 103–116.

Hermann, I., Haser, V., van Elst, L. .... & Konieczny, L. (2013). Automatic metaphor processing in adults with Asperger syndrome. European Archives of Psychiatry and Clinical Neuroscience, 263, S177–S187.

Hermelin, B. (2001). Bright Splinters of the Mind. London: Jessica Kingsley.

Hermelin, B., & O'Connor, N. (1970). Psychological Experiments with Autistic Children. Oxford: Pergamon Press.

Hermelin, B., & O'Connor, N. (1985). Logico-affective states and non-verbal language. In E. Schopler & G. Mesibov (Eds.), Communication Problems in Autism (pp. 293–309). New York: Plenum Press.

Hernández-García, I., Chamorro, A., Ternavasio-de la Vega, H., Carbonell, C., Marcos, M., & Mirón-Canelo, J. (2020). Association of allelic variants of the reelin gene with autistic spectrum disorder: A systematic review and meta-analysis of candidate gene association studies. International Journal of Environmental Research and Public Health, 17, 8010.

Hess, E. (2013). DIR®/Floortime™: Evidence-based practice towards the treatment of autism and sensory processing disorder in children and adolescents. International Journal of Child Health and Human Development, 6, 267–274.

Hewitson, J. (2018). How to Raise a Happy Autistic Child. London: Orion Spring.

Higgs, T., & Carter, A. (2015). Autism spectrum disorder and sexual offending: Responsivity in forensic interventions. Aggression and Violent Behavior, 22, 112–119.

Hill, E. (2004). Evaluating the theory of impairments of executive function in autism. Developmental Review, 24, 189–233.

Hill, E., Berthoz, S., & Frith, U. (2004). Brief report: Cognitive processing of own emotions in individuals with autistic spectrum disorder and in their relatives. Journal of Autism and Developmental Disorders, 34, 229–235.

Hill, S., Wagner, E., Shedlarski, J., & Sears, S. (1977). Diurnal cortisol and temperature variation of normal and autistic children. Developmental Psychobiology, 10, 579–583.

Hillman, H. (2018). Child-centered play therapy as an intervention for children with autism: A literature review. International Journal of Play Therapy, 27, 198.

Hobson, R. P. (1990). On the origins of self and the case of autism. Development and Psychopathology, 2, 163–181.

Hobson, R. P. (1993a). Autism and the Development of Mind. Hove: Lawrence Erlbaum Associates.

Hobson, R. P. (1993b). The emotional origins of social understanding. Philosophical Psychology, 6, 227–249.

Hobson R. P. (2014a). Autism and emotion. In F. Volkmar, S. Rogers, R. Paul, & K. Pelphrey (Eds.), Handbook of Autism and Pervasive Developmental Disorders (4th edn) (Vol. 2, pp. 332–353). Hoboken, NJ: Wiley & Sons.

Hobson, R. P. (2014b). The coherence of autism. Autism, 18, 6–16.

Hobson, R. P., Chidambi, G., Lee, A., Meyer, J., Müller, U., Carpendale, J., …. & Racine, T. (2006). Foundations for self-awareness: An exploration through autism. Monographs of the Society for Research in Child Development, i–166.

Hobson, R. P., García-Pérez, R., & Lee, A. (2010). Person-centred (deictic) expressions and autism. Journal of Autism and Developmental Disorders, 40, 403–415.

Hobson, R. P., & Lee, A. (2010). Reversible autism among congenitally blind children? A controlled follow-up study. Journal of Child Psychology and Psychiatry, 51, 1235–1241.

Hobson, R. P., Ouston, J., & Lee, A. (1989). Naming emotion in faces and voices: Abilities and disabilities in autism and mental retardation. British Journal of Developmental Psychology, 7, 237–250.

Hodgetts, S., Nicholas, D., Zwaigenbaum, L., & McConnell, D. (2013). Parents' and professionals' perceptions of family-centered care for children with autism spectrum disorder across service sectors. Social Science & Medicine, 96, 138–146.

Hofvander, B., Delorme, R., Chaste, P. …. & Leboyer, M. (2009). Psychiatric and psychosocial problems in adults with normal-intelligence autism spectrum disorders. BMC Psychiatry, 9, 1.

Hopkins, B., Geangu, E., & Linkenauger, S. (Eds.). (2017). The Cambridge Encyclopedia of Child Development. Cambridge: Cambridge University Press.

Hosenbocus, S., & Chahal, R. (2012). A review of executive function deficits and pharmacological management in children and adolescents. Journal of the Canadian Academy of Child and Adolescent Psychiatry, 21, 223–229.

Howlin, P., & Magiati, I. (2017). Autism spectrum disorder: Outcomes in adulthood. Current Opinion in Psychiatry, 30, 69–76.

Howlin, P., Savage, S., Moss, P., Tempier, A., & Rutter, M. (2014). Cognitive and language skills in adults with autism. Journal of Child Psychology and Psychiatry, 55, 49–58.

Hubbard, A., McNealy, K., Zeeland, S. …. & Dapretto, M. (2012). Altered integration of speech and gesture in children with autism spectrum disorders. Brain and Behavior, 2, 606–619.

Hughes, C. (1996). Brief report: Planning problems in autism at the level of motor control. Journal of Autism and Developmental Disorders, 26, 99–107.

Hughes, J., Ward, J., Gruffydd, E., Baron-Cohen, S., Smith, P., Allison, C., & Simner, J. (2018). Savant syndrome has a distinct psychological profile in autism. Molecular Autism, 9, 1–18.

Hughes, P. J. (2007). Reflections: Me and Planet Weirdo. London: Chipmunkapublishing.

Hull, J. V., Dokovna, L. B., Jacokes, Z. J., Torgerson, C. M., Irimia, A., & Van Horn, J. D. (2017). Resting-state functional connectivity in autism spectrum disorders: A review. Frontiers in Psychiatry, 7, 205.

Hume, K., & Odom, S. (2007). Effects of an individual work system on the independent functioning of students with autism. Journal of Autism and Developmental Disorders, 37, 1166–1180.

Hurlburt, K., & Chalmers, L. (2004). Employment and adults with Asperger syndrome. Focus on Autism and Other Developmental Disabilities, 19, 215–222.

Hussman, J. (2001). Suppressed GABAergic inhibition as a common factor in suspected etiologies of autism. Journal of Autism and Developmental Disorders, 31, 247–248.

Hutt, S., Hutt, C., Lee, D., & Ounsted, C. (1964). Arousal and childhood autism. Nature, 204, 908.

Hutt, S., Hutt, C., Ounsted, C., & Lee, D. (1965). A behavioural and electroencephalographic study of autistic children. Journal of Psychiatry Research, 3, 181–197.

Hviid, A., Hansen, J. V., Frisch, M., & Melbye, M. (2019). Measles, mumps, rubella vaccination and autism: A nationwide cohort study. Annals of internal medicine, 170, 513–520.

Iacono, T., Trembath, D., & Erickson, S. (2016). The role of augmentative and alternative communication for children with autism: Current status and future trends. Neuropsychiatric Disease and Treatment, 12, 2349.

Isanon, A. (2001). Spirituality and the Autistic Spectrum: Of Falling Sparrows. London: Jessica Kingsley.

Itahashi, T., Yamada, T., Nakamura, M. …. & Hashimoto, R. (2015). Linked alterations in gray and white matter in adults with high-functioning autism spectrum disorder. NeuroImage: Clinical, 7, 155–169.

Ives, M., & Munro, N. (2002). Caring for a Child with Autism. London: Jessica Kingsley.

Ivy, J. W., & Schreck, K. A. (2016). The efficacy of ABA for individuals with autism across the lifespan. Current Developmental

Disorders Reports, 3, 57–66.

Jain, A., Spencer, D., Yang, W., Kelly, J., Newschaffer, C., Johnson, J. …. & Dennen, T. (2014). Injuries among children with autism spectrum disorder. Academic Pediatrics, 14, 390–397.

Jarrold, C. (2003). A review of research into pretend play in autism. Autism, 7, 379–390.

Jarrold, C., Boucher, J., & Smith, P. K. (1996). Generativity deficits in pretend play in autism. British Journal of Developmental Psychology, 14, 275–300.

Jarrold, C., Butler, D., Cottington, E., & Jiminez, F. (2000). Linking theory of mind and central coherence bias in autism and in the general population. Developmental Psychology, 36, 126–138.

Järvinen-Pasley, A., Wallace, G. L., Ramus, F., Happé, F., & Heaton, P. (2008). Enhanced perceptual processing of speech in autism. Developmental Science, 11, 109–121.

Johnson, M. H. (2014). Autism: Demise of the innate social orienting hypothesis. Current Biology, 24, R30–R31.

Johnson, J. B., & Van Rensselaer, A. (Eds.). (2010). Siblings: The Autism Spectrum Through Our Eyes. London: Jessica Kingsley.

Jones, A., Happé, F., Gilbert, F., Burnett, S., & Viding, E. (2010). Feeling, caring, knowing: Different types of empathy in boys with psychopathic tendencies and autism spectrum disorder. Journal of Child Psychology and Psychiatry, 51, 1188–1197.

Jones, C., Happé, F., Golden, H. …. & Charman, T. (2009). Reading and arithmetic in adolescents with autism spectrum disorders. Neuropsychology, 23, 718–728.

Jones, C. R., Simonoff, E., Baird, G., Pickles, A., Marsden, A. J., Tregay, J., …. & Charman, T. (2018). The association between theory of mind, executive function, and the symptoms of autism spectrum disorder. Autism Research, 11, 95–109.

Jones, E., Gliga, T., Bedford, R., Charman, T., & Johnson, M. (2014). Developmental pathways to autism: A review of prospective studies of infants at risk. Neuroscience and Biobehavioural Reviews, 39, 1–33.

Jones, W., Carr, K., & Klin, A. (2008). Absence of preferential looking to the eyes of approaching adults predicts level of social disability in 2-year-old toddlers with autism spectrum disorder. Archives of General Psychiatry, 65, 946–954.

Jordan, R. (2008). Autism spectrum disorders: A challenge and a model for inclusion in education. British Journal of Special Education, 35, 11–15.

Jordan, R., & Jones, G. (2012). Meeting the Needs of Children with Autistic Spectrum Disorders. London: Routledge.

Jordan, R., & Powell, S. (1995). Understanding and Teaching Children with Autism. Chichester: John Wiley & Sons.

Josefi, O., & Ryan, V. (2004). Non-directive play therapy for young children with autism: A case study. Clinical Child Psychology and Psychiatry, 9, 533–551.

Jung, M., Kosaka, H., Saito, D. N., Ishitobi, M., Morita, T., Inohara, K., …. & Iidaka, T. (2014). Default mode network in young male adults with autism spectrum disorder: Relationship with autism spectrum traits. Molecular Autism, 5, 1–11.

Jung, Y., Lee, A. M., McKee, S. A., & Picciotto, M. R. (2017). Maternal smoking and autism spectrum disorder: Meta-analysis with population smoking metrics as moderators. Scientific Reports, 7, 1–10.

Jure, R., Pogonza, R., & Rapin, I. (2016). Autism Spectrum Disorders (ASD) in blind children: Very high prevalence, potentially better outlook. Journal of Autism and Developmental Disorders, 46, 749–759.

Kahane, L. & El-Tahir, M. (2015). Attachment behavior in children with Autistic Spectrum Disorders. Advances in Mental Health and Intellectual Disabilities, 9, 79–89.

Kakooza-Mwesige, A., Wachtel, L., & Dhossche, D. (2008). Catatonia in autism. European Journal of Child and Adolescent Psychiatry, 17, 327–335.

Kalandadze, T., Bambini, V., & Næss, K. (2019). A systematic review and meta-analysis of studies on metaphor comprehension in individuals with autism spectrum disorder: Do task properties matter? Applied Psycholinguistics, 40, 1421–1454.

Kanner, L. (1943). Autistic disturbances of affective contact. Nervous Child, 2, 217–250.

Kapp, S., Steward, R., Crane, L., Elliott, D., Elphick, C., Pellicano, E., & Russell, G. (2019). 'People should be allowed to do what they like': Autistic adults' views and experiences of stimming. Autism, 23, 1782–1792.

Kasarpalkar, N. J., Kothari, S. T., & Dave, U. P. (2014). Brain-derived neurotrophic factor in children with autism spectrum disorder. Annals of Neurosciences, 21, 129.

Kasirer, A., & Mashal, N. (2014). Verbal creativity in autism. Frontiers in Human Neurosciences, 8, 615.

Kates, W., Burnette, C., Eliez, S. …. & Pearlson, G. (2004). Neuroanatomic variation in monozygotic twin pairs discordant for the narrow phenotype for autism. American Journal of Psychiatry, 161, 539–546.

Kato, K., Mikami, K., Akama, F. …. & Matsumoto, H. (2013). Clinical features of suicide attempts in adults with autism spectrum disorders. General Hospital Psychiatry, 35, 50–53.

Kaur, M., Srinivasan, S. M., & Bhat, A. N. (2018). Comparing motor performance, praxis, coordination, and interpersonal synchrony between children with and without Autism Spectrum Disorder (ASD). Research in Developmental Disabilities, 72, 79–95.

Keen, D., Reid, F., & Arnone, D. (2010). Autism, ethnicity and maternal immigration. British Journal of Psychiatry, 196, 274–281.

Keenan, T., Evans, S., & Crowley, K. (2016). An Introduction to Child Development. London: Sage.

Kelley, E., Paul, J., Fein, D., & Naigles, L. (2006). Residual language deficits in optimal outcome children with a history of autism. Journal of Autism and Developmental Disorders, 36, 807–828.

Kenny, L., Hattersley, C., Molins, B., Buckley, C., Povey, C., & Pellicano, E. (2016). Which terms should be used to describe autism? Perspectives from the UK autism community. Autism, 20, 442–462.

Kent, R., Carrington, S., Couteur, A. …. & Leekam, S. (2013). Diagnosing autism spectrum disorder: Who will get a DSM-5 diagnosis? Journal of Child Psychology and Psychiatry, 54, 1242–1250.

Kim, J. Y., Son, M. J., Son, C. Y., Radua, J., Eisenhut, M., Gressier, F. …. & Fusar-Poli, P. (2019). Environmental risk factors and biomarkers for autism spectrum disorder: An umbrella review of the evidence. The Lancet Psychiatry, 6, 590–600.

Kim, S., & Lord, C. (2010). Restricted and repetitive behaviors in toddlers and preschoolers with autism spectrum disorders based on the Autism Diagnostic Observation Schedule (ADOS). Autism Research, 3, 162–173.

Kim, S., & Lord, C. (2012). New autism diagnostic interview – revised algorithms for toddlers and young preschoolers from 12 to 47 months of age. Journal of Autism and Developmental Disorders, 42, 82–93.

Kim, S. H., Paul, R., Tager-Flusberg, H., & Lord, C. (2014). Language and communication in autism. In F. Volkmar, S. Rogers, R. Paul, & K. Pelphrey (Eds.), Handbook of Autism and Pervasive Developmental Disorders (4th edn) (Vol. 2, pp. 230–262). Hoboken, NJ: Wiley & Sons.

Kimhi, Y., Shoam-Kugelmas, D., Ben-Artzi, G. A., Ben-Moshe, I., & Bauminger-Zviely, N. (2014). Theory of mind and executive function in preschoolers with typical development versus intellectually able preschoolers with autism spectrum disorder. Journal of Autism and Developmental Disorders, 44(9), 2341–2354.

Kimura, M., Hanaie, R., Mohri, I. …. & Masako, T. (2013). Altered microstructural connectivity of the arcuate fasciculus is related to language disability in children with autism spectrum disorder. Journal of Brain Sciences, 42, 21–42.

King, B., & Lord, C. (2011). Is schizophrenia on the autistic spectrum? Brain Research, 1380, 34–41.

Kinnaird, E., Stewart, C., & Tchanturia, K. (2019). Investigating alexithymia in autism: A systematic review and meta-analysis. European Psychiatry, 55, 80–89.

Kjelgaard, M., & Tager-Flusberg, H. (2001). An investigation of language profiles in autism: Implications for genetic subgroups. Language and Cognitive Processes, 16, 287–308.

Klei, L., Sanders, S., Murtha, M. …. & Devlin, B. (2012). Common genetic variants, acting additively are a major risk factor for autism. Molecular Autism, 3, 9.

Klein, A., Ulmer, J., Quinet, S., Mathews, V., & Mark, L. P. (2016). Nonmotor functions of the cerebellum: An introduction. American Journal of Neuroradiology, 37, 1005–1009.

Klein, K., & Diehl, E. (2004). Relationship between MMR vaccine and autism. Annals of Pharmacotherapy, 38, 1297–1300.

Klintwall, L., & Eikeseth, S. (2014). Early and Intensive Behavioral Intervention (EIBI) In autism. In V. Patel, V. Preedy, & C. Martin (Eds.), Comprehensive Guide to Autism (pp. 117–137). New York Springer.

Koegel, R., Kern, L., & Koegel, L. (2006). Pivotal Response Treatments for Autism: Communication, Social, and Academic Development. Baltimore, MD: Brookes.

Koegel, R., & Koegel, L. (2012). The PRT Pocket Guide. Baltimore, MD: Brookes.

Koldewyn, K., Jiang, Y. V., Weigelt, S., & Kanwisher, N. (2013). Global/local processing in autism: Not a disability, but a disinclination. Journal of Autism and Developmental Disorders, 43, 2329–2340.

Kolodny, T., Schallmo, M. P., Gerdts, J., Edden, R. A., Bernier, R. A., & Murray, S. O. (2020). Concentrations of cortical GABA and glutamate in young adults with autism spectrum disorder. Autism Research, 13(7), 1111–1129.

Kolvin, I. (1971). Studies in childhood psychoses, I: Diagnostic criteria and classification. British Journal of Psychiatry, 118, 381–384.

Kozhemiako, N., Vakorin, V., Nunes, A. S., Iarocci, G., Ribary, U., & Doesburg, S. M. (2019). Extreme male developmental trajectories of homotopic brain connectivity in autism. Human Brain Mapping, 40, 987–1000.

Krause, I., He, X., Gershwin, M., & Schoenfeld, Y. (2002). Review of autoimmune factors in autism. Journal of Autism and Developmental Disorders, 32, 337–345.

Kriette, T., & Noelle, D. (2015). Dopamine and the development of executive function in autism spectrum disorders. PLoS One, 10, e0121605.

Krishnan, R., Russell, P. S., & Russell, S. (2017). A focus group study to explore grief experiences among parents of children with autism spectrum disorder. Journal of the Indian Academy of Applied Psychology, 43, 267–275.

Krug, D., Arick, J., & Almond, P. (1978). ABC—Autism Behaviour Checklist. Portland, OR: ASIEP Education Co.

Kulke, L., Reiß, M., Krist, H., & Rakoczy, H. (2018). How robust are anticipatory looking measures of Theory of Mind? Replication attempts across the life span. Cognitive Development, 46, 97–111.

Kumsta, R., Kreppner, J., Kennedy, M. …. & Sonuga-Barke, E. (2015). Psychological consequences of early global deprivation. European Psychologist, 20, 138–151.

Lai, M., Kassee, C., Besney, R., Bonato, S., Hull, L., Mandy, W. …. & Ameis, S. (2019). Prevalence of co-occurring mental health diagnoses in the autism population: A systematic review and meta-analysis. The Lancet Psychiatry, 6, 819–829.

Landa, R. J. (2018). Efficacy of early interventions for infants and young children with, and at risk for, autism spectrum disorders. International Review of Psychiatry, 30, 25–39.

Lang, R., O'Reilly, M., Healy, O. …. & Didden, R. (2012). Sensory integration therapy for autism spectrum disorders: A systematic review. Research in Autism Spectrum Disorders, 6, 1004–1018.

Laplane, D., Baulac, M., Widlöcher, D., & Dubois, B. (1984). Pure psychic akinesia with bilateral lesions of basal ganglia. Journal of Neurology, Neurosurgery & Psychiatry, 47, 377–385.

Le Couteur, A. (2003). National Autism Plan for Children (NAPC): Plan for the Identification, Assessment, Diagnosis and Access to Early Interventions for Pre-school and Primary School Aged Children with Autsim Spectrum Disorders. London: National Autistic Society.

Le Couteur, A., Bailey, A., Goode, S., Pickles …. & Rutter, M. (1996). A broader phenotype of autism: The clinical spectrum in twins. Journal of Child Psychology and Psychiatry, 37, 785–801.

Le Couteur, A., Baird, G., & National Initiative for Autism Screening and Assessment (NIASA). (2003). National Autism Plan. London: National Autistic Society.

Leary, M., & Hill, D.A (1996). Moving on: Autism and movement disturbance. Mental Retardation, 34, 39–53.

LeClerc, S., & Easley, D. (2015). Pharmacological therapies for autism spectrum disorder. Pharmacy and Therapeutics, 40, 389.

LeDoux, J. (1998). The Emotional Brain: The Mysterious Underpinnings of Emotional Life. New York: Simon & Schuster.

Lee, A., & Hobson, R.P. (1998). On developing self concepts: A controlled study of children and adolescents with autism. Journal of Child Psychology and Psychiatry, 39, 1131–1141.

Lee, B., Lee, J., Cheon, J. H., Sung, H. K., Cho, S. H., & Chang, G. T. (2018). The efficacy and safety of acupuncture for the treatment of children with autism spectrum disorder: A systematic review and meta-analysis. Evidence-based Complementary and Alternative Medicine, https://doi.org/10.1155/2018/1057539.

Leekam, S., Prior, M., & Uljarevic, M. (2011). Restricted and repetitive behaviors in autism spectrum disorders: A review of research in the last decade. Psychological Bulletin, 137, 562–593.

Leekam, S., & Ramsden, C. (2006). Dyadic orienting and joint attention in preschool children with autism. Journal of Autism and Developmental Disorders, 36, 185–197.

Leonard, L. (2000). Children with Specific Language Impairment. Cambridge, MA: The MIT Press.

Lerna, A., Esposito, D., Conson, M., & Massagli, A. (2014). Long-term effects of PECS on social-communicative skills of children with autism spectrum disorders. International Journal of Language and Communication Disorders, 49, 478–485.

Leslie, A. (1987). Pretense and representation in infancy: The origins of theory of mind. Psychological Review, 94, 412–427.

Levine, S. Z., Kodesh, A., Viktorin, A., Smith, L., Uher, R., Reichenberg, A., & Sandin, S. (2018). Association of maternal use of folic acid and multivitamin supplements in the periods before and during pregnancy with the risk of autism spectrum disorder in offspring. JAMA Psychiatry, 75, 176–184.

Levy, S., Giarelli, E., Lee, L.-C. …. & Rice, C. (2010). Autism spectrum disorder and co-occurring developmental, psychiatric and medical conditions among children in multiple populations of the United States. Developmental and Behavioural Pediatrics, 31, 267–275.

Lewis, V., & Boucher, J. (1988). Spontaneous, instructed, and elicited play in relatively able autistic children. British Journal of Developmental Psychology, 6, 325–339.

Lewis, V., & Boucher, J. (1991). Skill, content, and generative strategies in autistic children's drawings. British Journal of Developmental Psychology, 9, 393–416.

Lewis, V., & Boucher, J. (1995). Generativity in the play of young people with autism. Journal of Autism and Developmental Disorders, 25, 105–121.

Li, H., Xue, Z., Ellmore, T., Frye, R., & Wong, S. (2014). Network-based analysis reveals stronger local diffusion-based connectivity … in brains of high-functioning children with autism spectrum disorders. Human Brain Mapping, 35, 396–413.

Li, W., Mai, X., & Liu, C. (2014). The default mode network and social understanding of others: What do brain connectivity studies tell us? Frontiers in Human Neuroscience, 8, 74ff.

Libero, L., DeRamus, T., Deshpande, H., & Kana, R. (2014). Surface-based morphometry of the cortical architecture of autism spectrum disorders. Neuropsychologia, 62, 1–10.

Lidstone, J., Uljarevic, M., Sullivan, J. …. & Leekam, S. (2014). Relations among restricted and repetitive behaviours, anxiety and sensory features in children with autism spectrum disorders. Research in Autism Spectrum Disorders, 8, 82–92.

Lilley, R. (2013). It's an absolute nightmare: Maternal experiences of enrolling children diagnosed with autism in primary school in Sydney, Australia. Disability and Society, 28, 514–526.

Lin, C. S. (2014). Early language learning profiles of young children with autism: Hyperlexia and its subtypes. Research in Autism Spectrum Disorders, 8, 168–177.

Lincoln, A. J., Allen, M., & Killman, A. (1995). The assessment and interpretation of intellectual abilities in people with autism.

In E. Schopler & G. Mesibov (Eds.), Learning and Cognition in Autism (pp. 89–118). New York: Plenum Press.

Lind, S. (2010). Memory and the self in autism. Autism, 14, 430–456.

Lind, S., & Bowler, D. (2010). Episodic memory and episodic future thinking in adults with autism. Journal of Abnormal Psychology, 119, 896–905.

Lind, S., Williams, D., Bowler, D., & Peel, A. (2014). Episodic memory and episodic future thinking impairments in high-functioning autism spectrum disorder: An underlying difficulty with scene construction or self-projection? Neuropsychology, 28, 55.

Lindell, A., & Hudry, K. (2013). Atypicalities in cortical structure, handedness, and functional lateralization for language in autism spectrum disorders. Neuropsychology Review, 23, 257–270.

Lipinski, S., Blanke, E. S., Suenkel, U., & Dziobek, I. (2019). Outpatient psychotherapy for adults with high-functioning autism spectrum condition: Utilization, treatment satisfaction, and preferred modifications. Journal of Autism and Developmental Disorders, 49, 1154–1168.

Liu, J. C. J., McErlean, R. A., & Dadds, M. R. (2012). Are we there yet? The clinical potential of intranasal oxytocin in psychiatry. Current Psychiatry Reviews, 8, 37–48.

Liu, M.-J., Shih, W.-L., & Ma , L.-Y. (2011). Are children with Asperger syndrome creative in divergent thinking and feeling? Research in Autism Spectrum Disorders, 85, 294–298.

Lombardo, M., Barnes, S., Wheelwright, S., & Baron-Cohen, S. (2007). Self-referential cognition and empathy in autism. PLoS One, 2, e883.

Loomes, R., Hull, L., & Mandy, W. (2017). What is the male-to-female ratio in autism spectrum disorder? A systematic review and meta-analysis. Journal of the American Academy of Child & Adolescent Psychiatry, 56, 466–474.

LoParo, D., & Waldman, I. (2014). The oxytocin receptor gene (OXTR) is associated with autism spectrum disorder. Molecular Psychiatry, 20, 640–646.

Lorah, E., Parnell, A., Whitby, P., & Hantula, D. (2015). A systematic review of tablet computers and portable media players as speech generating devices for individuals with autism spectrum disorder. Journal of Autism and Developmental Disorders, 45, 3792–3804.

Lord, C., Risi, S., DiLavore, P. …. & Pickles, A. (2006). Autism from 2 to 9 years of age. Archives of General Psychiatry, 63, 694–701.

Lord, C., Rutter, M., DiLavore, P., & Risi, S. (1999). Autism Diagnostic Observation Schedule. Los Angeles, CA: Western Psychological Services.

Loucas, T., Charman, T., Pickles, A. …. & Baird, G. (2008). Autistic symptomatology and language ability in autism spectrum disorder and specific language impairment. Journal of Child Psychology and Psychiatry, 49, 1184–1192.

Lovaas, I., Calouri, K., & Jada, J. (1989). The nature of behavioral treatment and research with young autistic persons. In C. Gillberg (Ed.), Diagnosis and Treatment of Autism(pp. 285–305). New York: Springer.

Loveland, K. & Landry, S. (1986). Joint attention in autism and developmental language delay. Journal of Autism and Developmental Disorders, 16, 335–349.

Low, J., Goddard, E., & Melser, J. (2009). Generativity and imagination in autism spectrum disorder: Evidence from individual differences in children's impossible entities drawings. British Journal of Developmental Psychology, 27, 425–444.

Lundin, A. & Dwyer, J. (2014). Autism: Can dietary interventions and supplements work? Nutrition Today, 49, 196–206.

Luyster, R., Gotham, K., Guthrie, W. …. & Richler, J. (2009). The Autism Diagnostic Observation Schedule—Toddler Module: A new module of a standardized diagnostic measure for autism spectrum disorders. Journal of Autism and Developmental Disorders, 39, 1305–1320.

Luyster, R., Seery, A., Talbott, M., & Tager-Flusberg, H. (2011). Identifying early-risk markers and developmental trajectories for language impairment in neurodevelopmental disorders. Developmental Disabilities Research Reviews, 17, 151–159.

Lyons, V., & Fitzgerald, M. (2013). Critical evaluation of the concept of autistic creativity. In M. Fitzgerald (Ed.), Recent Advances in Autism Spectrum Disorders (Vol. 1). London: InTech.

Macari, S., Milgramm, A., Reed, J., Shic, F., Powell, K. K., Macris, D., & Chawarska, K. (2021). Context-specific dyadic attention vulnerabilities during the first year in infants later developing autism spectrum disorder. Journal of the American Academy of Child & Adolescent Psychiatry, 60, 166–175.

MacNeil, L., & Mostofsky, S. (2012). Specificity of dyspraxia in children with autism. Neuropsychology, 26, 165–171.

Maddox, B., & White, S. (2015). Comorbid social anxiety disorder in adults with autism spectrum disorder. Journal of Autism and Developmental Disorders, 45, 3949–3960.

Magiati, I., Tay, X., & Howlin, P. (2014). Cognitive, language, social and behavioural outcomes in adults with autism spectrum disorders: A systematic review of longitudinal follow-up studies in adulthood. Clinical Psychology Review, 34, 73–86.

Mahase, E. (2020). CQC review raises 'serious concerns' over private provider running 113 mental health facilities. BMJ: British Medical Journal (Online), 368.

Mahler, M. (1952). On child psychosis and schizophrenia: Autistic and symbiotic psychosis. Psychoanalytic Study of the Child,

7, 286–305.

Mandell, D., Knashawn, H., Ming Xie …. & Marcus, S. (2010). County-level variation in the prevalence of Medicaid-enrolled children with autism spectrum disorders. Journal of Autism and Developmental Disorders, 40, 1241–1246.

Mandell, D., Walrath, C., Manteuffel, B., Sgro, G., & Pinto-Martin, J. (2005). The prevalence and correlates of abuse among children with autism served in comprehensive community-based mental health settings. Child Abuse and Neglect, 29, 1359–1372.

Mandy, W., Clarke, K., McKenner, M., Strydom, A., Crabtree, J., Lai, M. C., …. & Skuse, D. (2018). Assessing autism in adults: An evaluation of the developmental, dimensional and diagnostic interview—Adult version (3Di-Adult). Journal of Autism and Developmental Disorders, 48, 549–560.

Mannion, A., & Leader, G. (2014). Sleep problems in autism spectrum disorder: A literature review. Journal of Autism and Developmental Disorders, 1, 101–109.

Maras, K., Mulcahy, S., & Crane, L. (2015). Is autism linked to criminality? Autism, 19, 515–516.

Marcus, A., Sinnott, B., Bradley, S., & Grey, I. (2010). Treatment of idiopathic toe-walking in children with autism using GaitSpot auditory speakers and simplified habit reversal. Research in Autism Spectrum Disorders, 4, 260–267.

Marsack, C., & Samuel, P. (2017). Mediating effects of social support on quality of life for parents of adults with autism. Journal of Autism and Developmental Disorders, 47, 2378–2389.

Mascha, K. (2005). Siblings' experiences of living with a child with ASD. Unpublished PhD, University of Warwick, Warwick, UK.

Mascha, K., & Boucher, J. (2006). Preliminary investigation of a qualitative method of examining siblings' experiences of living with a child with ASD. The British Journal of Developmental Disabilities, 52, 19–28.

Masi, A., Lampit, A., Glozier, N., Hickie, I., & Guastella, A. (2015). Predictors of placebo response in pharmacological and dietary supplement treatment trials in pediatric autism spectrum disorder: A meta-analysis. Translational Psychiatry, 5, e640.

Mason, D., Capp, S., Stewart, G., Kempton, M., Glaser, K., Howlin., P., & Happé, F. (2021). A meta-analysis of outcome studies of autistic adults: Quantifying effect size, quality, and meta-regression. Journal of Autism and Developmental Disorders, 51, 3165–3179.

Matson, J., Adams, H., Williams, L., & Rieske, R. D. (2013). Why are there so many unsubstantiated treatments in autism? Research in Autism Spectrum Disorders, 7, 466–474.

Matson, J., Sipes, M., Fodstad, J., & Fitzgerald, M. (2011). Issues in the management of challenging behaviours of adults with autism spectrum disorder. CNS Drugs, 25, 597–606.

Matsumura, K., Nakazawa, T., Nagayasu, K., Gotoda-Nishimura, N., Kasai, A., HayataTakano, A., …. & Hashimoto, H. (2016). De novo POGZ mutations in sporadic autism disrupt the DNA-binding activity of POGZ. Journal of Molecular Psychiatry, 4, 1–5.

Maule, J., Stanworth, K., Pellicano, E., & Franklin, A. (2018). Color afterimages in autistic adults. Journal of Autism and Developmental Disorders, 48, 1409–1421.

Mavranezouli, I., Megnin-Viggars, O., Cheema, N. …. & Pilling, S. (2013). The costeffectiveness of supported employment for adults with autism in the United Kingdom. Autism, 18, 975–984.

Maximo, J., Cadena, E., & Kana, R. (2014). The implications of brain connectivity in the neuropsychology of autism. Neuropsychology Review, 24, 16–31.

Mayerson, G. (2014). Autism in the courtroom. In F. Volkmar, S. Rogers, R. Paul, & K. Pelphrey (Eds.), Handbook of Autism and Pervasive Developmental Disorders (4th edn) (Vol. 2, pp. 1036–1050). Hoboken, NJ: Wiley & Sons.

Mayes, S., & Calhoun, S. (2003). Analysis of WISC-III, Stanford-Binet:4, and academic achievement test scores in children with autism. Journal of Autism and Developmental Disorders, 33, 329–341.

Mayes, S., Calhoun, S., Mayes, R., & Molitoris, S. (2012). Autism and ADHD. Research in Autism Spectrum Disorders, 6, 277–285.

Mayes, S., Calhoun, S., Murray, M., & Zahid, J. (2011). Variables associated with anxiety and depression in children with autism. Journal of Developmental and Physical Disabilities, 23, 325–337.

Mayes, S., Calhoun, S., Murray, M., …. & Tierney, C. (2014). Final DSM-5 under-identifies mild autism spectrum disorder: Agreement between the DSM-5, CARS, CASD, and clinical diagnoses. Research in Autism Spectrum Disorders, 8, 68–73.

Mayes, S., Gorman, A., Hillwig-Garcia, J., & Syed, E. (2013). Suicide ideation and attempts in children with autism. Research in Autism Spectrum Disorders, 7, 109–119.

Mazefsky, C., & White, S. (2014). Emotion regulation: Concepts and practice in autism spectrum disorder. Child and Adolescent Psychiatric Clinics, 23, 15–24.

Mazurek, M. O., Brown, R., Curran, A., & Sohl, K. (2017). ECHO autism: A new model for training primary care providers in best-practice care for children with autism. Clinical Pediatrics, 56, 247–256.

Mazurek, M. O., Lu, F., Symecko, H., Butter, E., Bing, N., Hundley, R. J. …. & Handen, B. (2017). A prospective study of the concordance of DSM-IV and DSM-5 diagnostic criteria for autism spectrum disorder. Journal of Autism and Developmental Disorders, 47, 2783–2794.

Mazurek, M. O., Parker, R. A., Chan, J., Kuhlthau, K., & Sohl, K. (2020). Effectiveness of the extension for community health outcomes model as applied to primary care for autism: A partial stepped-wedge randomized clinical trial. JAMA Pediatrics, 174, e196306–e196306.

Mazza, M., Pino, M., Mariano, M. .... & Valenti, M. (2014). Affective and cognitive empathy in adolescents with autism spectrum disorder. Frontiers in Human Neuroscience, 8, 791.

Mazzone, L., Posterino, V., Valeri, G., & Vicari, S. (2014). Catatonia in patients with autism. CNS Drugs, 28, 205–215.

Mazzone, L., Ruta, L., & Reale, L. (2012). Psychiatric comorbidities in Asperger syndrome and high-functioning autism. Annals of General Psychiatry, 11, 16.

McCann, J., & Peppé, S. (2003). Prosody in autism spectrum disorders: A critical review. International Journal of Language & Communication Disorders, 38, 325–350.

McClimens, A., Brennan, S., & Hargreaves, P. (2015). Hearing problems in the learning disability population: Is anybody listening? British Journal of Learning Disabilities, 43, 153–160.

McClure, I. (2014). Developing and implementing practice guidelines. In F. Volkmar, S. Rogers, R. Paul, & K. Pelphrey (Eds.), Handbook of Autism and Pervasive Developmental Disorders (4th edn) (Vol. 2, pp. 1014–1035). Hoboken, NJ: Wiley & Sons.

McConachie, H., Livingstone, N., Morris, C., Beresford, B., Le Couteur, A., Gringras, P. .... & Parr, J. R. (2018). Parents suggest which indicators of progress and outcomes should be measured in young children with autism spectrum disorder. Journal of Autism and Developmental Disorders, 48, 1041–1051.

McElhanon, B., McCracken, C., Karpen, S., & Sharp, W. (2014). Gastrointestinal symptoms in autism spectrum disorder: A meta-analysis. Pediatrics, 133, 872–883.

McEwen, B. S., & Milner, T. A. (2017). Understanding the broad influence of sex hormones and sex differences in the brain. Journal of Neuroscience Research, 95, 24–39.

McGee, G., Daly, T., & Jacobs, H. (1994). The Walden preschool. In S. L. Harris & J. S. Handleman (Eds.), Preschool Education Programs for Children with Autism (pp. 127–162). Austin, TX: PRO-ED.

McGill, P., Tennyson, A., & Cooper, V. (2006). Parents whose children with learning disabilities and challenging behaviour attend 52-week residential schools: Their perception of services received and expectations for the future. British Journal of Social Work, 36, 597–616.

McKeague, I., Brown, A., Bao, Y. .... & Sourander, A. (2015). Autism with intellectual disability related to dynamics of head circumference growth during early infancy. Biological Psychiatry, 77, 833–840.

McPartland, J., & Jeste, S. (2015). Connectivity in context: Emphasizing neurodevelopment in autim spectrum disorder. Biological Psychiatry, 77, 772–774.

Mehzabin, P., & Stokes, M. (2011). Self-assessed sexuality in young adults with high-functioning autism. Research in Autism Spectrum Disorders, 5, 614–621.

Melville, C., Cooper, S.-A., Morrison, J. .... & Mantry, D. (2008). The prevalence and incidence of mental ill-health in adults with autism and intellectual disabilities. Journal of Autism and Developmental Disorders, 38, 1676–1688.

Menon, V., & Uddin, L. (2010). Saliency, switching, attention and control. Brain Structure and Function, 214, 655–667.

Mercer, J. (2017). Examining DIR/Floortime™ as a treatment for children with autism spectrum disorders: A review of research and theory. Research on Social Work Practice, 27, 625–635.

Merin, N., Young, G. S., Ozonoff, S., & Rogers, S. J. (2007). Visual fixation patterns during reciprocal social interaction distinguish a subgroup of 6-month-old infants at-risk for autism from comparison infants. Journal of Autism and Developmental Disorders, 37, 108–121.

Meyer, J., & Hobson, R. P. (2004). Orientation to self and other: The case of autism. Interaction Studies, 5, 221–244.

Milbourn, B., Falkmer, M., Black, M. H., Girdler, S., Falkmer, T., & Horlin, C. (2017). An exploration of the experience of parents with children with autism spectrum disorder after diagnosis and intervention. Scandinavian Journal of Child and Adolescent Psychiatry and Psychology, 5, 104–110.

Miles, J. (2011). Autism spectrum disorders – A genetics review. Genetic Medicine, 13, 278–294.

Milne, E., Swettenham, J., & Campbell, R. (2005). Motion perception and autistic spectrum disorder: A review. Current Psychology of Cognition, 23, 3–36.

Modahl, C., Fein, D., Waterhouse, L., & Newton, N. (1992). Does oxytocin deficit mediate social deficits in autism? Journal of Autism and Developmental Disorders, 22, 449–451.

Mogavero, M. (2016). Autism, sexual offending, and the criminal justice system. Journal of Intellectual Disabilities and Offending Behaviour, 7, 116–126.

Moore, D. (2015). Acute pain experience in individuals with autism spectrum disorders: A review. Autism, 19, 387–399.

Morgan, L., Hooker, J., Sparapani, N., Reinhardt, V., Schatschneider, C., & Wetherby, A. (2018). Cluster randomized trial of the classroom SCERTS intervention for elementary students with autism spectrum disorder. Journal of Consulting and Clinical Psychology, 86, 631.

Moss, P., Howlin, P., Savage, S., Bolton, P., & Rutter, M. (2015). Self and informant reports of mental health difficulties amongst adults with autism. Autism, 19, 832–841.

Mostofsky, S., & Ewen, J. (2011). Altered connectivity and action model formation in autism is autism. The Neuroscientist, 17, 437–448.

Mottron, L., & Belleville, S. (1993). A study of perceptual analysis in a high-level autistic subject with exceptional graphic abilities. Brain and Cognition, 23, 279–309.

Mottron, L., Bouvet, L., Bonnel, A. …. & Heaton, P. (2013). Veridical mapping in the development of exceptional autistic abilities. Neuroscience and Biobehavioral Reviews, 37, 209–228.

Mottron, L., & Burack, J. (2001). Enhanced perceptual functioning in the development of autism. In J. Burack, T. Charman, N. Yirmiya, & P.R. Zelazo (Eds.), The Development of Autism: Perspectives from Theory and Research (pp. 131–148). Hove: Lawrence Erlbaum Associates.

Mottron, L., Dawson, M., & Soulières, I. (2009). Enhanced perception in savant syndrome. Philosophical Transactions of the Royal Society, 364, 1385–1391.

Mottron, L., Dawson, M., Soulieres, I., Hubert, B., & Burack, J. (2006). Enhanced perceptual functioning in autism: An update, and eight principles of autistic perception. Journal of Autism and Developmental Disorders, 36, 27–43.

Mottron, L., Peretz, I., Belleville, S., & Rouleau, N. (1999). Absolute pitch in autism: A case study. Neurocase, 5, 485–502.

Mouridsen, S. (2013). Mortality and factors associated with death in autism spectrum disorders. American Journal of Autism, 1, 17–25.

Muharib, R., & Wood, C. L. (2018). Evaluation of the empirical support of functional communication training for children with autism spectrum disorders. Review Journal of Autism and Developmental Disorders, 5, 360–369.

Mukaetova, E., & Perry, E. (2015). Molecular basis for cholinergic changes in autism spectrum disorders. In S. Fatemi & S. Hossein (Eds), The Molecular Basis of Autism(pp. 307–335). New York: Springer.

Muller, C. L., Anacker, A. M., & Veenstra-VanderWeele, J. (2016). The serotonin system in autism spectrum disorder: From biomarker to animal models. Neuroscience, 321, 24–41.

Mulloy, A., Lang, R., O'Reilly, M. …. & Rispoli, M. (2010). Gluten-free and casein-free diets in the treatment of autism spectrum disorders: A systematic review. Research in Autism Spectrum Disorders, 4, 328–339.

Mundy, P. (1995). Joint attention and socio-emotional approach behaviour in children with autism. Development and Psychopathology, 7, 63–82.

Mundy, P. (2003). The neural basis of social impairments in autism: The role of the dorsal medial-frontal cortex and anterior ingulated system. Journal of Child Psychology and Psychiatry, 44, 793–809.

Mundy, P. C. (2016). Autism and Joint Attention: Development, Neuroscience, and Clinical Fundamentals. NewYork: Guilford Press.

Murphy, D., & McMorrow, K. (2015). View of autism spectrum conditions held by staff working within a high-security psychiatric hospital. Journal of Forensic Practice, 17, 231–240.

Murray, D., Lesser, M., & Lawson, W. (2005). Attention, monotropism and the diagnostic criteria for autism. Autism, 9, 139–156.

Naigles, L., & Tek, S. (2017). 'Form is easy, meaning is hard' revisited: (Re) characterizing the strengths and weaknesses of language in children with autism spectrum disorder. Wiley Interdisciplinary Reviews: Cognitive Science, 8, e1438.

Nakatochi, M., Kushima, I., & Ozaki, N. (2021). Implications of germline copy-number variations in psychiatric disorders: Review of large-scale genetic studies. Journal of Human Genetics, 66, 25–37.

Nation, K., Clarke, P., Wright, B., & Williams, C. (2006). Patterns of reading ability in children with autism spectrum disorder. Journal of Autism and Developmental Disorders, 36, 911–919.

National Institute for Clinical Excellence (2013). The Management and Support of Children and Young People on the Autism Spectrum. London: NICE. http://publications.nice.org.uk/autism-cg170.

Nemeth, D., Janacsek, K., Balogh, V. …. & Vetro, A. (2010). Learning in autism: Implicitly superb. PLoS One, 5, e11731.

Newman, T. M., Macomber, D., Naples, A. J., Babitz, T., Volkmar, F., & Grigorenko, E. L. (2007). Hyperlexia in children with autism spectrum disorders. Journal of Autism and Developmental Disorders, 37, 760–774.

Newson, E. (1984). The social development of the young autistic child. Paper given at the National Autistic Society Conference, Bath, UK.

Nguyen, M., Roth, A., Kyzar, E. …. & Kalueff, A. (2014). Decoding the contribution of dopaminergic genes and pathways to autism spectrum disorder. Neurochemistry International, 66, 15–26.

Nicholas, D., & Kilmer, C. (2015). Autism spectrum disorder and the family: Examining impacts and the need for support. In Clinician's Manual on Autism Spectrum Disorder(pp. 77–85). Cham, Switzerland: Springer International.

Nicholson, T., Williams, D. M., Lind, S. E., Grainger, C., & Carruthers, P. (2021). Linking metacognition and mindreading:

Evidence from autism and dual-task investigations. Journal of Experimental Psychology: General, 150, 206–220.

Nirje, B. (1969). The normalization principle and its human management implications. In R. Kugel & W. Wolfensberger (Eds.), Changing Patterns in Residential Services for the Mentally Retarded (pp. 179–195). Washington, DC: President's Commission on Mental Retardation.

Norbury, C. F. (2014). Practitioner Review: Social (pragmatic) communication disorder: Conceptualization, evidence and clinical implications. Journal of Child Psychology and Psychiatry, 55, 204–216.

Oberman, L., & Ramachandran, V. (2007). The simulating social mind: The role of the mirror neuron system and simulation in the social and communicative deficits of autism spectrum disorders. Psychological Bulletin, 133, 310–327.

Oliveras-Rentas, R., Kenworthy, L., Roberson III, R., Martin, A., & Wallace, G. (2012). WISC-IV profile in high-functioning autism spectrum disorders: Impaired processing speed is associated with increased autism communication symptoms and decreased adaptive communication abilities. Journal of Autism and Developmental Disorders, 42, 655–664.

Oller, D., Niyogi, P., Gray, S. …. & Warren, S. (2010). Automated vocal analysis of naturalistic recordings from children with autism, language delay, and typical development. Proceedings of the National Academy of Sciences, 107, 13354–13359.

O'Neill, M., & Jones, R. (1997). Sensory-perceptual abnormalities in autism: A case for more research? Journal of Autism and Developmental Disorders, 27, 283–293.

Opris, I., & Casanova, M. (2014). Prefrontal cortical minicolumn. Brain, 137, 1863–1875.

O'Reilly, C., Lewis, J. D., & Elsabbagh, M. (2017). Is functional brain connectivity atypical in autism? A systematic review of EEG and MEG studies. PLoS One, 12(5), e0175870.

Orinstein, A., Helt, M., Troyb, E. …. & Fein, D. (2014). Intervention history of children with high-functioning autism and optimal outcomes. Journal of Developmental Behavioural Pediatrics, 35, 247–256.

Ornitz, E. & Ritvo, E. (1968). Neurophysiologic mechanisms underlying perceptual inconstancy in autistic and schizophrenic children. Archives of General Psychiatry, 19, 76–98.

Ornitz, E. M. (1976). The modulation of sensory input and motor output in autistic children. In E. Schopler & R. Reichler (Eds.), Psychopathology and Child Development(pp. 115–133). New York: Springer.

Orsmond, G., Krauss, M., & Seltzer, M. (2004). Peer relationships and social and recreational activities among adolescents and adults with autism. Journal of Autism and Developmental Disorders, 34, 245–257.

Owji, H., Eslami, M., Nezafat, N., & Ghasemi, Y. (2020). In silico elucidation of deleterious non-synonymous SNPs in SHANK3, the autism spectrum disorder gene. Journal of Molecular Neuroscience, 70, 1649–1667.

Ozonoff, S. (2013). Recovery from autism spectrum disorder (ASD) and the science of hope. Journal of Child Psychology and Psychiatry, 54(2), 113–114.

Ozonoff, S., & Iosif, A. M. (2019). Changing conceptualizations of regression: What prospective studies reveal about the onset of autism spectrum disorder. Neuroscience & Biobehavioral Reviews, 100, 296–304.

Parish, S., Thomas, K., Williams, C., & Crossman, M. (2015). Autism and families' financial burden. American Journal on Intellectual and Developmental Disabilities, 120, 166–175.

Parish-Morris, J., Hennon, E., Hirsch-Pasek, K., Golinkoff, R., & Tager-Flusberg, H. (2007). Children with autism illuminate the role of social intention in word learning. Child Development, 78, 1265–1287.

Park, C. C. (2001). Exiting Nirvana: A Daughter's Life with Autism. Boston, MA: Little, Brown & Co.

Pell, P. J., Mareschal, I., Calder, A. J., von dem Hagen, E. A., Clifford, C. W., Baron-Cohen, S., & Ewbank, M. P. (2016). Intact priors for gaze direction in adults with high-functioning autism spectrum conditions. Molecular Autism, 7, 1–10.

Pellicano, E. (2007). Links between theory of mind and executive function in young children with autism: Clues to developmental primacy. Developmental Psychology, 43, 974.

Pellicano, E. (2010). Individual differences in executive function and central coherence predict developmental changes in theory of mind in autism. Developmental Psychology, 46, 530–544.

Pellicano, E. (2012a). Do autistic symptoms persist across time? American Journal on Intellectual and Developmental Disabilities, 117, 156–166.

Pellicano, E. (2012b). The development of executive function in autism. Autism Research and Treatment (Special Issue: Autism: Cognitive Control across the Lifespan). Article ID 146132.

Pellicano, E., & Burr, D. (2012). When the world becomes 'too real': A Bayesian explanation of autistic perception. Trends in Cognitive Sciences, 16, 504–510.

Pelphrey, K., Shultz, S., Hudac, C., & Vander Wyk, B. (2011). The social brain and its development in autism spectrum disorder. Journal of Child Psychology and Psychiatry, 52, 631–644.

Peppé, S., Cleland, J., Gibbon, F., O'Hare, A., & Castilla, P. (2011). Expressive prosody in children with autism spectrum conditions. Journal of Neurolinguistics, 24, 41–53.

Périsse, D., Amiet, C., Consoli, A. …. & Cohen, D. (2010). Risk factors of acute behavioural regression in psychiatrically hospitalized adolescents with autism. Journal of the Canadian Academy of Child and Adolescent Psychiatry, 19, 100–108.

Perkins, M. (2007). Pragmatic Impairment. Cambridge: Cambridge University Press.

Perkins, M., Dobbinson, S., Boucher, J., Bol, S., & Bloom, P. (2006). Lexical knowledge and lexical use in autism. Journal of Autism and Developmental Disorders, 36, 795–805.

Perry, E., Lee, M., Martin-Ruiz, C. …. & Wenk, G. (2001). Cholinergic activity in autism. American Journal of Psychiatry, 158, 1058–1066.

Petalas, M., Hastings, R., Nash, S., Reilly, D., & Dowey, A. (2012). The perceptions and experiences of adolescent siblings who have a brother with autism spectrum disorder. Journal of Intellectual and Developmental Disability, 37, 303–314.

Peters, W., & Matson, J. (2020). Comparing rates of diagnosis using DSM-IV-TR versus DSM-5 criteria for autism spectrum disorder. Journal of Autism & Developmental Disorders, 50, 1898–1906.

Pfeiffer, B., Kinnealey, M., Reed, C., & Herzberg, G. (2005). Sensory modulation and affective disorders in children and adolescents with Asperger's disorder. American Journal of Occupational Therapy, 59, 335–345.

Picci, G., Gotts, S. J., & Scherf, K. S. (2016). A theoretical rut: Revisiting and critically evaluating the generalized under/over-connectivity hypothesis of autism. Developmental Science, 19, 524–549.

Picci, G., & Scherf, K. (2015). A two-hit model of autism: Adolescence as the second hit. Clinical Psychological Science, 3, 349–371.

Pickles, A., Le Couteur, A., Leadbitter, K., Salomone, E., …. & Green, J. (2016). Parent-mediated social communication therapy for young children with autism (PACT): Long-term follow up of a randomised control trial. The Lancet, 388(10059), 2501–2509.

Pickles, A., Starr, E., Kazak, S., Bolton, P. …. & Rutter, M. (2000). Variable expression of the autism broader phenotype: Findings from extended pedigrees. Journal of Child Psychology and Psychiatry, 41, 491–502.

Pinney, A. (2005). Disabled Children in Residential Placements. DfES Reports. London: HMSO.

Plaisted, K., O'Riordan, M., & Baron-Cohen, S. (1998). Enhanced visual search for a conjunctive target in autism. Journal of Child Psychology and Psychiatry, 39, 777–783.

Plaisted, K., Swettenham, J., & Rees, L. (1999). Children with autism show local precedence in a divided attention task and global precedence in a selective attention task. Journal of Child Psychology and Psychiatry, 40, 733–742.

Powell, S., & Jordan, R. (1993). Being subjective about autistic thinking and learning to learn. Educational Psychology, 13, 359–370.

Preece, D., & Jordan, R. (2007). Short breaks services for children with autistic spectrum disorders: Factors associated with service use and non-use. Journal of Autism and Developmental Disorders, 37, 374–385.

Prior, M., & Ozonoff, S. (2007). Psychological factors in autism. In F. Volkmar (Ed.), Autism and Pervasive Developmental Disorders (2nd edn, pp. 69–128). Cambridge: Cambridge University Press.

Prizant, B., Wetherby, A., Rubin, E., Laurent, A., & Rydell, P. (2006). The SCERTS model: A Comprehensive Educational Approach for Children with Autism Spectrum Disorders. Baltimore, MD: Paul H. Brookes.

Prosperi, M., Guiducci, L., Peroni, D., Narducci, C., Gaggini, M., Calderoni, S., …. & Santocchi, E. (2019). Inflammatory biomarkers are correlated with some forms of regressive autism spectrum disorder. Brain Sciences, 9, 366.

Raina, S., Kashyap, V., Bhardwaj, A., Kumar, D., & Chander, V. (2015). Prevalence of autism spectrum disorders among children (1–10 years of age): Findings of a mid-term report from Northwest India. Journal of Postgraduate Medicine, 61, 243.

Ramachandran, V., & Oberman, L. (2006). Broken mirrors: A theory of autism. Scientific American, 295, 62–69.

Rapin, I. (1996). Neurological issues. In I. Rapin (Ed.). Preschool Children with Inadequate Communication (pp. 98–112). Cambridge: MacKeith Press.

Rapin, I. & Allen, D. (1983). Developmental language disorders: Nosologic considerations. In U. Kirk (Ed.), Neuropsychology of Language, Reading and Spelling (pp. 155–184). New York: Academic Press.

Rapin, I., & Dunn, M. (2003). Update on the language disorders of individuals on the autistic spectrum. Brain and Development, 25, 166–172.

Rapin, I., Dunn, M., Allen, D., Stevens, M., & Fein, D. (2009). Subtypes of language disorders in school-age children with autism. Developmental Neuropsychology, 34, 66–84.

Reichow, B., Hume, K., Barton, E. E., & Boyd, B. A. (2018). Early intensive behavioral intervention (EIBI) for young children with autism spectrum disorders (ASD). Cochrane Database Systemic Review, 5(5): CD009260. doi: 10.1002/14651858. CD009260.pub3.

Renzaglia, A., Karvonen, M., Drasgow, E., & Stoxen, C. (2003). Promoting a lifetime of inclusion. Focus on Autism and Other Developmental Disabilities, 18, 140–149.

Rhode, M. (2009). Child psychotherapy with children on the autistic spectrum. In M. Lanyado & A. Horne (Eds.), The Handbook of Child and Adolescent Psychotherapy: Psychoanalytic Approaches (2nd edn) (pp. 287–299). London: Taylor & Francis.

Richa, S., Fahed, M., Khoury, E., & Mishara, B. (2014). Suicide in autism spectrum disorders. Archives of Suicide Research, 18, 327–339.

Richards, C., Oliver, C., Nelson, L., & Moss, J. (2012). Self-injurious behaviour in individuals with autism spectrum disorder and intellectual disability. Journal of Intellectual Disability Research, 56, 476–489.

Richdale, A., & Prior, M. (1992). Urinary cortisol circadian rhythm in a group of highfunctioning children with autism. Journal of Autism and Developmental Disorders, 22, 433–447.

Riches, N., Loucas, T., Baird, G., Charman, T., & Simonoff, E. (2010). Sentence repetition in adolescents with specific language impairments and autism: An investigation of complex syntax. International Journal of Language and Communication Disorders, 45, 47–60.

Richler, J., Huerta, M., Bishop, S. L., & Lord, C. (2010). Developmental trajectories of restricted and repetitive behaviors and interests in children with autism spectrum disorders. Development and Psychopathology, 22, 55–69.

Ricks, D., & Wing, L. (1975). Language, communication, and the use of symbols in normal and autistic children. Journal of Autism and Developmental Disorders, 5, 191–221.

Riddle, K., Cascio, C. J., & Woodward, N. D. (2017). Brain structure in autism: A voxel-based morphometry analysis of the Autism Brain Imaging Database Exchange (ABIDE). Brain Imaging and Behavior, 11, 541.

Ridley, R. (2019). Some difficulties behind the concept of the 'Extreme male brain' in autism research: A theoretical review. Research in Autism Spectrum Disorders, 57, 19–27.

Rimland, B. (1964). Infantile Autism. New York: Appleton-Century-Crofts.

Rincover, A., & Ducharme, J. (1987). Variables influencing stimulus overselectivity and 'tunnel vision' in developmentally delayed children. American Journal of Mental Deficiency, 91, 422–430.

Rinehart, N., Bellgrove, M., Tonge, B. …. & Bradshaw, J. (2006). An examination of movement kinematics in young people with high-functioning autism and Asperger's disorder. Journal of Autism and Developmental Disorders, 36, 757–767.

Rippon, G. (2019). The Gendered Brain. London: Random House.

Risi, S., Lord, C., Gotham, K. …. & Pickles, A. (2006). Combining information from multiple sources in the diagnosis of autistic spectrum disorders. Journal of the American Academy of Child and Adolescent Psychiatry, 45, 1094–1103.

Ritvo, E., & Freeman, B. (1977). National Society for Autistic Children definition of the syndrome of autism. Journal of Pediatric Psychology, 2, 146–148.

Ritvo, E., Freeman, B., & Scheibel, A. (1986). Lower Purkinje cell counts in the cerebella of four autistic subjects: Initial findings of the UCLA-NSAC autopsy research report. American Journal of Psychiatry, 143, 862–866.

Robertson, C., & Baron-Cohen, S. (2017). Sensory perception in autism. Nature Reviews Neuroscience, 18, 671–684.

Robins, D., Adamson, L., Barton, M., Connell, J., Dumont-Mathieu, T., Dworkin, P., …. & Vivanti, G. (2016). Universal autism screening for toddlers: Recommendations at odds. Journal of Autism and Developmental Disorders, 46, 1880–1882.

Robins, D., Casagrande, K., Barton, M., & Fein, D. (2014). Validation of the Modified Checklist for Autism in Toddlers, Revised with Follow-up (M-CHAT-R/F). Pediatrics, 133, 37–45.

Robins, D., Fein, D., Barton, M., & Green, J. (2001). The Modified Checklist for Autism in Toddlers (M-CHAT). Journal of Autism and Developmental Disorders, 31, 131–144.

Rodgers, J., Glod, M., Connolly, B., & McConachie, H. (2012). The relationship between anxiety and repetitive behaviours in autism spectrum disorder. Journal of Autism and Developmental Disorders, 42, 2494–2509.

Rogers, S. J., Vivanti, G., & Rocha, M. (2017). Helping young children with autism spectrum disorder develop social ability: The early start denver model approach. In Handbook of Social Skills and Autism Spectrum Disorder (pp. 197–222). Cham, Switzerland: Springer International.

Rojas, D., Singel, D., Steinmetz, S., Hepburn, S., & Brown, M. (2014), Decreased left perisylvian GABA concentration in children with autism and unaffected siblings. NeuroImage, 86, 28–34.

Ronald, A., & Hoekstra, R. (2011). Autism spectrum disorders and autistic traits: A decade of new twin studies. American Journal of Medical Genetics, 156, 255–274.

Rosen, B. N., Lee, B. K., Lee, N. L., Yang, Y., & Burstyn, I. (2015). Maternal smoking and autism spectrum disorder: A meta-analysis. Journal of Autism and Developmental Disorders, 45, 1689–1698.

Rubenstein, E., & Chawla, D. (2018). Broader autism phenotype in parents of children with autism: A systematic review of percentage estimates. Journal of Child and Family Studies, 27, 1705–1720.

Rubenstein, J., & Merzenich, M. (2003). Model of autism: Increased ratio of excitation/inhibition in key neural systems. Genes, Brain and Behavior, 2, 255–267.

Rudra, A., Belmonte, M. K., Soni, P. K., Banerjee, S., Mukerji, S., & Chakrabarti, B. (2017). Prevalence of autism spectrum disorder and autistic symptoms in a school-based cohort of children in Kolkata, India. Autism Research, 10, 1597–1605.

Rumsey, J. (1985). Conceptual problem-solving in highly verbal, nonretarded autistic men. Journal of Autism and Developmental Disorders, 15, 23–36.

Russell, J., Mauthner, N., Sharpe, S., & Tidswell, T. (1991). The 'Windows task' as a test of strategic deception in preschoolers and autistic subjects. British Journal of Developmental Psychology, 9, 101–119.

Ruta, L., Mugno, D., D'Arrigo, D., Vitiello, B., & Mazzone, L. (2010). Obsessive-compulsive traits in children and adolescents with Asperger syndrome. European Journal of Child and Adolescent Psychiatry, 19, 17–24.

Rutten, A., Vermeiren, R., & Van Nieuwenhuizen, C. (2017). Autism in adult and juvenile delinquents: A literature review. Child and Adolescent Psychiatry and Mental Health, 11, 1–12.

Rutter, M. (1968). Concepts of autism: A review of research. Journal of Psychology and Psychiatry, 9, 1–25.

Rutter, M., Bailey, A., & Lord, C. (2003). The Social Communication Questionnaire. Torrance, CA: Western Psychological Services.

Rutter, M., Bartak, L., & Newman, S. (1971). Autism—a central disorder of cognition and language. In M. Rutter (Ed.), Infantile Autism: Concepts, Characteristics and Treatment(pp. 148–171). London: Churchill-Livingstone.

Rutter, M., Greenfield, D., & Lockyer, L. (1967). A five to fifteen year follow-up study of infantile psychosis: II. Social and behavioural outcome. British Journal of Psychiatry, 113, 1183–1200.

Rutter, M., Le Couteur, A., & Lord, C. (2003). Autism Diagnostic Interview–Revised. Los Angeles, CA: Western Psychological Services.

Rutter, M., & Tharpar, A. (2014). Genetics of autism spectrum disorders. In F. Volkmar, S. Rogers, R. Paul, & K. Pelphrey (Eds.), Handbook of Autism and Pervasive Developmental Disorders (4th edn) (Vol. 2, pp. 411–423). Hoboken, NJ: Wiley & Sons.

Rybakowski, F., Chojnicka, I., Dziechciarz, P., Horvath, A., Janas-Kozik, M., Jeziorek, A., …. & Dunajska, A. (2016). The role of genetic factors and pre-and perinatal influences in the etiology of autism spectrum disorders-indications for genetic referral. Psychiatria Polska, 50, 543–554.

Rynkiewicz, A., Lassalle, A., King, B., Smith, R., Mazur, A., Podgórska-Bednarz, J., …. & Tabarkiewicz, J. (2016). Females and autism. Journal of Autism and Developmental Disorders, 46, 3281–3294.

Sacks, O. (1995). An Anthropologist on Mars. London: Picador.

Sakamoto, A., Moriuchi, H., Matsuzaki, J., Motoyama, A., & Moriuchi, H. (2015). Retrospective diagnosis of cytomegalovirus infection in children with autism. Brain Development, 37, 200–205.

Samms-Vaughan, M., Rahbar, M. H., Dickerson, A. S., Loveland, K. A., Hessabi, M., Pearson, D. A., …. & Boerwinkle, E. (2017). The diagnosis of autism and autism spectrum disorder in low- and middle-income countries: Experience from Jamaica. Autism, 21, 564–572.

Santosh, P., Mandy, W., Puura, K., & Skuse, D. (2009). The construction and validation of a short form of the Developmental, Diagnostic and Dimensional Interview. European Child and Adolescent Psychiatry, 18, 521–524.

Sarn, N., Jaini, R., Thacker, S., Lee, H., Dutta, R., & Eng, C. (2021). Cytoplasmicpredominant Pten increases microglial activation and synaptic pruning in a murine model with autism-like phenotype. Molecular Psychiatry, 26, 1458–1471.

Scheuffgen, K., Happé, F., Anderson, M., & Frith, U. (2000). High 'intelligence', low 'IQ'? Speed of processing and measured IQ in children with autism. Development and Psychopathology, 12, 83–90.

Schneider, D., Slaughter, D., Bayliss, A., & Dux, P. (2013). A temporally sustained implicit theory of mind deficit in autism spectrum disorder. Cognition, 2, 410–417.

Schopler, E., Reichler, R., & Renner, B. (2002). The Childhood Autism Rating Scale (CARS). Los Angeles, CA: Western Psychological Services.

Schuh, J., & Eigsti, I. (2012). Working memory, language skills, and autism symptomatology. Behavioral Sciences, 2, 207–218.

Scott, F., & Baron-Cohen, S. (1996). Imagining real and unreal things: Evidence of a dissociation in autism. Journal of Cognitive Neuroscience, 8, 371–382.

Seal, B., & Bonvillian, J. (1997). Sign language and motor functioning in students with autistic disorder. Journal of Autism and Developmental Disorders, 27, 437–466.

Sebat, J., Lakshmi, B., Malhotra, D. …. & Wigler, M. (2007). Strong associations with copy number mutations with autism. Science, 316, 445–449.

Selimoglu, O., Ozdemir, S., Toret, G., & Ozkubat, U. (2013). An examination of the views of parents of children with autism about their experiences at the post-diagnosis period. International Journal of Early Childhood Special Education, 5(2), 129–167.

Seltzer, M., Krauss, M., Shattuck, P. …. & Lord, C. (2003). The symptoms of autism spectrum disorders in adolescence and adulthood. Journal of Autism and Developmental Disorders, 33, 565–582.

Senju, A., Southgate, V., White, S., & Frith, U. (2009). Mindblind eyes: An absence of spontaneous theory of mind in Asperger syndrome. Science, 325, 883–885.

Shah, A., & Frith, U. (1983). An islet of ability in autistic children. Journal of Child Psychology and Psychiatry, 24, 613–620.

Sharpe, D., & Baker, D. (2007). Financial issues associated with having a child with autism. Journal of Family and Economic Issues, 28, 247–264.

Shattuck, P., Narendorf, S., Cooper, B., Sterzing, P., Wagner, M., & Taylor, J. (2012). Postsecondary education and employment among youth with an autism spectrum disorder. Pediatrics, 129, 1042–1049.

Shetreat-Klein, M., Shinnar, S., & Rapin, I. (2014). Abnormalities of joint mobility and gait in children with autism spectrum disorders. Brain and Development, 36, 91–96.

Shriberg, L., Paul, R., MacSweeny, J., Klin, A., & Cohen, D. (2001). Speech and prosody characteristics of adolescents and adults with high-functioning autism and Asperger syndrome. Journal of Speech Language and Hearing Research, 44, 1097–1115.

Shulman, C., & Guberman, A. (2007). Acquisition of verb meaning through syntactic cues. Journal of Child Language, 34, 411–423.

Shulman, L., D'Agostino, E., Lee, S., Valicenti-McDermott, M., Seijo, R., Tulloch, E., ... & Tarshis, N. (2019). When an early diagnosis of autism spectrum disorder resolves, what remains? Journal of Child Neurology, 34, 382–386.

Shute, N. (2010). Desperate for an autism cure. Scientific American, 303, 80–85.

Siegel, D., Minshew, N., & Goldstein, G. (1996). Wechsler IQ profiles in diagnosis of high functioning autism. Journal of Autism and Developmental Disorders, 26, 389–407.

Sigman, M., & Capps, L. (1997). Children with Autism: A Developmental Perspective. Cambridge, MA: Harvard University Press.

Sigman, M., Dijamco, A., Gratier, M., & Rozga, A. (2004). Early detection of core deficits in autism. Mental Retardation and Developmental Disabilities Research Reviews, 10, 221–233.

Siller, M., & Sigman, M. (2008). Modeling longitudinal change in the language abilities of children with autism: Parent behaviors and child characteristics as predictors of change. Developmental Psychology, 44, 1691.

Silverman, L., Bennetto, L., Campana, E., & Tanenhaus, M. (2010). Speech-and-gesture integration in high functioning autism. Cognition, 115, 380–393.

Simonoff, E., Pickles, A., Charman, T. .... & Baird, G. (2008). Psychiatric disorders in children with autism spectrum disorders. Journal of American Academy of Child and Adolescent Psychiatry, 47, 921–929.

Sinha, Y., Silove, N., Hayen, A., & Williams, K. (2011). Auditory integration training and other sound therapies for autism spectrum disorders. Cochrane Database Systemic Review, 12, CD003681.

Skuse, D. (2011). The extraordinary political world of autism. Brain, 134(8), 2436–2439.

Skuse, D. (2013). Developmental, Dimensional and Diagnostic Interview (3di). Encyclopedia of Autism Spectrum Disorders, 1–7.

Skuse, D., Warrington, R., Bishop, D. .... & Place, M. (2004). The Developmental, Dimensional and Diagnostic Interview (3di): A novel computerized assessment for autism spectrum disorders. Journal of the American Academy of Child and Adolescent Psychiatry, 43, 548–558.

Smart, M. (2004). Transition planning and the needs of young people and their carers. British Journal of Special Education, 31, 128–137.

Smith, M., Fulcher, L., & Doran, P. (2013). Residential Child Care in Practice: Making a Difference. Bristol: Policy Press.

Soke, G., Rosenberg, S., Hamman, R., Fingerlin, T., Rosenberg, C., Carpenter, L. .... & DiGuiseppi, C. (2017). Factors associated with self-injurious behaviors in children with autism spectrum disorder: Findings from two large national samples. Journal of Autism and Developmental Disorders, 47, 285–296.

Sonido, M. T., Hwang, Y. I. J., Trollor, J. N., & Arnold, S. R. (2020). The mental well-being of informal carers of adults on the autism spectrum: A systematic review. Review Journal of Autism and Developmental Disorders, 7, 63–77.

Soriano, M. F., Ibáñez-Molina, A. J., Paredes, N., & Macizo, P. (2018). Autism: Hard to switch from details to the whole. Journal of Abnormal Child Psychology, 46, 1359–1371.

Soulières, I., Hubert, B., Rouleau, N. .... & Mottron, L. (2010). Superior estimation abilities in two autistic children. Cognitive Neuropsychology, 27, 261–276.

Sowden, H., Clegg, J., & Perkins, M. (2013). The development of co-speech gesture in the communication of children with autism spectrum disorders. Clinical Linguistics and Phonetics, 27, 922–939.

Spain, D., Sin, J., Linder, K. B., McMahon, J., & Happé, F. (2018). Social anxiety in autism spectrum disorder: A systematic review. Research in Autism Spectrum Disorders, 52, 51–68.

Spencer, L., Lyketsos, C., Samstad, E., & Chisolm, M. (2011). A suicidal adult in crisis: An unexpected diagnosis of autism spectrum disorder. American Journal of Psychiatry, 168, 890–892.

Spiker, D., & Ricks, M. (1984). Visual self-recognition in autistic children: Developmental relationships. Child Development, 55, 214–225.

Spratt, E., Nicholas, J., Brady, K. .... & Charles, M. (2012). Enhanced cortisol response to stress in children with autism. Journal of Autism and Developmental Disorders, 42, 75–81.

Stahmer, A., Schreibman, L., & Cunningham, A. (2011). Toward a technology of individualized treatment technology for young children with autism spectrum disorders. Brain Research, 1380, 229–239.

Stahmer, A., Suhrheinrich, J., Reed, S., & Schreibman, L. (2012). What works for you? Using teacher feedback to inform adaptations of pivotal response training for classroom use. Autism Research and Treatment, 2012. Article ID 709861.

Stamou, M., Streifel, K., Goines, P., & Lein, P. (2013). Neural connectivity as a convergent target of gene x environment interactions that confer risk for autism spectrum disorders. Neurotoxicology and Teratology, 36, 3–16.

Stehli, A. (1992). The Miracle of Silence. London: Doubleday.

Steiner, A., Gengoux, G., Klin, A., & Chawarska, K. (2013). Pivotal response treatment for infants at-risk for autism spectrum disorders: A pilot study. Journal of Autism and Developmental Disorders, 43, 91–102.

Steinhausen, H.-C., Mohr Jensen, C., & Lauritsen, M. B. (2016). A systematic review and meta-analysis of the long-term overall outcome of autism spectrum disorders in adolescence and adulthood. Acta Psychiatrica Scandinavia, 133, 445–452.

Sterling-Turner, H., & Jordan, S. (2007). Interventions addressing transition difficulties for individuals with autism. Psychology in Schools, 44, 681–690.

Sternberg, R. J. (2018). Theories of Intelligence. Cambridge: Cambridge University Press.

Stevens, M., Fein, D., Dunn, M. …. & Rapin, I. (2000). Subgroups of children with autism by cluster analysis. Journal of the American Academy of Child and Adolescent Psychiatry, 39, 346–352.

Steward, R., Crane, L., Roy, E. M., & Remington, A. (2018). 'Life is much more difficult to manage during periods': Autistic experiences of menstruation. Journal of Autism and Developmental Disorders, 48, 1–6.

Stewart, H., Macintosh, R., & Williams, J. (2013). A specific deficit of imitation in autism spectrum disorder. Autism Research, 6, 522–530.

Stewart, P., Hyman, S., Schmidt, B. …. & Manning-Courtney, P. (2015). Dietary supplementation in children with autism spectrum disorders: Common, insufficient, and excessive. Journal of the Academy of Nutrition and Dietetics, 115, 1237–1248.

Stiegler, L., & Davis, R. (2010). Understanding sound sensitivity in individuals with autism spectrum disorders. Focus on Autism and Other Developmental Disorders, 25, 67–75.

Stoit, A., van Schie, H., Slaats-Willemse, D., & Buitelaar, J. (2013). Grasping motor impairments in autism: Not action planning but movement execution is deficient. Journal of Autism and Developmental Disorders, 43, 2793–2806.

Strain, P., & Bovey, E. (2008). LEAP preschool. In J. Handleman & S. Harris (Eds.), Preschool Education Programs for Children with Autism (pp. 249–280). Austin, TX: Pro-Ed.

Strain, P., & Bovey, E. (2011). Randomized, controlled trial of the LEAP model of early intervention for young children with autism spectrum disorders. Topics in Early Childhood Special Education, 31, 133–154.

Sullivan, K., Stone, W., & Dawson, G. (2014). Potential neural mechanisms underlying the effectiveness of early intervention for children with autism spectrum disorder. Research in Developmental Disabilities, 35, 2921–2932.

Sun, X., Allison, C., Matthews, F., Sharp, S., Auyeung, B., Baron-Cohen, S., & Brayne, C. (2013). Prevalence of autism in mainland China, Hong Kong and Taiwan: A systematic review and meta-analysis. Molecular Autism, 4, 1–13.

Sung, M., Goh, T., Tan, B., Chan, J., & Liew, H. (2018). Comparison of DSM-IV-TR and DSM-5 criteria in diagnosing autism spectrum disorders in Singapore. Journal of Autism and Developmental Disorders, 48, 3273–3281.

Surian, L., Baron-Cohen, S., & Van der Lely, H. (1996). Are children with autism deaf to Gricean Maxims? Cognitive Neuropsychiatry, 1, 55–72.

Sutera, S., Pandey, J., Esser, E. …. & Fein, D. (2007). Predictors of optimal outcome in toddlers diagnosed with autism spectrum disorders. Journal of Autism and Developmental Disorders, 37, 98–107.

Swineford, L., Thurm, A., Baird, G., Wetherby, A. M., & Swedo, S. (2014). Social (pragmatic) communication disorder: A research review of this new DSM-5 diagnostic category. Journal of Neurodevelopmental Disorders, 6, 41.

Sztainberg, Y., & Zoghbi, H.Y. (2016). Lessons learned from studying syndromic autism spectrum disorders. Nature Neuroscience, 19, 1408–1417.

Tager-Flusberg, H. (2000). Language and understanding minds: Connections in autism. In S. Baron-Cohen, H. Tager-Flusberg, & D. Cohen (Eds.), Understanding Other Minds: Perspectives from Developmental Cognitive Neuroscience (2nd edn) (pp. 124–149). Oxford: Oxford University Press.

Tager-Flusberg, H., & Joseph, R. (2005). How language facilitates the acquisition of falsebelief understanding in children with autism. In H. Lohmann, M. Tomasello, & S. Meyer (Eds.), Why Language Matters for Theory of Mind (pp. 298–318). New York: Oxford University Press.

Tajfel, H. (1981). Human Groups and Social Categories. CUP Archive. Cambridge: Cambridge University Press.

Tammimies, K. (2019). Genetic mechanisms of regression in autism spectrum disorder. Neuroscience & Biobehavioral Reviews, 102, 208–220.

Tamouza, R., Fernell, E., Eriksson, M., Anderlid, B., Manier, C., Mariaselvam, C. M. …. & Gillberg, C. (2020). HLA polymorphism in regressive and non-regressive autism: A preliminary study. Autism Research, 13, 182–186.

Tang, G., Gudsnuk, K., Kuo, S. …. & Yue, Z. (2014). Loss of mTOR-dependent macroautophagy causes autistic-like synaptic pruning deficits. Neuron, 83, 1131–1143.

Tanguay, P. (1984). Towards a new classification of serious psychopathology in children. Journal of the American Academy of Child Psychiatry, 23, 378–384.

Tavares, P., Mouga, S., Oliviera, G., & Castelo-Branco, M. (2013). Preserved first-order and holistic face processing in high-functioning adults with autism: An EEG/ERP study. Perception ECVP Abstract, 42, 81–81.

Taylor, E., Target, L., & Charman, T. (2008). Attachment in adults with high-functioning autism. Attachment and Human Development, 10, 143–163.

Taylor, J., & Corbett, B. (2014). A review of rhythm and responsiveness of cortisol in individuals with autism spectrum disorders. Psychoneuroendocrinology, 49, 207–228.

Taylor, J. L., & Seltzer, M. (2011). Employment and post-secondary educational activities for young adults with autism spectrum disorders during the transition to adulthood. Journal of Autism and Developmental Disorders, 41, 566–574.

Taylor, L. E., Swerdfeger, A. L., & Eslick, G. D. (2014). Vaccines are not associated with autism: An evidence-based meta-analysis of case-control and cohort studies. Vaccine, 32, 3623–3629.

Teague, S. J., Gray, K. M., Tonge, B. J., & Newman, L. K. (2017). Attachment in children with autism spectrum disorder: A systematic review. Research in Autism Spectrum Disorders, 35, 35–50.

Thioux, M., Stark, D., Klaimann, C., & Schultz, R. (2006). The day of the week when you were born in 700 ms: Calendar computation in an autistic savant. Journal of Experimental Psychology: Human Perception and Performance, 32, 1155–1168.

Thorup, E., Nyström, P., Gredebäck, G., Bölte, S., & Falck-Ytter, T. (2016). Altered gazefollowing during live interaction in infants at risk for autism: An eye tracking study. Molecular Autism, 7, 1–10.

Tick, B., Bolton, P., Happé, F., Rutter, M., & Rijsdijk, F. (2016). Heritability of autism spectrum disorders: A meta-analysis of twin studies. Journal of Child Psychology and Psychiatry, 57, 585–595.

Tomlinson, S. R. L., McGill, P., Gore, N., & Humphreys, J. (2017). Trends in the provision of residential educational placements available for young people with learning disabilities/autism in England. Tizard Learning Disability Review, 22(4), 222–229.

Trevarthen, C., & Aitken, K. (2001). Infant intersubjectivity: Research, theory, and clinical applications. Journal of Child Psychology and Psychiatry, 42, 3–48.

Tsai, L., & Ghaziuddin, M. (2014). DSM-ASD moves forward into the past. Journal of Autism and Developmental Disorders, 44, 321–330.

Tuchman, R., Cuccaro, M., & Alessandri, M. (2010). Autism and epilepsy: Historical perspective. Brain and Development, 32, 709–718.

Turban, J., & van Schalkwyk, G. (2018). 'Gender dysphoria' and autism spectrum disorder: Is the link real? Journal of the American Academy of Child & Adolescent Psychiatry, 57(1), 8–9. doi: 10.1016/j.jaac.2017.08.017.

Turner, M. (1999). Generating novel ideas: Fluency performance in high-functioning and learning disabled persons with autism. Journal of Child Psychology and Psychiatry, 40, 189–202.

Turner, T., Coe, B., Dickel, D., Hoekzema, K., Nelson, B., Zody, M. C. .... & Eichler, E. (2017). Genomic patterns of de novo mutation in simplex autism. Cell, 171, 710–722.

Tustin, F. (1981/1995). Autism and Childhood Psychosis. London: Hogarth Press. (Reprinted in 1995 and published by Karnac Books.)

Tustin, F. (1991). Revised understanding of psychogenic autism. International Journal of Psychoanalysis, 72, 585–591.

Tyson, K., Kelley, E., Fein, D. .... & Helt, M. (2014). Language and verbal memory in individuals with a history of autism spectrum disorders who have achieved optimal outcomes. Journal of Autism and Developmental Disorders, 44, 648–663.

Uchiyama, T., Kurosawa, M., & Inaba, Y. (2007). MMR-vaccine and regression in autism spectrum disorders. Journal of Autism and Developmental Disorders, 37, 210–217.

Uddin, L. (2011). The self in autism. Neurocase, 17, 201–208.

Uddin, L. Q., Supekar, K., Lynch, C. J., Khouzam, A., Phillips, J., Feinstein, C., ... & Menon, V. (2013). Salience network–based classification and prediction of symptom severity in children with autism. JAMA Psychiatry, 70, 869–879.

Uljarevic, M., & Hamilton, A. (2013). Recognition of emotions in autism: A formal meta-analysis. Journal of Autism and Developmental Disorders, 43, 1517–1526.

Ullman, M. (2001). The declarative/procedural model of lexicon and grammar. Journal of Psycholinguistic Research, 30, 37–69.

Ullman, M. (2004). Contributions of memory circuits to language: The declarative/procedural model. Cognition, 92, 231–270.

Umeda, S., Mimura, M., & Kato, M. (2010). Acquired personality traits of autism following damage to medial prefrontal cortex. Social Neuroscience, 5, 19–29.

Ung, D., Selles, R., Small, B., & Storch, E. (2015). A systematic review and meta-analysis of cognitive-behavioral therapy for anxiety in youth with high-functioning autism spectrum disorders. Child Psychiatry and Human Development, 46, 533–547.

Vaillancourt, M. (2015). I used to have Asperger's. Now I'm autistic, according to 'experts'. I don't believe it. The Spectator, 12 May 2015. Available at: https://www.spectator.co.uk/article/i-used-to-have-asperger-s-now-i-m-autistic-according-to-experts-i-don-t-believe-it (accessed 14 January 2022).

Van der Hallen, R., Evers, K., Brewaeys, K., Van den Noortgate, W., & Wagemans, J. (2015). Global processing takes time: A meta-analysis on local–global visual processing in ASD. Psychological Bulletin, 141, 549.

Van der Miesen, A., Hurley, H., & De Vries, A. (2016). Gender dysphoria and autism spectrum disorder: A narrative review. International Review of Psychiatry, 28, 70–80.

Van Rooij, D., Anagnostou, E., Arango, C., Auzias, G., Behrmann, M., Busatto, G. F., ... & Buitelaar, J. K. (2018). Cortical and subcortical brain morphometry differences between patients with autism spectrum disorder and healthy individuals across the lifespan: results from the ENIGMA ASD Working Group. American Journal of Psychiatry, 175, 359–369.

van Swieten, L. M., van Bergen, E., Williams, J. H., Wilson, A. D., Plumb, M. S., Kent, S. W., & Mon-Williams, M. A. (2010). A test of motor (not executive) planning in developmental coordination disorder and autism. Journal of Experimental Psychology: Human Perception and Performance, 36, 493.

Vanvuchelen, M., Roeyers, H., & De Weerdt, W. (2011). Do imitation problems reflect a core characteristic in autism? Evidence from a literature review. Research in Autism Spectrum Disorders, 5, 89–95.

Vargason, T., Grivas, G., Hollowood-Jones, K. L., & Hahn, J. (2020, July). Towards a multivariate biomarker-based diagnosis of autism spectrum disorder: Review and discussion of recent advancements. Seminars in Pediatric Neurology, 34, 100803.

Vause, T., Hoekstra, S., & Feldman, M. (2014). Evaluation of individual function-based cognitive-behavioural therapy for obsessive compulsive behaviour in children with autism spectrum disorder. Journal of Developmental Disabilities, 20(3), 30–34.

Vellante, M., Baron-Cohen, S., Melis, M., Marrone, M., Petretto, D. R., Masala, C., & Preti, A. (2013). The 'Reading the Mind in the Eyes' test: Systematic review of psychometric properties and a validation study in Italy. Cognitive Neuropsychiatry, 18, 326–354.

Verschuur, R., Huskens, B., Verhoeven, L., & Didden, R. (2017). Increasing opportunities for question-asking in school-aged children with autism spectrum disorder: Effectiveness of staff training in pivotal response treatment. Journal of Autism and Developmental Disorders, 47, 490–505.

Virués-Ortega, J., Arnold-Saritepe, A., Hird, C., & Phillips, K. (2017). The TEACCH program for people with autism: Elements, outcomes, and comparison with competing models. In J. L. Matson (Ed.), Handbook of Treatments for Autism Spectrum Disorder(pp. 427–436). Cham, Switzerland: Springer International.

Virués-Ortega, J., Julio, F. M., & Pastor-Barriuso, R. (2013). The TEACCH program for children and adults with autism: A meta-analysis of intervention studies. Clinical Psychology Review, 33, 940–953.

Vismara, L., & Lyons, G. (2007). Using perseverative interests to elicit joint attention behaviors in young children with autism. Journal of Positive Behavior Interventions, 9, 214–228.

Vivanti, G., & Hamilton, A. (2014). Imitation in autism spectrum disorders. In F. Volkmar, S. Rogers, R. Paul, & K. Pelphrey (Eds.), Handbook of Autism and Pervasive Development Disorders (4th edn) (Vol. 2, pp. 278–300). Hoboken, NJ: Wiley & Sons.

Vivanti, G., Paynter, J., Duncan, E. …. & Victorian ASELCC Team. (2014). Effectiveness and feasibility of the Early Start Denver Model implemented in a group-based community childcare setting. Journal of Autism and Developmental Disorders, 44, 3140–3153.

Voinsky, I., Bennuri, S., Svigals, J., Frye, R., Rose, S., & Gurwitz, D. (2019). Peripheral blood mononuclear cell oxytocin and vasopressin receptor expression positively correlates with social and behavioral function in children with autism. Scientific Reports, 9, 1–10.

Wakefield, A., Murch, S., Anthony, A. …. & Walker-Smith, J. (1998). Ileal-lymphoid-nodular hyperplasia, non-specific colitis, and pervasive developmental disorder in children. The Lancet, 351, 637–641.

Wallace, G., Dankner, N., Kenworthy, L., Giedd, J., & Martin, A. (2010). Age-related temporal and parietal cortical thinning in autism spectrum disorders. Brain, 133, 3745–3754.

Wallace, G., Robustella, B., Dankner, N. …. & Martin, A. (2013). Increased gyrification but comparable surface area in adolescents with autism spectrum disorders. Brain, 136, awt:06.

Waltz, M., & Shattuck, P. (2004). Autistic disorder in nineteenth-century London: Three case reports. Autism, 8, 7–20.

Wang, J., Zheng, B., Zhou, D., Xing, J., Li, H., Li, J., …. & Li, P. (2020). Supplementation of diet with different n-3/n-6 PUFA ratios ameliorates autistic behavior, reduces serotonin, and improves intestinal barrier impairments in a valproic acid rat model of autism. Frontiers in Psychiatry, 11, 945.

Wang, Y., Wang, M. J., Rong, Y., He, H. Z., & Yang, C. J. (2019). Oxytocin therapy for core symptoms in autism spectrum disorder: An updated meta-analysis of randomized controlled trials. Research in Autism Spectrum Disorders, 64, 63–75.

Wang, Z., Hong, Y., Zou, L. …. & Wang, W. (2014). Reelin gene variants and risk of autism spectrum disorders. American Journal of Medical Genetics Part B: Neuropsychiatric Genetics, 162, 192–200.

Warrier, V., Greenberg, D., Weir, E., Buckingham, C., Smith, P., Lai, M., …. & Baron-Cohen, S. (2020). Elevated rates of autism, other neurodevelopmental and psychiatric diagnoses, and autistic traits in transgender and gender-diverse individuals. Nature Communications, 11, 1–12.

Washington, S., Gordon, E., Brar, J. …. & VanMeter, J. (2014). Dysmaturation of the default mode network in autism. Human

Brain Mapping, 35, 1284–1296.

Waterhouse, L. (2013). Rethinking Autism: Variation and Complexity. London: Academic Press.

Watson, L., Crais, E., Baranek, G., Dykstra, J., & Wilson, K. (2013). Communicative gesture use in infants with and without autism: A retrospective home video study. American Journal of Speech-Language Pathology, 22, 25–39.

Waye, M., & Cheng, H. (2018). Genetics and epigenetics of autism: A review. Psychiatry and Clinical Neurosciences, 72, 228–244.

Webb, S., Jones, E., Kelly, J., & Dawson, G. (2014). The motivation for very early intervention for infants at high risk for autism spectrum disorders. International Journal of SpeechLanguage Pathology, 16, 36–42.

Webb, S. J., Neuhaus, E., & Faja, S. (2017). Face perception and learning in autism spectrum disorders. Quarterly Journal of Experimental Psychology, 70, 970–986.

Wechsler, D. (1999). Wechsler Adult Intelligence Scale (WAIS-III-UK). Oxford: Harcourt Assessment.

Wechsler, D. (2004). Wechsler Intelligence Scale for Children (WISC-IV-UK). Oxford: Harcourt Assessment.

Wei, J., Yu, J., Shattuck, P., McCracken, M., & Blackorby, J. (2013). Science, Technology, Engineering, and Mathematics (STEM) participation among college students with an autism spectrum disorder. Journal of Autism and Developmental Disorders, 43, 1539–1546.

Weigelt, S., Koldewyn, K. & Kanwisher, N. (2013). Face recognition deficits in autism spectrum disorders are both domain specific and process specific. PLoS One, 8(9), e74541.

Werth, A., Perkins, M., & Boucher, J. (2001). 'Here's the weavery looming up': Verbal humour in a woman with high-functioning autism. Autism, 5, 111–127.

Wetherby, A., Guthrie, W., Woods, J. …. & Lord, C. (2014). Parent-implemented social intervention for toddlers with autism: An RCT. Pediatrics, 134, 1084–1093.

Wheelwright, S., & Baron-Cohen, S. (2011). Systemizing and empathizing. In D. Fein (Ed.), The Neuropsychology of Autism (pp. 317–338). Oxford: Oxford University Press.

White, B. & White, M. (1987). Autism from the inside. Medical Hypotheses, 24, 223–229.

White, S., Ollendick, T., & Bray, B. (2011). College students on the autism spectrum: Prevalence and associated problems. Autism, 15, 683–701.

Wilcox, J., Tsuang, M., Schurr, T., & Baida-Fragoso, N. (2003). Case-control study of lesser variant traits in autism. Neuropsychobiology, 47, 171–177.

Williams, D. (1994). Somebody Somewhere. London: Doubleday.

Williams, D., Botting, N., & Boucher, J. (2008). Language in autism and specific language disorder: Where are the links? Psychological Bulletin, 134, 944–963.

Williams, J., Whiten, A., & Singh, T. (2004). A systematic review of action imitation in autistic spectrum disorder. Journal of Autism and Developmental Disorders, 34, 285–299.

Williams, J., Whiten, A., Suddendorf, T., & Perrett, D. (2001). Imitation, mirror neurons and autism. Neuroscience and Biobehavioural Reviews, 25, 287–295.

Williams, K., Wray, J., & Wheeler, D. (2012). Intravenous secretin for autism spectrum disorders. Cochrane Database Systemic Review, 4, CD003495.

Wing, L. (1969). The handicaps of autistic children—A comparative study. Journal of Child Psychology and Psychiatry, 10(1), 1–40.

Wing, L. (1981a). Asperger's syndrome: A clinical account. Psychological Medicine, 11, 115–129.

Wing, L. (1981b). Language, social, and cognitive impairments in autism and severe mental retardation. Journal of Autism and Developmental Disorders, 11, 31–44.

Wing, L. (1981c). Sex ratios in early childhood autism and related conditions. Psychiatry Research, 5, 129–137.

Wing, L. (1996). The Autistic Spectrum. London: Constable.

Wing, L., & Gould, J. (1979). Severe impairments of social interaction and associated abnormalities in children: Epidemiology and classification. Journal of Autism and Childhood Schizophrenia, 9, 11–29.

Wing, L., Gould, J., Yeates, S., & Brierly, L. (1977). Symbolic play in severely mentally retarded and in autistic children. Journal of Child Psychology and Psychiatry, 18, 167–178.Wing, L., Leekam, S., Libby, S., Gould, J., & Larcombe, M. (2002). The Diagnostic Interview for Social and Communication Disorders. Journal of Child Psychology and Psychiatry, 43, 307–327.

Wolff, J., Botteron, K., Dager, S. …. & Zwaigenbaum, L. (2014). Longitudinal patterns of repetitive behavior in toddlers with autism. Journal of Child Psychology and Psychiatry, 55, 945–953.

Wolk, L., Edwards, M., & Brennan, C. (2016). Phonological difficulties in children with autism: An overview. Speech, Language and Hearing, 19, 121–129.

Wong, C., Odom, S. L., Hume, K. A., Cox, A. W., Fettig, A., Kucharczyk, S., …. & Schultz, T. R. (2015). Evidence-based practices for children, youth, and young adults with autism spectrum disorder: A comprehensive review. Journal of Autism and Developmental Disorders, 45, 1951–1966.

Woodbury-Smith, M., Robinson, J., Wheelwright, S., & Baron-Cohen, S. (2005). Screening adults for Asperger syndrome using the AQ: A preliminary study of its diagnostic validity. Journal of Autism and Developmental Disorders, 35, 331–336.

World Health Organization (1992). International Classification of Mental and Behavioural Disorders: Clinical Descriptions and Diagnostic Guidelines (10th edn) (ICD-10). Geneva: WHO.

World Health Organization (1993). The ICD-10 Classification of Mental and Behavioural Disorders: Diagnostic Criteria for Research. Geneva: WHO.

Wu, S., Wu, F., Ding, Y., Hou, J., Bi, J., & Zhang, Z. (2017). Advanced parental age and autism risk in children: A systematic review and meta-analysis. Acta Psychiatrica Scandinavica, 135, 29–41.

Xiong, H., Peterson, J. B., & Scott, S. (2020). Amniotic testosterone and psychological sex differences: A systematic review of the extreme male brain theory. Developmental Review, 57, 100922.

Yates, L., & Hobson, H. (2020). Continuing to look in the mirror: A review of neuroscientific evidence for the broken mirror hypothesis, EP-M model and STORM model of autism spectrum conditions. Autism, 24, 1945–1959.

Yirmiya, N., Erel, O., Shaked, M., & Solomonica-Levi, D. (1998). Meta-analyses comparing theory of mind abilities of individuals with autism, individuals with mental retardation, and normally developing individuals. Psychological Bulletin, 124, 283–307.

Yirmiya, N., Kasari, C., Sigman, M., & Mundy, P. (1989). Facial expressions of affect in autistic, mentally retarded and normal children. Journal of Child Psychology and Psychiatry, 30, 725–735.

Yoon, S. H., Choi, J., Lee, W. J., & Do, J. T. (2020). Genetic and epigenetic etiology underlying autism spectrum disorder. Journal of Clinical Medicine, 9, 966.

Yoshida, H., Nakamizo, S., & Kondo, M. (2011). Perceptual characteristics of peripheral vision in children with autism. Shinrigaku kenkyu: The Japanese Journal of Psychology, 82, 265–269.

Yoshimura, S., & Toichi, M. (2014). A lack of self-consciousness in Asperger's disorder but not in PDDNOS. Research in Autism Spectrum Disorders, 8, 237–243.

Yu, L., & Zhu, X. (2018). Effectiveness of a SCERTS model-based intervention for children with autism spectrum disorder (ASD) in Hong Kong: A pilot study. Journal of Autism and Developmental Disorders, 48, 3794–3807.

Zandt, F., Prior, M., & Kyrios, M. (2007). Repetitive behaviour in children with high-functioning autism and obsessive compulsive disorder. Journal of Autism and Developmental Disorders, 37, 251–259.

Zane, T., Davis, C., & Rosswurm, M. (2008). The cost of fad treatments in autism. Journal of Early and Intensive Behavior Intervention, 5, 44.

Zhang, R., Zhang, H. F., Han, J. S., & Han, S. P. (2017). Genes related to oxytocin and arginine-vasopressin pathways: Associations with autism spectrum disorders. Neuroscience Bulletin, 33, 238–246.

Zheng, R., Naiman, I. D., Skultety, J., Passmore, S. R., Lyons, J., & Glazebrook, C. M. (2019). The impact of different movement types on motor planning and execution in individuals with autism spectrum disorder. Motor Control, 23, 398–417.

Ziats, C. A., Patterson, W. G., & Friez, M. (2021). Syndromic autism revisited: Review of the literature and lessons learned. Pediatric Neurology, 114, 21–25.

Zoghbi, H., & Bear, M. (2012). Synaptic dysfunction in neurodevelopmental disorders associated with autism and intellectual disability. Cold Spring Harbor Perspectives in Biology, 4, a009886.

Zwaigenbaum, L., Bryson, S., & Garon, N (2013). Early identification of autism spectrum disorders. Behavior and Brain Research, 251, 133–146.